はじめに

　1999（平成11）年に発生した手術患者取り違え事故をきっかけにして，日本の医療安全対策は急速に進展しました．国のとった各種の医療安全対策に呼応して，医療現場も急激な変化を遂げています．看護基礎教育では，2009（平成21）年度に保健師助産師看護師学校養成所指定規則が改正され，新しく設けられた「統合科目」の中に，「医療安全」の授業を組み込むこととされました．本書は，この新カリキュラムに対応して制作されたものです．

　新人看護職員の1割弱が，就職後1年未満の間に職場を去ることが日本看護協会の調査（2004年）で明らかになりました．その後，関係法規の改正により，新人看護職員研修が努力義務化されるなどの対策がとられ離職率は減少しつつありますが，約7パーセントの新人看護職員が看護師となって間もない時期に職場を離れていく現状にあります．この離職原因の一つが，「医療事故を起こすのではないかと不安だ」というものです．この不安を軽減するためには，看護基礎教育の期間に，看護実践能力をしっかり身に付ける必要があることは言うまでもありません．また，日本の医療安全対策や医療現場で取り組まれている安全対策の概略，事故発生のメカニズムと発生防止の考え方，自分自身の力で医療事故を回避する方策などについて学習しておくことが必要です．本書の内容は，これらの知識を習得できるように構成されています．

　ところで，近年は「医療安全」に代わって，「患者安全」という用語が用いられるようになってきました．「医療安全」という用語からは，私たち医療者が中心となって医療における安全を守るというイメージをもつ人が多いと思います．一方，「患者安全」は，世界保健機関（WHO）が "patient safety management" という用語を使ったことから，「患者安全」と訳されています．これは，医療者だけで医療の安全を守るのではなく，医療に関わるすべての人々（患者・家族，医療者，地域・社会の人々）が参画して取り組む仕事という意味で使われています．医療事故の原因が，単に医療者によるエラーというよりも，複雑さを増す医療システムに潜んでいることが明らかになってきたためです．本テキストのタイトルは，日本で一般的に使われている「医療安全」としていますが，医療に関わるすべての人々が円滑なコミュニケーションをとりながら，医療を提供する環境を整えて，患者・家族にいかに質の良い医療を提供するかという意味をもつ「患者安全」の観点から解説していきます．

　医療安全対策は今後さらに進展していきます．本書もそれに対応して改訂を重ねていくことができればと思います．第4版から，チーム医療の進展を踏まえて，第4章

「チームで取り組む安全文化の醸成」を追加しました．また，人口の高齢化に対応して医療が在宅・施設などの生活の場に入り込んでいる状況を踏まえて，第6章「在宅看護における医療事故と安全対策」に生活の場である高齢者施設，介護施設等での安全対策を，医療現場における感染症対策の重要性を踏まえて，第7章「医療従事者の安全を脅かすリスクと対策」に職業感染と標準予防策，感染経路別予防策を加筆しました．本書を授業・実習に大いに活用してほしいと願います．

編者を代表して　**松下由美子**

コンテンツが視聴
できます（p.2参照）

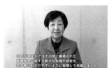

●編者からのメッセージ
〈動画〉

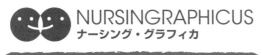

NURSINGRAPHICUS
ナーシング・グラフィカ

看護の統合と実践②

医療安全

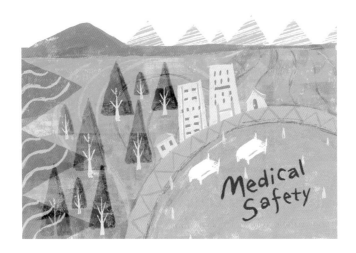

Medical Safety

MC メディカ出版

「メディカAR」の使い方

「メディカ AR」アプリを起動し，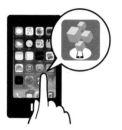マークのある図をスマートフォンやタブレット端末で映すと，飛び出す画像や動画，アニメーションを見ることができます．

アプリのインストール方法　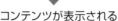　で検索

お手元のスマートフォンやタブレットで，App Store（iOS）もしくは Google Play（Android）から，「メディカ AR」を検索し，インストールしてください（アプリは無料です）．

アプリの使い方

①「メディカAR」アプリを起動する

※カメラへのアクセスを求められたら，「許可」または「OK」を選択してください．

②カメラモードで，マークがついている 図 を映す

↓

コンテンツが表示される

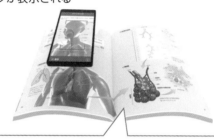

○ 正しい例	✕ 誤った例	

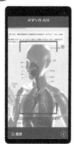

ページが平らになるように本を置き，マークのついた図とカメラが平行になるようにしてください．

マークのついた図を画面に収めてください．マークだけを映しても正しく再生されません．

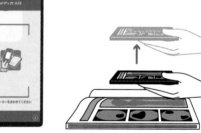

読み取りにくいときは，カメラをマークのついた図に近づけてからゆっくり遠ざけてください．

正しく再生されないときは
・連続してARコンテンツを再生しようとすると，正常に読み取れないことがあります．
・不具合が生じた場合は，一旦アプリを終了してください．
・アプリを終了しても不具合が解消されない場合は，端末を再起動してください．

※アプリを使用する際は，Wi-Fi等，通信環境の整った場所でご利用ください．
※iOS，Android の機種が対象です．動作確認済みのバージョンについては，下記サイトでご確認ください．
※ARコンテンツの提供期間は，奥付にある最新の発行年月日から4年間です．

関連情報やお問い合わせ先等は，以下のサイトをご覧ください．
https://www.medica.co.jp/topcontents/ng_ar/

●AR コンテンツおよび動画の視聴は無料ですが，通信料金はご利用される方のご負担となります．パケット定額サービスに加入されていない方は，高額になる可能性がありますのでご注意ください．●アプリケーションダウンロードに際して，万一お客様に損害が生じたとしても，当社は何ら責任を負うものではありません．●当アプリケーションのコンテンツ等を予告なく変更もしくは削除することがあります．●通信状況，機種，OS のバージョンなどによっては正常に作動しない場合があります．ご了承ください．

:::::::::::::::::::::::::::::::: 本書の特徴 ::::::::::::::::::::::::::::::::

読者の自己学習を促す構成とし，必要最低限の知識を簡潔明瞭に記述しました．
全ページカラーで図表を多く配置し，視覚的に理解しやすいよう工夫しました．

学習目標

各章のはじめに学習目標を記載．ここで何を学ぶのか，何を理解すればよいのかを明示し，
主体的な学習のきっかけをつくります．

用語解説 ＊

本文に出てくる＊のついた用語について解説し，本文の理解を助けます．

plus α

知っておくとよい関連事項についてまとめています．

このマークのある図や写真に，「メディカAR」アプリ（無料）をインストールした
スマートフォンやタブレット端末をかざすと，関連する動画や画像を見ることができます．
（詳しくはp.2「メディカAR」の使い方をご覧ください）

重要用語

これだけは覚えておいてほしい用語を記載しました．学内でのテストの前や国家試験に
むけて，ポイント学習のキーワードとして役立ててください．

❖ **学習参考文献**

本書の内容をさらに詳しく調べたい読者のために，読んでほしい文献や関連ウェブサイト
を紹介しました．

看護師国家試験出題基準対照表

看護師国家試験出題基準（令和5年版）と本書の内容の対照表を掲載しました．国家試験
に即した学習に活用してください．

::::: Contents

医療安全

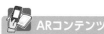
ARコンテンツ

「メディカAR」の使い方はp.2をご覧ください.

1 医療安全と看護の理念

2 医療安全への取り組みと医療の質の評価

■本書で使用する単位について
　本書では，国際単位系（SI単位系）を表記の基本としています．
　本書に出てくる主な単位記号と単位の名称は次のとおりです．
　m：メートル　nm：ナノメートル　L：リットル
　mmHg：水銀柱ミリメートル　kg：キログラム
　kcal：キロカロリー　mSv：ミリシーベルト
■用字について
　「頸」の字には，（頸）と（頚）の表記がありますが，本書では（頸）を採用しました．

編集・執筆

:: 編 集

松下由美子　まつした ゆみこ　山梨県立大学名誉教授，佐久大学客員教授

杉山　良子　すぎやま よしこ　元 武蔵野赤十字病院医療安全推進室専従リスクマネジャー・看護師長
　　　　　　　　　　　　　　　元 日本赤十字社事業局医療事業部医療安全課長

小林　美雪　こばやし みゆき　健康科学大学看護学部看護学科教授

:: 執 筆（掲載順）

松下由美子　まつした ゆみこ　山梨県立大学名誉教授，佐久大学客員教授 ····· 1章1節／8章

種田憲一郎　たねだ けんいちろう　国立保健医療科学院上席主任研究官 ····· 1章コラム，4章

小林　美雪　こばやし みゆき　健康科学大学看護学部看護学科教授 ····· 1章2節／2章1・3・4・5・7・8節

佐々木久美子　ささき くみこ　元 日本看護協会事業開発部チーフマネジャー ····· 2章2節1

岡本喜代子　おかもと きよこ　公益財団法人東京都助産師会館理事長 ····· 2章2節2

髙山　詩穂　たかやま しほ　聖徳大学看護学部看護学科広域基盤看護領域准教授 ····· 2章6節，2章コラム1

勝村　久司　かつむら ひさし　医療情報の公開・開示を求める市民の会代表世話人 ····· 2章コラム2

河野龍太郎　かわの りゅうたろう　株式会社安全推進研究所代表取締役所長，自治医科大学名誉教授 ····· 3章

杉山　良子　すぎやま よしこ　元 武蔵野赤十字病院医療安全推進室専従リスクマネジャー・看護師長
　　　　　　　　　　　　　　　元 日本赤十字社事業局医療事業部医療安全課長 ····· 5章

島田　珠美　しまだ たまみ　川崎大師訪問看護ステーション統括管理者／療養通所介護まこと管理者 ····· 6章

白鳥さつき　しらとり さつき　名古屋学芸大学看護学部教授 ····· 7章1節，4〜7節

森　那美子　もり なみこ　国立看護大学校看護学部准教授 ····· 7章2・3節

1 医療安全と看護の理念

学習目標

◑ 医療安全を学ぶ意味とその重要性について説明できる.

◑ 医療安全の考え方の変化について説明できる.

◑ 医療安全に関する基本的用語を説明できる.

◑ 看護師の法的規定について説明できる.

1 医療安全の意味と重要性

1 なぜ医療安全を学ぶのか

1 医療事故は避けられない

　今日の医療の現場では，さまざまな職種の医療従事者がチームとなって働き，発展し続ける医療技術・機器や医薬品を駆使して，高齢化・重症化が進む患者に医療を提供している．このような複雑な環境下では，医療従事者間や患者－医療従事者間でのコミュニケーションの行き違い，機器の操作ミス，医薬品の誤用など，本来あるべき姿から外れた不安全な事態や行為が起こりやすいことが容易に想像できる．

　日本の病院でどの程度の有害事象が発生しているかを調査した報告書[1]によると，入院中の有害事象の発生率は6.0％であり，そのうち予防できた可能性が高いと判断された事象は23.2％だった．この報告書でいう有害事象とは，一般でいわれる医療事故に限らず，患者にとって不利益が生じたものすべてを指している．同様の研究は諸外国でも行われており，ほぼ同じ発生率であることが明らかになっている．医療行為自体が人，それも健康障害のある人の身体に侵襲を加える行為であることから，望まない副作用や合併症などがある程度の頻度で発生することは避けられない．予防できる事故を防ぎ，人々の医療への期待と信頼を裏切らないようにしなければならない．

2 利用者（患者）の立場で医療を考える

　自分自身を医療従事者ではなく，医療の利用者（患者）の立場に置いて考えてみよう．健康上の不安や苦痛を抱えて医療機関を訪れる利用者は，まずは受診によって安心感を得たい，苦痛から解き放たれたい，今の状態が今後どうなるかの見通しを得たいと考えるだろう．さらに，受診では医療従事者から親切で丁寧な対応を受けたい，病状や治療についてわかりやすい説明を聞いて納得のいく治療を受けたいと願うだろう．医療の利用者は，質の良い医療を受けたいと願っているのである．

　米国医療の質委員会／医学研究所が1999年に発表した，医療現場の事故の実態とその防止策に関する報告書 "To Err is Human"（**人は誰でも間違える**）は，それまで医療機関の中でひそかに扱われていた医療事故の実態を世の中に示し，衝撃を与えた．医療事故による死亡者数が，交通事故による死亡者数を上回っていることを明らかにしている．この報告書では，医療の質の側面として，**安全**，**タイムリー**，**有効**，**効率性**，**公平**，**患者中心**の6点を挙げている．医療安全に取り組むことは，単に事故が生じないようにすることを超えた，医療の質を保証するための重要な仕事だといえる．

　看護師は，医療行為の最終の実行者となることが多く，患者の最も近くにいる医療職であるため，医療事故の当事者になる頻度が他の医療者より高い．こ

のような現状を知ると，看護職に就くことをためらう気持ちが生じるかもしれない．しかし，幸いなことに医療安全を守るための知識や技術は集積されてきている．これからの医療を担う看護学生は，医療安全に関する最新の知識・技術を学び，主体的に安全を守るすべを習得していってほしい．

2 医療安全に関わる動向

1 医療安全の考え方の変化

1999（平成11）年1月に横浜市立大学医学部附属病院で起きた手術患者取り違え事故と，同年2月に起きた東京都立広尾病院の消毒薬誤点滴事故以降，医療事故は社会問題としてマスメディアで大きく取り上げられるようになった．これらの事故以前は，事故は注意力が足りない一部の医療従事者が起こすものだと考えられており，個人の責任が追及されていた．しかし，いくら個人の責任を追及しても医療事故が減ることはなく，発想の転換が求められるようになった．

アメリカでは，"To Err is Human"が発表されて以来，国を挙げて医療事故の防止と安全管理に取り組んでいる．日本でも2001（平成13）年に，厚生労働省に医療安全推進室が設けられ，さまざまな対応策が立てられるようになった．**人は誰でも間違える（ヒューマンエラー）**という考え方を基本にして，個人が安全に仕事をするためのしくみづくりを組織的に行おうというのが，今日の医療安全の考え方となっている．

2 患者主体の医療と医療安全

1 医療の進歩と疾患の考え方の変化

医療の進歩は，人々に多くの恩恵をもたらしてきた．以前は不治の病といわれていたが，医療の進歩で治癒を見込めるようになった疾患は数多くある．一方，高血圧症や狭心症などの循環機能障害，糖尿病や痛風などの栄養代謝機能

▶ **手術患者取り違え事故**

1999年1月11日，横浜市立大学医学部附属病院の手術室において，患者であるA氏とB氏を取り違え，本来行うべき手術とは異なる手術（A氏：心臓手術→肺手術，B氏：肺手術→心臓手術）を行った．事故原因は，2人の患者を1人の病棟看護師が同時に手術室に移送したことによると報告されている．しかし，手術室前での本人確認の不十分さや，B氏の背中にA氏のフランドルテープが貼られていたにもかかわらず，麻酔科医が確認しなかったなど，いくつものエラーが同時に生じていたとされる．この事故は，医師の教育・養成機関である大学病院で起きた事故として，患者・市民，医学・医療界に大きな衝撃を与えた．

▶ **消毒薬誤点滴事故**

1999年2月8日，Cさんは左中指の関節リウマチ治療のため都立広尾病院に入院し，同月10日に手術を受けた．翌11日の抗生剤点滴終了後，準備されていた注射器から内容物を注入された数分後に容体が急変し，死亡した．ヘパリン生食の入った注射器と，別の患者の創部処置用に準備された消毒液（20％ヒビテングルコネート原液）の入った注射器を取り違え，Cさんに誤って注入したことが事故の原因であると報告された．

障害，脳梗塞や脳出血などの脳・神経機能障害をはじめ，慢性的な健康障害を抱えながら生活する人々が増えてきていることも，また事実である．

　このような疾病構造の変化を受けて，患者の健康障害を人体の構造と機能の変化，すなわち**疾患**（disease）という医療者の立場からとらえるのではなく，**病気**（illness）として患者の立場からとらえる考え方に変化してきている．ここでいう病気とは，症状や苦しみに伴う人間の体験を指し，個人と家族が疾患をどのように感じているのか，それと共にどのように生きようとしているのか，どのように受け止めているのかなどに関わると，ピエール・ウグ（Pierre, W.）によって定義されている．

│2│ 医療者主体の医療から患者主体の医療へ

　健康障害のとらえ方が医療者主体から患者主体へと変化していることに加え，1981年に，**患者の権利に関する世界医師会（WMA）リスボン宣言**＊が採択されて以降，患者の権利意識が高まっている．これらを背景に，患者に施される医療の利益の決定権と責任は医師側にあり，患者はすべて医師に委ねればよいという**パターナリズム**（paternalism）に則った医療の考え方から，患者に病状と治療の選択肢と，それらのメリット・デメリットを十分に説明した上で，患者の意思決定を助ける**インフォームドコンセント**＊（informed consent）あるいは**インフォームドディシジョン**＊（informed decision）重視へと医療現場は大きく変化してきた．もし主治医の方針に疑問があれば，別の医療機関を受診して複数の医師から意見を聞く**セカンドオピニオン**（second opinion）を利用し，患者自身が主体的に治療法の選択に取り組むケースも珍しくなくなっている．

│3│ 患者自身も医療安全の担い手である

　医療安全においても，患者と医療従事者が共に取り組むことによって，より安全で質の高い医療が確保されるという考え方に変化してきている．厚生労働省の医療安全対策検討会議による「医療安全推進総合対策～医療事故を未然に防止するために～」（2002年）では，患者に期待される役割として「患者は，医療を受ける主体であり（中略）医療に主体的に参加していくことが求められている．患者もまた医療安全の確保に貢献することが期待される」と述べられている．

3 医療情報と医療安全

　前述した手術患者取り違えなどの医療事故はセンセーショナルに報道され，国民の医療に対する信頼を損ねるきっかけとなった．マスメディアは，まるでこれらの事故後に医療事故が多発したかのように報じたが，実際には，医療の現場では似たような事故は以前から発生していた．それまでは医療事故が発生しても，医療機関内で処理され，一般の人々には知られていなかった．社会全体として情報公開が求められる時代になった影響が，医療にも及んだと考えられる．

用語解説＊
リスボン宣言

患者の権利に関する世界宣言．良質の医療を受ける権利など序文と11の原則からなる．

用語解説＊
インフォームドコンセント

医師が病状，予想される予後，診断方法，治療方針，成功率，副作用や合併症などを患者に十分に説明し，患者がそれらを理解した上で決定に同意すること．

用語解説＊
インフォームドディシジョン

治療やケアの方法として考えられるすべての選択肢について，その効果とリスクの情報をすべて得た上で，患者が主体的に意思決定して選択すること．インフォームドチョイスともいう．

|1| 情報公開制度と個人情報保護法

　誰もが行政機関や独立行政法人等が保持している文書の開示を求めることができる**情報公開制度**が2001（平成13）年に開始された．2005（平成17）年に**個人情報保護法**が全面施行されてからは，患者や患者の委託を受けた家族などがカルテの開示や診療報酬明細書（レセプト）の開示を請求できるようになった．医療事故に関する情報は一般の人々の求めに応じて開示される時代となり，医療事故情報は医療機関が管理はするが，当事者はいつでも見られるものとなった．

|2| 医療の情報化によって生じた医療事故

　電子カルテ，オーダリングシステム*，患者確認照合システムに代表されるように，医療分野における情報化は急速に進んでいる．医療の情報化には医療従事者の業務の効率化や患者情報の迅速な共有化など多くのメリットがある．一方で，オーダリングシステムにおける薬剤名や投与量の入力ミスによる誤薬や過剰投与，薬剤の中止・変更の誤りによる二重投与などの医療事故も発生している．誤入力を防ぐシステムの開発などが進められている．

|3| 看護師こそ医療事故防止のとりでで

　医療事故防止のとりでとなるのは，投薬を例に挙げると，処方箋を書く医師，処方箋に従って薬剤をピックアップし調整する薬剤師，処方箋に従って正しい薬剤を正しい患者に正しい方法で投与する看護師である．特に看護師は，投薬の最終的な実行者であるため，指示受け段階で指示の正しい理解と疑義照会*の判断，準備段階で薬剤の知識と患者情報を統合した上での投与可否の判断，実施段階で患者の状態のアセスメントを自律的に行い，投薬の可否を最終的に判断する責務がある．これらの責務は，情報化の進展にかかわらず存在し続けることを認識しておく必要がある．

▲ 医療機器，医薬品の開発と医療安全

|1| 複雑化する医療機器と医療事故

　医療機器の機能は高度化して，種類も増えている．高度な医療が提供できる反面，医療機器の取り扱いが難しくなり，機器ごとに操作方法が異なることによって作業者が混乱して，事故につながる可能性も高くなっている．

　医療機器は，さまざまな企業が独自に開発するのが一般的であるため，医療安全対策も各企業で独自に行われていた．しかし，単独の企業努力では解決できない医療事故が多発したため，近年では企業間の情報や技術の共有化も進んでいる．

　例えば，①輸液ラインと経腸栄養ラインの誤接続防止対策，②人工呼吸器の事故防止対策，③ジャクソンリース*と気管切開チューブの誤接続防止対策，④輸液ポンプやシリンジポンプの事故防止対策が代表的な例である．

　①は，本来なら経腸栄養ラインから投与されるべき薬剤が，誤って三方活栓*から輸液ラインに投与され，患者が亡くなる事故が多発したためにとられ

plus α

情報開示

個人情報保護法を根拠として，生存個人の請求による診療録の開示請求ができるようになった．ただし，第三者の不利益，または患者の心身の状況を著しく損なう恐れのある場合は非開示にできる．

用語解説 *

オーダリングシステム

病院の医師・看護師が検査や投薬，注射などの指示（オーダー）を電子的に関係部局に伝達するシステム．診療から医事会計に関わる処理・業務を迅速化することができる．

用語解説 *

疑義照会

医師の処方箋に疑問や不明点がある際，薬剤師や看護師が処方医に問い合わせて確認すること．

用語解説 *

ジャクソンリース

バッグバルブマスク（BVM）の一つ．傷病者の口と鼻に空気を送り込む．ジャクソンリースは気道内圧調整能を有するタイプを指す．

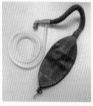

用語解説 *

三方活栓

静脈麻酔や輸液療法，点滴を行う際，薬液の流路を変更するために使用するコックのこと．

た対策である．事故の原因には，接続部分に輸液ラインと経腸栄養ラインで同一の規格が使われていたことが大きく関与したと考えられている．この事故をきっかけに国内外の企業が集まり，対応策が検討された．その結果，輸液ラインと経腸栄養ラインを物理的に接合できないサイズ（見た目にも明らかに違うサイズ）にし，各社の製品に互換性をもたせることになった．さらに，国内だけの基準では輸入品との間で誤接続が起きる可能性があるため，国際基準化への努力も続けられている．また，注射針，留置針およびカテーテルなどは，国際標準化機構（ISO）規格のカラーコードに基づき，外径を色で区別している．

|2| 医薬品と医療事故

医薬品でも，医療事故につながりやすい要因が複数知られている．名称や包装，容器の色や形，表示方法が似ていたことによって医療従事者が取り違え，医薬品の保管や投与方法を誤るなどの事故が多発している．医薬品の取り扱いには，医師，薬剤師，看護師などの複数の職種が関与しているため，伝達ミスによる事故が発生しやすいことも特徴である．例えば，アルマール®錠（血圧降下薬．2012年にアロチノロール錠に名称変更）とアマリール®錠（血糖降下薬）がある．商品名が似ていたことから医師がコンピューターに入力する際に打ち間違えたり，薬剤師が処方箋を読み間違えて患者に誤って処方したりするケースが相次いだ．

このような医療事故を防止するため，厚生労働省では，新たに承認する医薬品の名称の類似を防ぐための対策を講じている．また，内服薬処方箋の記載方法について，2010（平成22）年に薬名，分量，用法，用量の記載方法の標準化を行い，情報伝達エラーを防止するための取り組みを推奨している．

医療職は，医療機器，医薬品の利用者として，より利便性と安全性の高い製品の開発に寄与していく意識をもつ必要がある．また，新しい製品の利用に当たっては，取扱説明書をよく読み，使用方法を習得する必要がある．

5 チーム医療と医療安全

|1| チーム医療の定義とチーム医療で生じる事故の要因

近年の医学・医療技術は急速に高度化し，専門分化が進んでいる．また，日本の人口構造や疾病構造も急速に変化しており，社会の医療に対するニーズが複雑・多様化している．これらの変化に対応するためには，多職種の医療専門職がチームを組んで協働する**チーム医療**の推進が欠かせない．チーム医療とは，「医療に従事する多種多様な医療スタッフが，各々の高い専門性を前提に，目的と情報を共有し，業務を分担しつつも互いに連携・補完し合い，患者の状況に的確に対応した医療を提供すること」と定義されている[2]．

チームで作業をすることで生じる事故の要因としては，役割分担の不明確さ，責任の所在のあいまいさ，方針の不統一，思い違いや伝達の誤り，自己検出機能の低下（自分自身の誤りに自分で気付けなくなること）などがある．これらの要因への対応は，各専門職が，その職務を遂行する上で必要となる専門

plus α
増加する事故発生要因

チーム医療の進展，地域医療連携の進展，医療機器の高度化・複雑化，新しい医薬品の開発，医療情報システムの進展とその切り替え，患者の高齢化など，事故発生要因は日々，増え続けている．

的な知識や技術を習得するだけでは難しい.

|2| チームSTEPPS

チームワークを高め，医療の質と安全性の向上を目指す一つの方法として，チームSTEPPS（Team Strategies and Tools to Enhance Performance and Patient Safety：TeamSTEPPS®）が提案されている．チームSTEPPSは，アメリカ国防総省（DoD）や航空業界などの事故対策エビデンスを基に，医療研究・品質庁（Agency for Healthcare Research and Quality：AHRQ）とアメリカ国防総省が作成した，良好なチームワークを形成して医療事故を減少させる行動ツールである.

医療事故の要因の半数以上は，専門性の高い知識・技術ではないといわれている．言い間違い・聞き間違いのような医療従事者間での伝達エラーや，指示された治療・処置に疑問や不安を感じているにもかかわらず，権威をもつ人への遠慮から確認しないまま実行したことで生じる事故が，その例である．チームSTEPPSは，ヒューマンスキルの向上にチームとして取り組める方策であると同時に，チーム自体がコミュニケーション能力を向上させることができる有益な方法である.

|3| SBAR

チームSTEPPSの方法の一つである，SBARを紹介する．SBARは，医療チームメンバー間のコミュニケーションにおいて，どういった要素を伝えると効果的かを示したものである．**状況**（S：situation），**背景**（B：background），**評価**（A：assessment），**提案と依頼**（R：recommendation & request）を指す．SBARを使うことにより，伝えたいことがはっきりし，円滑に連携をとることができる．特に，迅速で正確な情報が求められる緊急時には，SBARの要素を含んだ内容でコミュニケーションをとることは必須といってもよい．さらに，I-SBAR-Cという方法が推奨されている．報告者である**自分**（I：identify），**復唱確認**（C：confirm）を示す．緊急時には口頭で緊急指示を受けることが多いため，復唱確認が加えられた.

チームSTEPPSは新しい取り組みだが，医療現場で急速に普及してきている．このように新しい医療安全対策の動きを積極的に取り入れていくのも，これからの医療安全を担う看護師に求められる姿勢である.

3 医療安全の対象

1 患者安全（patient safety）

かつての医療安全は，病院が抱えるリスクを減らすこと，特に訴訟による評判の低下，労働災害やハラスメントなどによる損失をいかに減らすかに目が向きがちであった．しかし今日では，患者へのリスクをいかに減らすかに焦点が当てられている．前述の"To Err is Human"を契機として，訴訟対策としての**リスクマネジメント***から，患者を事故から守る予防的安全管理としての**患**

plus α
チームSTEPPSによる医療安全の向上

チームSTEPPSで示されたチームワーク改善手法の有用性が確認され，世界標準の患者安全推進ツールとなっている．「チーム」の頂点には患者が位置しており，患者も医療チームの一員として，医療安全の向上に協力してもらう必要があると提言している.

➡チームSTEPPSについては，4章2節p.129参照.

plus α
医療事故による損失

患者・家族・来院者および職員の傷害，経済的損失のほか，病院の信頼の損失が含まれる.

用語解説*
リスクマネジメント

事故やニアミスの報告制度等からリスクを把握し，重大性や頻度を評価し，組織やシステム上の要因を分析し，対応策を決定・実施する．さらに，実施した対応策がリスクコントロールに有効かを評価するというプロセスを，組織的かつシステマティックに行うもの.

者安全（patient safety）へと変化してきているといえる．日本でも厚生労働省が，2001（平成13）年を患者安全推進年と位置付け，医療関係者との共同行動として，総合的な医療安全対策の推進に取り組んでいる．

2 医療従事者の安全

医療従事者の就労環境にはさまざまなリスクがあり，リスクへの対処がうまくいかないと，医療従事者自身の健康を害することになる．医療の現場で働く医療従事者も医療安全の対象である．特に看護師の就労環境には，健康を脅かすリスクが複数存在する．具体的には，感染の危険を伴う病原体への曝露，抗がん薬などの医薬品への曝露，電磁放射線や殺菌用紫外線の被曝，夜勤・交代制勤務による心身や社会生活への負担，無理な姿勢による腰痛，患者・同僚からの暴力によるハラスメントなどがある．

看護師が健康で安全に働くことができて，はじめて患者の安全を守ることができる．看護師が働く現場に潜むリスクを知って適切に対処すれば，健康障害を減らすことができる．

4 医療安全に関する基礎知識

1 有害事象

有害事象とは，診療の過程で生じる本来の意図とは異なる，医学的には好ましくない反応をいい，一般的には薬物療法において生じるものを指す．

薬剤の服用によって生じる悪心・嘔吐，下痢，便秘，蕁麻疹，脱毛，骨髄抑制，臓器障害，神経障害，アナフィラキシーショックまで，反応は多岐にわたる．投与された医薬品と，好ましくない反応との因果関係が明らかな場合は，**有害反応**または**副作用**と呼ばれる．

2 医療事故，医療過誤，医療紛争

医療事故とは，医療に関わる場所で，医療の全過程において発生する人身事故すべてを包含する．医療従事者が被害者である場合や，患者が廊下で転倒した場合なども含まれる．

これに対して**医療過誤**とは，医療事故の発生原因に医療機関，医療従事者の過失がある場合をいう．医療行為そのものは患者の健康と生命を守るために実施されるが，身体に対する侵襲を伴い，副作用や合併症により重度の健康障害を生じる危険性を伴った行為でもある．そのような行為を健康状態の悪い患者に実施することから，医療事故の中には医療従事者の不注意のみに原因を求められないものが多く含まれており，すべての医療事故が医療過誤とされるわけではない．

医療紛争とは，医療行為に関連して医療関係者にクレームがついた状態をいう．紛争の原因に，必ずしも過失が存在するわけではない．

3 アクシデント，インシデント，ヒヤリ・ハット

アクシデントとは，医療行為によって患者に何らかの傷害が発生した事例を

➡医療従事者の安全については，7章p.216参照．

いう．不可抗力の医療事故とエラーによる医療事故の両方を含んでおり，医療事故に相当する用語である．

インシデントとは，患者の診療・ケアにおいて，本来のあるべき姿から外れた事態や行為の発生をいい，医療従事者や医療機関への来訪者に発生した事態も含まれる．インシデントには，傷害の発生しなかった事例，傷害の発生した事例，過失のあった事例および不可抗力の事例も含まれる．結果だけでなく，プロセスの問題も含まれる．

ヒヤリ・ハットとは，エラーはあったが患者に傷害は発生しなかった事例をいい，ニアミスともいう．

4 過失

|1| 過失とは

ある事実を認識・予見できたにもかかわらず，注意を怠って認識・予見しなかった心理状態（結果予見義務違反），あるいは，結果の回避が可能だったにもかかわらず，回避するための行為を怠った場合（結果回避義務違反）を**過失**という．裁判で医療従事者の過失によって事故が発生したと判断されると，当該の医療従事者とその使用者は**法的責任**（刑事上の責任，民事上の責任，行政上の責任）を問われる（表1.1-1）．

|2| 医療過誤の裁判における注意義務違反

医療過誤の裁判では，医療従事者が注意すべきことを怠り，患者に不利益な結果をもたらしたとき，**注意義務違反**，つまり過失があったと判断される．医療従事者が注意すべきこととは，人の生命に関わる医療の専門職としての注意であり，事故発生の可能性を予測（**結果予見義務**）し，それを回避する行為（**結果回避義務**）をとることができたかが争われる．

しかし，すべての医療事故の発生を予見し，回避できるわけではない．例えば，新人とベテランの医療従事者の能力・経験による差，先端医療を行う病院と過疎地域にある診療所の医療水準の差によって，予見し回避する能力は異なるのも事実である．

|3| 医療過誤の裁判で判断基準とされる医療・看護の水準

要求される医療・看護の水準は状況によって異なるが，これは医療者にとっ

表1.1-1 **刑事上の責任・民事上の責任・行政上の責任**

刑事上の責任	民事上の責任	行政上の責任
社会の秩序を維持するための規範に違反した場合に刑罰を科される責任である． 看護者が業務上に必要な注意義務を怠った結果，他人を傷害または死に至らしめたときに刑法第211条「業務上過失致死傷罪」として問われる責任をいう．	診療契約に基づく安全な医療・看護を提供する責任が果たせなかったとして，民法第415条「債務不履行」または第709条「不法行為」に基づき問われるものである． これは，被害者の救済に重きを置き，個人の受けた損害を賠償することを目的としている．	法によって免許を与えられた者が不適切な行為をした場合に，監督行政機関から処分を下される責任である． 看護師が医療事故によって罰金以上の処罰を受けた場合に，保健師助産師看護師法第14条に基づき，免許の取消，業務停止，戒告の処分が行われる．

て不公平であるし，患者側にとっても納得できないことである．そこで，注意義務に違反しているかどうかの判断基準には，その時代の医療・看護の水準が用いられる．

では，看護師が関与した医療事故を例に，看護の水準がどのように判断されたかを見てみよう．

1996（平成8）年7月7日，企業内定期健康診断において，保健師兼看護師のNは，会社員Sから採血をした．その際，Nは尺側皮静脈から採血しようとして，Sの右肘窩部分に針を刺したが，血液の逆流がなく，Sが「痛い」と言ったため，右腕からの採血を中止し，改めて左腕から採血した．採血直後，SはNに右手にしびれがあると訴えたため，同日中に系列病院を受診し，「右正中神経麻痺，反射性交感神経性萎縮症」と診断を受けた．その後，Sが会社とNに対し，不法行為または債務不履行に基づく損害賠償を請求した．

一審判決（松山地方裁判所，2002年9月5日）では，Nの過失について，「医療文献には，肘窩の尺側皮静脈に針を刺す場合，深く刺すと正中神経を傷つけることがあるため，適切な深さに刺すよう心がけるべきことが記載されており，このことは採血に従事するものにとっては基本的な注意事項の一つであると認められ，ベテランの保健師・看護師であった被告Nも当然これを知っていたと認められる．しかるに被告Nは，上記注意義務に違反し，正中神経を傷つけた過失があるものといわざるを得ない」とした[3]．

この事例のように，看護の水準は医療文献に掲載された研究論文や関連分野の専門家の意見等を参考にして判断される．したがって，看護師は日進月歩の医療・看護水準に乗り遅れないよう，学会・研修会等への参加，専門誌の購読等を通して知識・技術を研鑽し続けなければならない．ただし，前述したように看護師の能力がすべて同じというわけではなく，病院や診療所の特徴，地域性に応じて差がある．看護の水準は，医療技術の発展の程度，知識の普及の程度，各医療機関の特徴や専門性，また，看護師の置かれた立場から客観的に決められなければならない性質のものである．

5 テクニカルスキル，ノンテクニカルスキル

テクニカルスキルとは職務遂行能力ともいわれ，その職務を遂行する上で必要となる専門的な知識や，業務処理能力を指す．看護師であれば医療および看護技術，パイロットであれば航空機の操縦技術といった専門的な技術そのものを指す．

一方，**ノンテクニカルスキル**とは，テクニカルスキルを支える自己管理や社会性のスキルを指し，安全かつ効率的な課題遂行に役立つものである．ノンテクニカルスキルには，状況確認，意思決定，コミュニケーション，チームワーク，リーダーシップ，ストレスマネジメント，疲労への対応などが含まれる．

近年，医療現場においては，テクニカルスキルと同様にノンテクニカルスキルの必要性が高まっている．先に述べたチームSTEPPSは，ノンテクニカルスキル向上のために開発された行動ツールである．

■ 引用・参考文献

1) 堺秀人．医療事故の全国発生頻度に関する研究報告書：厚生労働科学研究費補助金医療技術評価総合研究事業医療事故の全国的発生頻度に関する研究報告書．2006.
2) 厚生労働省．チーム医療の推進について：チーム医療の推進に関する検討会報告書．2010-03-19. https://www.mhlw.go.jp/shingi/2010/03/s0319-9.html，（参照2023-10-20）.
3) 奥津康祐編著．ナースのための看護過誤判例集．ブイツーソリューション，2008, 138p.
4) 米国医療の質委員会／医学研究所．人は誰でも間違える：より安全な医療システムを目指して．L. コーンほか編．日本評論社，2000, 273p.
5) 日本病院管理学会監修．医療安全用語事典．エルゼビア・ジャパン，2004, 128p.
6) 杉本正子ほか編．看護職のための関係法規．ヌーヴェルヒロワ，2009, 333p.

コラム　医療の質・患者安全を推進するグローバルな取り組み

SDGsと患者安全（patient safety）

2030年までに達成すべき，**持続可能な開発目標（SDGs）**において，目標項目3.8 **ユニバーサル・ヘルス・カバレッジ（UHC）**＊の達成は，健康に関連する目標の要である．UHCの達成には，医療に関する経済的負担の軽減のみならず，保健医療福祉サービスの質の担保が必須である．

WHOは健康に関わるサービス（治療，ケアなど）の質の定義として「提供された治療・ケアが個人・患者・住民に期待された健康アウトカムを改善する程度．これを達成するためには，治療・ケアは次の五つの要素を満たさなければならない．すなわち，①安全で，②効果があり，③適時に提供され，④効率的で，⑤公平で人々中心（患者・住民の価値観を考慮）のサービスでなければならない」と提案している．

筆者はこれらの五つの要素の中で，安全は最も重要であり，（医療）安全は最低限の質を担保する活動と考えている．ちなみに医療安全は海外では**patient safety（患者安全）**といわれ，患者の安全を守る活動である．

＊ユニバーサル・ヘルス・カバレッジ：すべての人が適切な予防，治療，リハビリ等の保健医療サービスを，支払い可能な費用で受けられる状態．

WHOにおける医療安全の取り組み

2002年，WHOの世界保健総会決議において，日本を含む全加盟国が賛同し，加盟国が患者安全に可能な限りの最大の注意を払うことが言及された．患者安全がグローバルな課題であり，世界規模で取り組むべきこととして初めて取り上げられたのである．

2004年の世界保健総会では，グローバルに患者安全を推進するための**患者安全世界共同**（World Alliance for Patient Safety）が創設され，WHOにおける具体的な患者安全活動が始まった．WHOが中心となり実施してきた医療安全活動の一部を紹介する．

● グローバルキャンペーン

2005年には手指衛生などを中心に医療関連感染症（HAI）の対策を推進するClean Care is Safer Care（クリーンなケアでより安全なケアを）の実施，2009年にはWHO手術安全チェックリストによる安全な手術手順の励行と手術合併症などの予防を目指すThe Safe Surgery Saves Lives（安全な手術で命を救う），2017年には医薬品による避け得る有害事象を50％削減しようとするMedication Without Harm（有害事象のない医薬品投与）が実施されている．

● WHO患者安全カリキュラムガイド多職種版

保健医療に関わるすべての職種を対象として，2011年に『WHO患者安全カリキュラムガイド多職種版』が公開された．これは学生の指導を主たる目的としているが，現場で働くすべての医療者にとっても学習すべき内容である．前半部分は指導者のためのガイドとなっており，指導方法や研修の評価など医療現場の指導者にも参考となる．後半部分には，学習すべき11項目について詳細が記載されている．

● 世界患者安全の日

2019年，第72回WHO総会で，Global action on patient safety（患者安全のグローバルな行動）が採択され，9月17日をWorld Patient Safety Day（**世界患者安全の日**：WPSD）に制定した．これらは2018年に日本で開催された第3回閣僚級世界患者安全サミットでも提案されていた．初めてのWPSDを祝った2019年には，エジプトのピラミッドやジュネーブの大噴水がシンボルカラーであるオレンジ色にライ

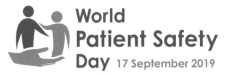

WPSDのロゴマーク

トアップされるなど，日本国内はもちろん世界中で
WPSDに関わるさまざまな取り組みが開催された．

OECDにおける医療の質の取り組み

OECD（経済協力開発機構）は，欧米諸国，日本な
ど先進国を中心とした38の加盟国が，各国の経済・
社会政策や制度を調整・改善する機会を提供してい
る．OECDでは，医療の質・患者安全の指標に関わる
会合（医療の質とアウトカム作業部会：HCQO）を
定期的に開催している．その活動の成果物の一つとし
て，2年ごとにHealth at a Glance（図表でみる医療）
が発行されている．

特に第6章「医療の質とアウトカム」では，さまざ
まなテーマに関して，各国の医療の質（患者安全を含
む）を指標として測り，比較することによって，各国
の医療の質を改善するための示唆を得ることが可能と
なる．

閣僚級世界患者安全サミット

2018年に東京で閣僚級世界患者安全サミットが開
催された．同サミットは2016年のイギリス，2017

年のドイツに次いで3回目で，アジアでは初めての開
催であった．44カ国から，18人の閣僚，各国代表
者，患者安全専門家などを含む約500人が参加した．
サミットでは，「患者中心」の概念を政策に取り入れ
ることの重要性，UHC達成に向けた取り組みにおけ
る患者安全の重要性，各国における患者安全のグロー
バルムーブメントの取り組みなどが議論された．そし
て，患者安全の約20年の歴史とこれまで開催された
患者安全サミットの成果も踏まえ，地域レベル，世界
レベルでのリーダーシップによって，2030年までに
医療制度を利用する世界中のすべての患者と人々に対
し，避けられるすべての有害事象やリスクを低減する
ことを目指し，患者安全の向上のためのグローバルな
行動を呼びかけた「東京宣言」をとりまとめた．

また，日本が患者安全に貢献してきた活動について
の報告書「改善 KAIZEN：Showcase of Engineer-
ing Patient Safety and Quality Culture」では，
5S（➡p.65参照）やTQM（総合的品質管理）など，
日本産業界の改善活動からの学びをカイゼンと総称し
て，これを応用した患者安全や医療の質向上に資する
活動についてまとめた．JICA支援による途上国での
5Sなどの普及活動，名古屋大学医学部とトヨタとの
共同によるASUISHI（明日の医療の質向上をリード
する医師養成プログラム）などを紹介した．限られた
資源でも実践できる活動があること（日本も途上国か
ら学べることがある），他の産業界からの学ぶことの
重要性などをメッセージとして伝えた．

2 看護職の法的規定と医療安全

1 看護倫理と医療安全

看護職（看護師，保健師，助産師，准看護師）は専門職としての教育を修了
し，国家資格（准看護師は都道府県知事の免許）を保持する．そして，法的な
権限を付与され，医療機関内および地域医療において中心的な役割を果たし，
日々，人々の健康の保持・増進，疾病の予防，早期回復に努めている．

看護師による安全な看護の提供については，国際看護協会（ICN）の提言
する「ICN看護師の倫理綱領」でも示されている．2021年版では，基本領域
と行動目標について，前回の2012年版からさらに，現在の医療提供体制にお
ける看護師の役割の大きさを示した内容となった．倫理綱領の四つの基本領域
と今回大幅に書き加えられた38項目の考え方および適用方法を概観すると，

そのほとんどに安全の考え方が含まれていることがわかる.

　ここでは，主な基本領域より，患者および医療提供者の安全と関連の深い項目を抜粋して示す[1].

四つの基本領域（全38項目）

▶1. 看護師と患者またはケアやサービスを必要とする人々

1-4：看護師は，個人情報を守秘し，個人情報の合法的な収集や利用，アクセス，伝達，保存，開示において，患者のプライバシー，秘密性および利益を尊重する.

1-5：看護師は，同僚およびケアを必要とする人々のプライバシーと秘密性を尊重し，直接のコミュニケーションにおいても，ソーシャルメディアを含むあらゆる媒体においても，看護専門職の品位を守る.

▶2. 看護師と実践

2-2: 看護師は実践への適性を維持し，質の高い安全なケアを提供する能力が損なわれないように努める.

2-4: 看護師は自身の尊厳，ウェルビーイングおよび健康に価値を置く. これ達成するためには，専門職としての認知や教育，リフレクション，支援制度，十分な資源配置，健全な管理体制，労働安全衛生を特徴とする働きやすい実践環境が必要とされる.

2-7: 看護師は，患者の権利を擁護し，倫理的行動と開かれた対話の促進につながる実践文化を守る.

2-9: 看護師は，人々が自身の個人，健康，および遺伝情報へのアクセスに同意または撤回する権利を保護する. また，遺伝情報とヒトゲノム技術の利用，プライバシーおよび秘密性を保護する.

2-10: 看護師は，協働者や他者，政策，実践，またはテクノロジーの乱用によって，個人，家族，地域社会，集団の健康が危険にさらされている場合は，これらを保護するために適切な行動をとる.

2-11: 看護師は，患者安全の推進に積極的に関与する. 看護師は，医療事故やインシデント／ヒヤリハットが発生した場合には倫理的行動を推進し，患者の安全が脅かされる場合には声を上げ，透明性の確保を擁護し，医療事故の可能性の低減のために他者と協力する.

2-12: 看護師は，倫理的なケアの基準を支持・推進するため，データの完全性に対して説明責任を負う.

▶3. 専門職としての看護師

3-7：看護師は，緊急事態や災害，紛争，エピデミック，パンデミック，社会危機，資源の枯渇に備え，対応する. ケアやサービスを受ける人々の安全は，個々の看護師と保健医療制度や組織のリーダーが共有する責任である. これには，リスク評価と，リスク軽減のための計画の策定，実施および資源確保が含まれる.

　「1. 看護師と患者またはケアやサービスを必要とする人々」では，同僚およびケアを必要とする人々のプライバシーと秘匿性の尊重および個人情報の守秘と合法的な収集，利用等の倫理的行動を求めている.「2. 看護師と実践」では，看護実践における質の高い安全なケア能力の維持・向上と，そのための働きやすい実践環境の必要性を前提とした上で，患者の権利擁護と対話の促進につながる実践文化を守ること，人々がさまざまな情報へアクセスする権利を擁護すること，さらには，倫理的ケアの基準を支持・推進するためのデータの

完全性への説明責任を求めている. 特に2021年版では，患者安全の推進に積極的に関与する重要性について1項目取り上げ，医療事故やインシデント／アクシデントが発生した場合の倫理的行動の推進と透明性の確保，医療事故予防のための他者との協力について求めている. また，「3. 専門職としての看護師」では，看護師は近年の大災害やパンデミックの発生に対応し人々の安全を確保する責務があるとし，個々の看護師としてだけでなく，保健医療制度や組織のリーダーと協力して，リスク評価，リスク軽減のための計画を策定し，実施すること等への関与についても盛り込まれた.

「ICN看護師の倫理綱領（2021年版)」は，2019（令和元）年以降の**新型コロナウイルス感染症（COVID-19）**の世界的なパンデミックの中で改訂されている. COVID-19の感染拡大によって，世界的に医療提供体制のひっ迫，医療依存度の増大，医療資源の量と質の確保の困難な状態が続き，COVID-19感染者以外の一般患者への医療の公平な提供にも大きな影響を及ぼしている. このような医療提供体制の危機的状況において，患者の安全の確保に重要な役割を負う看護師は，すべての患者またはケアやサービスを必要とする人々へ，倫理綱領に基づく看護を提供することが求められている.

「ICN看護師の倫理綱領（2021年版)」はその目的にあるように，看護師と看護学生の倫理的価値観，責任，職務上の責任について明記している. 看護師および看護学生は，これを看護実践と意思決定に際しての枠組みに用い，業務あるいは学習することが求められている.

2 看護師の法的規定

　日本における看護師の法的な規定は，医療法および保健師助産師看護師法に示されている.

■1 医療法に定められた医療提供者としての姿勢

医療法では，医療提供の理念と国および病院，診療所，助産所等における医療提供体制の確保のための基本的な事項を定めている．

2006（平成18）年に改正された医療法では，第1条の1で良質な医療提供体制のための医療の安全の確保を明確に位置付けた．また，第1条の2に医療提供の理念を定め，医療とは，医療提供者としての医師や看護師等と患者等との信頼関係に立脚するものであるとしている．

医療法

第1条の1　この法律は，医療を受ける者による医療に関する適切な選択を支援するために必要な事項，医療の安全を確保するために必要な事項，病院，診療所及び助産所の開設及び管理に関し必要な事項並びにこれらの施設の整備並びに医療提供施設相互間の機能の分担及び業務の連携を推進するために必要な事項を定めること等により，医療を受ける者の利益の保護及び良質かつ適切な医療を効率的に提供する体制の確保を図り，もつて国民の健康の保持に寄与することを目的とする．

第1条の2　医療は，生命の尊重と個人の尊厳の保持を旨とし，医師，歯科医師，薬剤師，看護師その他の医療の担い手と医療を受ける者との信頼関係に基づき，及び医療を受ける者の心身の状況に応じて行われるとともに，その内容は，単に治療のみならず，疾病の予防のための措置及びリハビリテーションを含む良質かつ適切なものでなければならない．

医療機関や地域では，医療を受ける者（患者・家族，国民）と医療提供者（医師，看護師，薬剤師等）との間でさまざまな問題が生じ，しばしば両者の関係が敵対する構図で述べられることがある．しかし本来，医療は提供する側と受ける側の信頼関係を基本に成立するものであることを，医療提供者として認識しておく必要がある．患者等との信頼関係が構築されていないと，看護師の行為が看護として患者に伝わらないこともある．

■2 保健師助産師看護師法

|1| 保助看法の目的と看護職の規定

看護職の身分や業務内容を直接的に規定しているのが，**保健師助産師看護師法**（以下，保助看法）である．医療制度改革の中で，医療法と同じく2006（平成18）年，2014（平成26）年，2018（平成30）年に一部が改正された．

第1条では，保助看法の目的を，「保健師，助産師及び看護師の資質を向上し，もって医療及び公衆衛生の普及向上を図る」とうたっている．その上で，第2条で保健師について「保健師の名称を用いて，保健指導に従事することを業とする者」，第3条で助産師について「助産又は妊婦，じょく婦若しくは

新生児の保健指導を行うことを業とする女子」とし，看護師については第5条で「傷病者若しくはじょく婦に対する療養上の世話又は診療の補助を行うことを業とする者」と規定している．

また，これらの業務を行う看護職は，すべて厚生労働大臣の免許を受けることが求められている．つまり，国家資格をもつことを前提としている（准看護師は，都道府県知事の免許を受けることとされている）．

2 業務独占と名称独占

助産師，看護師，准看護師には各看護職以外の当該業務の制限（**業務独占**[*]）が設けられている．加えて，2006（平成18）年の法改正では，名称についても免許をもたない者の使用が禁じられた（**名称独占**[*]．保健師は名称独占のみの規定．図1.2-1）．

看護職は，2006年の法改正において，名称や業務を独占する職種として認められたことを受け止め，良質な医療を提供するために専門職として，医療の現場での安全の確保を最前線で担っていることを自覚しなければならない．

3 第5条「療養上の世話」と「診療の補助」

保助看法第5条で看護師の業務として規定されている**療養上の世話**とは，患者の症状等の観察，環境整備，食事の世話，清拭や排泄の介助，生活指導などをいう．

診療の補助については前述の業務独占とともに，保助看法第37条において**特定行為の制限**の規定がある．ここでいう「医師又は歯科医師が行うのでなければ衛生上危害を生じる恐れのある行為」とは，医行為[*]の中でも，いわゆる**絶対的医行為**をいう．絶対的医行為は，たとえ医師等からの指示や依頼があってもそれを行わないことは当然である．

医師の出した治療や処置等の診療の補助行為に関する指示であっても，看護

<名称独占が必要となる主な理由>
2006年の医療提供体制の改革においては，医療従事者の資質向上および医療に関する患者の選択を支援するための適切な情報提供を図ることとしており，これらの観点から名称独占が必要となる．

改正前	改正後
助産師，看護師，准看護師 （業務独占あり）	保健師，助産師，看護師，准看護師
名称独占規定は設けられていない．	従来の業務独占規定に加え，名称独占規定を新たに設ける． ＊保健師は従来どおり，業務独占規定なし．
保健師（業務独占なし）	
保健指導業務実施の際に限り，名称独占とされているのみ．	

図1.2-1　看護職者の名称独占規定の整備

<用語解説> *
業務独占

医師や看護師，助産師等には業務を独占する権限が与えられている．資格がない状態で業務を行うと法律に抵触し，罰則が科される．

<用語解説> *
名称独占

資格がなくてもその業務に従事することはできるが，その名称（肩書）を名乗ることは法律で禁じられる．違反すると罰則が科される．

plus α
特定行為の制限

保助看法第37条において「保健師，助産師，看護師又は准看護師は，主治の医師又は歯科医師の指示があつた場合を除くほか，診療機械を使用し，医薬品を授与し，医薬品について指示をしその他医師又は歯科医師が行うのでなければ衛生上危害を生ずるおそれのある行為をしてはならない．ただし，臨時応急の手当をし，又は助産師がへその緒を切り，浣腸を施しその他助産師の業務に当然に付随する行為をする場合は，この限りでない」と定められている．

<用語解説> *
医行為

医師法第17条で，「医師でなければ，医業をしてはならない」としている．医業について，厚生労働省は「医師の医学的判断および技術をもってするのでなければ人体に危害を及ぼし，または危害を及ぼす恐れのある行為（医行為）を，反復継続する意思をもって行うことである」と解釈している．

師には自らの業務として実施するかどうかの判断および確認が求められる．たとえ，医師の指示に従って実施した行為が誤薬や処置の誤りにつながった場合でも，注意義務違反は看護師に科されることになるからである．

4 注意義務

医師とともに患者に最も直接的な関わりをもつ看護師は，事故や過誤の生じるリスクを常に内包する環境で業務を行っている．そのため，安全な医療に向けた予防的対策や実施に当たっての最善の注意，事後の振り返りおよび問題解決能力などが求められる．

看護職は保助看法で，法律上での身分が保護されている．同時に，業務を行うに当たっては，注意義務としての結果予見義務，結果回避義務が課されている．注意義務を怠り，患者の生命や身体に危害を及ぼすことは業務上の過失となり，刑事上の処罰（**業務上過失致死傷責任**），行政処分（業務の停止，免許の取り消し等）の対象となる．

3 看護業務の変遷と安全管理

看護への社会的な要請の高まりや教育水準の向上により，看護師の業務の内容の解釈や考え方は時代とともに大きく変遷している．特に，保助看法第5条に規定される診療の補助については，次のように看護業務としての位置付けが明らかになってきている．

1 静脈注射

かつて静脈注射は医師，歯科医師のみが行う医行為であり，看護師等の業務の範囲を超えるものであるとされていた．しかし，2002（平成14）年に厚生労働省医政局看護課（以下，看護課）が取りまとめた「新たな看護のあり方に関する検討会」の議論をもとに，看護師が行う診療の補助行為であるとされた．実施に当たっては，各医療機関や看護師養成機関での教育と研修を行うこととなった．看護師が業務として静脈注射を行う場合は，患者の安全を最優先とした看護基礎教育や卒後教育で確実な看護技術を習得し，人体に危害を及ぼす可能性のある行為であることを十分認識した上での実施が求められる．

2 分娩における役割分担と連携

2005（平成17）年に行われた看護課の「医療安全の確保に向けた保健師助産師看護師法等のあり方に関する検討会」では，産科における看護師等の業務について，特に「内診」は看護師の行う診療の補助業務の範疇なのかどうかの議論がなされた．診療の補助も助産も，具体的な業務の内容が法的に定義されていないため，さまざまな解釈がなされた．産科医師および助産師が不足している状況から，「看護師の業務範囲内での内診を行う必要があるのではないか」という意見や，「看護師教育に含まれていない行為について，医療安全の確保という観点から行うことが妥当ではない」という意見などが出され，議論された．

この検討会の議論を受けて発せられた医政局長通知「分娩における医師，助

plus α

**絶対的医行為と
相対的医行為**

医行為のうち医師（または歯科医師）が常に自ら行わなければならない高度で危険を伴う行為を絶対的医行為という．それ以外の行為を相対的医行為という．相対的医行為を医師以外の医療従事者に行わせるか否かは，医療従事者の能力を勘案した医師の判断による．ただし，このように区分することの是非について疑問を呈する説もある[2]．

➡事故と過誤の定義・分類については，1章1節4項p.20 および2章3節p.59 表2.3-1参照．

➡業務上過失致死傷罪については，p.53 plus α 参照．

コンテンツが視聴できます（p.2参照）

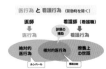

●医行為と看護行為
〈アニメーション〉

産師，看護師等の役割分担と連携等について」では，「母子の安全・安心・快適を第一義に，お互いの業を尊重した上で適切な役割分担と連携の下で出産の支援に当たることが何より重要」とした．この上で，看護師等の業務を，「分娩期においては，自らの判断で分娩の進行管理を行うことができず，医師又は助産師の指示監督の下診療又は助産の補助を担い，産婦の看護を行う」としている．

社会の変遷や患者・国民からの要望により，看護師等の業務についての法的解釈や考え方も変わってきている．私たちは，医療を受ける者（患者・家族）の医療への信頼を受け止め，安全な医療の提供を最優先に考え，看護の専門職として一人ひとりが自らの責任を果たしていかなければならない．

3 職種間での役割分担の推進

2007（平成19）年に医政局長通知により発せられた「医師及び医療関係職と事務職員等との間等での役割分担の推進について」では，医療職種間および事務職員等が互いに負担を軽減することを目的に，医療関係法令によって認められている業務の範囲内で**役割分担**を図ることが求められている．

看護職に関連することとしては，療養上の世話の範疇に属さないベッドメイキングの業者委託，患者の検査室等への移送や食事の配膳における事務職員・看護補助者の活用等がある．これらは，看護師が専門職としての業務に専念するための役割分担であるとしている．

また，看護師等と医師では，医師の指示に基づいた，看護師の薬剤投与量の調節や静脈注射，救急医療等における診療の優先順位の決定や治療との関係を配慮した療養生活上の対応，患者・家族への説明と調整等の業務での役割分担を求めている．いずれも，医療安全の確保の観点から，個々の医療機関の状況や医療関係職の能力を踏まえて実施することとされている．

看護師は，医療の場での調整役を担っており，患者・家族に最も近い医療職者である．業務の分担に際しては，組織全体および各医療職種の知識・技術，人間的な姿勢等の能力を見極め，役割分担の方法と程度を慎重に検討し，安全な医療を提供する体制を構築するよう努めなければならない．

4 特定行為に係る看護師の研修制度

2014（平成26）年，「地域における医療及び介護の総合的な確保を推進するための関係法律の整備等に関する法律」が成立した．保助看法においても，**特定行為に係る看護師の研修制度**が法制化され，2015（平成27）年から施行されている．この研修制度は，看護教育の質の向上と，それによる看護師の知識・技術の向上に伴う専門職としての役割分担が求められる中で，超高齢社会における医療機能を充実させ，チーム医療を推進するために策定された．

この法律において特定行為は，「診療の補助であって，看護師が手順書により行う場合には，実践的な理解力，思考力及び判断力並びに高度かつ専門的な知識および技能が特に必要とされるものとして厚生労働省令で定めるもの」と

plus α
医療関係職と事務職員等との役割分担

以下の1）～4）の業務は事務職員等が行ってもよいとされている．
1）書類作成等
①診断書，診療録および処方箋の作成
②主治医意見書の作成
③診察や検査の予約
2）ベッドメイキング
3）院内の物品の運搬・補充，患者の検査室等への移送
4）その他
診療報酬請求書の作成，書類や伝票類の整理等
事務職員や看護補助者の積極的な活用を図り，専門性の高い業務に医師や看護師等の医療関係職を集中させることが望ましいと提起している．

plus α
医師と看護師等の医療関係職との役割分担

医師と看護師等の医療関係職との間では，次の8項目の役割分担を提起している．
①薬剤の投与量の調節
②静脈注射
③救急医療等における診療の優先順位の決定
④入院中の療養生活に関する対応
⑤患者・家族への説明
⑥採血，検査についての説明
⑦薬剤の管理
⑧医療機器の管理
看護師の能力を踏まえた適切な業務分担と，看護師が適宜研修等の機会を通じて能力の研鑽に励むことが前提である．

定義されている．また，ここに定められた特定行為は，医師の指示の下，厚生労働省令によって作成された手順書に則って行われなければならないとされている．具体的には，人工呼吸器モードの設定条件の変更，気管カニューレの交換，直接動脈穿刺法による採血，各種ドレーン（胸腔，心嚢，創部）の抜去，病態に応じたインスリン投与量の調整等，38行為21区分である（表1.2-1）．これまで医師が行ってきた医療行為を，診療の補助行為の一環として看護師も行えるようになった．看護師は，これらの特定行為を手順書を用いて行うための研修を受けなければならない．一方，手順書によらず医師の指示の下であれば，看護師が特定行為を行うことも可能とされている（保助看法附則第29条）．

　看護師の特定行為研修は病院，大学等360機関で実施している（2023年2月現在）．また，特定行為研修を修了した看護師は，延べ3万5,506人に上る（2023年3月現在）．

　看護行為における安全の確保については，これまでも各医療機関の医療および看護水準に合わせた教育と評価がなされている．看護師の担う医療行為がさらに増えるであろうこれからのチーム医療において，その役割に応えられる安全な看護を，一層追求し続けることが求められる．

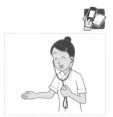

●看護師の特定行為
〈アニメーション〉

表1.2-1　特定行為・特定行為区分（38行為21区分）

特定行為	特定行為の概要
呼吸器（気道確保に係るもの）関連	
経口用気管チューブまたは経鼻用気管チューブの位置の調整	医師の指示の下，手順書により，身体所見（呼吸音，一回換気量，胸郭の上がり等）および検査結果（経皮的動脈血酸素飽和度（SpO_2），X線所見等）等が医師から指示された病状の範囲にあることを確認し適切な部位に位置するように，経口用気管チューブ又は経鼻用気管チューブの深さの調整を行う．
呼吸器（人工呼吸療法に係るもの）関連	
侵襲的陽圧換気の設定の変更	医師の指示の下，手順書により，身体所見（人工呼吸器との同調，一回換気量，意識レベル等）および検査結果（動脈血液ガス分析，SpO_2等）等が医師から指示された病状の範囲にあることを確認し，酸素濃度や換気様式，呼吸回数，一回換気量等の人工呼吸器の設定条件を変更する．
非侵襲的陽圧換気の設定の変更	医師の指示の下，手順書により，身体所見（呼吸状態，気道の分泌物の量，努力呼吸の有無，意識レベル等）および検査結果（動脈血液ガス分析，SpO_2等）等が医師から指示された病状の範囲にあることを確認し，非侵襲的陽圧換気療法（NPPV）の設定条件を変更する．
人工呼吸管理がなされている者に対する鎮静薬の投与量の調整	医師の指示の下，手順書により，身体所見（睡眠や覚醒のリズム，呼吸状態，人工呼吸器との同調等）および検査結果（動脈血液ガス分析，SpO_2等）等が医師から指示された病状の範囲にあることを確認し，鎮静薬の投与量の調整を行う．
人工呼吸器からの離脱	医師の指示の下，手順書により，身体所見（呼吸状態，一回換気量，努力呼吸の有無，意識レベル等），検査結果（動脈血液ガス分析，SpO_2等）および血行動態等が医師から指示された病状の範囲にあることを確認し，人工呼吸器からの離脱（ウィーニング）を行う．
呼吸器（長期呼吸療法に係るもの）関連	
気管カニューレの交換	医師の指示の下，手順書により，気管カニューレの状態（カニューレ内の分泌物の貯留，内腔の狭窄の有無等），身体所見（呼吸状態等）および検査結果（SpO_2等）等が医師から指示された病状の範囲にあることを確認し，留置されている気管カニューレの交換を行う．
循環器関連	
一時的ペースメーカの操作および管理	医師の指示の下，手順書により，身体所見（血圧，自脈とペーシングとの調和，動悸の有無，めまい，呼吸困難感等）および検査結果（心電図モニター所見等）等が医師から指示された病状の範囲にあることを確認し，ペースメーカの操作および管理を行う．

特定行為	特定行為の概要
一時的ペースメーカリードの抜去	医師の指示の下，手順書により，身体所見（血圧，自脈とペーシングとの調和，動悸の有無，めまい，呼吸困難感等）および検査結果（心電図モニター所見等）等が医師から指示された病状の範囲にあることを確認し，経静脈的に挿入され右心室内に留置されているリードを抜去する．抜去部は，縫合，結紮閉鎖または閉塞性ドレッシング剤の貼付を行う．縫合糸で固定されている場合は抜糸を行う．
経皮的心肺補助装置の操作および管理	医師の指示の下，手順書により，身体所見（挿入部の状態，末梢冷感の有無，尿量等），血行動態（収縮期圧，肺動脈楔入圧（PCWP），心係数（CI），混合静脈血酸素飽和度（SvO₂），中心静脈圧（CVP）等）および検査結果（活性化凝固時間（ACT）等）等が医師から指示された病状の範囲にあることを確認し，経皮的心肺補助装置（PCPS）の操作および管理を行う．
大動脈内バルーンパンピングからの離脱を行うときの補助の頻度の調整	医師の指示の下，手順書により，身体所見（胸部症状，呼吸困難感の有無，尿量等）および血行動態（血圧，PCWP，SvO₂，心係数（CI）等）等が医師から指示された病状の範囲にあることを確認し，大動脈内バルーンパンピング（IABP）離脱のための補助の頻度の調整を行う．
心嚢ドレーン管理関連	
心嚢ドレーンの抜去	医師の指示の下，手順書により，身体所見（排液の性状や量，挿入部の状態，心タンポナーデ症状の有無等）および検査結果等が医師から指示された病状の範囲にあることを確認し，手術後の出血等の確認や液体等の貯留を予防するために挿入されている状況または患者の病態が長期にわたって管理され安定している状況において，心嚢部へ挿入・留置されているドレーンを抜去する．抜去部は，縫合，結紮閉鎖または閉塞性ドレッシング剤の貼付を行う．縫合糸で固定されている場合は抜糸を行う．
胸腔ドレーン管理関連	
低圧胸腔内持続吸引器の吸引圧の設定およびその変更	医師の指示の下，手順書により，身体所見（呼吸状態，エアリークの有無，排液の性状や量等）および検査結果（X線所見等）等が医師から指示された病状の範囲にあることを確認し，吸引圧の設定およびその変更を行う．
胸腔ドレーンの抜去	医師の指示の下，手順書により，身体所見（呼吸状態，エアリークの有無，排液の性状や量，挿入部の状態等）および検査結果（X線所見等）等が医師から指示された病状の範囲にあることを確認し，手術後の出血等の確認や液体等の貯留を予防するために挿入されている状況または患者の病態が長期にわたって管理され安定している状況において，胸腔内に挿入・留置されているドレーンを，患者の呼吸を誘導しながら抜去する．抜去部は，縫合または結紮閉鎖する．縫合糸で固定されている場合は抜糸を行う．
腹腔ドレーン管理関連	
腹腔ドレーンの抜去（腹腔内に留置された穿刺針の抜針を含む）	医師の指示の下，手順書により，身体所見（排液の性状や量，腹痛の程度，挿入部の状態等）等が医師から指示された病状の範囲にあることを確認し，腹腔内に挿入・留置されているドレーンまたは穿刺針を抜去する．抜去部は，縫合，結紮閉鎖または閉塞性ドレッシング剤の貼付を行う．縫合糸で固定されている場合は抜糸を行う．
ろう孔管理関連	
胃瘻カテーテルもしくは腸瘻カテーテルまたは胃瘻ボタンの交換	医師の指示の下，手順書により，身体所見（ろう孔の破たんの有無，接着部や周囲の皮膚の状態，発熱の有無等）等が医師から指示された病状の範囲にあることを確認し，胃瘻カテーテルもしくは腸瘻カテーテルまたは胃瘻ボタンの交換を行う．
膀胱瘻カテーテルの交換	医師の指示の下，手順書により，身体所見（ろう孔の破たんの有無，接着部や周囲の皮膚の状態，発熱の有無等）等が医師から指示された病状の範囲にあることを確認し，膀胱瘻カテーテルの交換を行う．
栄養に係るカテーテル管理（中心静脈カテーテル管理）関連	
中心静脈カテーテルの抜去	医師の指示の下，手順書により，身体所見（発熱の有無，食事摂取量等）および検査結果等が医師から指示された病状の範囲にあることを確認し，中心静脈に挿入されているカテーテルを引き抜き，止血するとともに，全長が抜去されたことを確認する．抜去部は，縫合，結紮閉鎖または閉塞性ドレッシング剤の貼付を行う．縫合糸で固定されている場合は抜糸を行う．
栄養に係るカテーテル管理（末梢留置型中心静脈注射用カテーテル管理）関連	
末梢留置型中心静脈注射用カテーテルの挿入	医師の指示の下，手順書により，身体所見（末梢血管の状態に基づく末梢静脈点滴実施の困難さ，食事摂取量等）および検査結果等が医師から指示された病状の範囲にあることを確認し，超音波検査において穿刺静脈を選択し，経皮的に肘静脈または上腕静脈を穿刺し，末梢留置型中心静脈注射用カテーテル（PICC）を挿入する．

特定行為	特定行為の概要
創傷管理関連	
褥瘡または慢性創傷の治療における血流のない壊死組織の除去	医師の指示の下，手順書により，身体所見（血流のない壊死組織の範囲，肉芽の形成状態，膿や滲出液の有無，褥瘡部周囲の皮膚の発赤の程度，感染徴候の有無等），検査結果および使用中の薬剤等が医師から指示された病状の範囲にあることを確認し，鎮痛が担保された状況において，血流のない遊離した壊死組織を滅菌ハサミ（剪刀），滅菌鑷子等で取り除き，創洗浄，注射針を用いた穿刺による排膿等を行う．出血があった場合は圧迫止血や双極性凝固器による止血処置を行う．
創傷に対する陰圧閉鎖療法	医師の指示の下，手順書により，身体所見（創部の深さ，創部の分泌物，壊死組織の有無，発赤，腫脹，疼痛等），血液検査結果および使用中の薬剤等が医師から指示された病状の範囲にあることを確認し，創面全体を被覆剤で密封し，ドレナージ管を接続し吸引装置の陰圧の設定，モード（連続，間欠吸引）選択を行う．
創部ドレーン管理関連	
創部ドレーンの抜去	医師の指示の下，手順書により，身体所見（排液の性状や量，挿入部の状態，発熱の有無等）および検査結果等が医師から指示された病状の範囲にあることを確認し，創部に挿入・留置されているドレーンを抜去する．抜去部は開放，ガーゼドレナージまたは閉塞性ドレッシング剤の貼付を行う．縫合糸で固定されている場合は抜糸を行う．
動脈血液ガス分析関連	
直接動脈穿刺法による採血	医師の指示の下，手順書により，身体所見（呼吸状態，努力呼吸の有無等）および検査結果（SpO$_2$ 等）等が医師から指示された病状の範囲にあることを確認し，経皮的に橈骨動脈，上腕動脈，大腿動脈等を穿刺し，動脈血を採取した後，針を抜き圧迫止血を行う．
橈骨動脈ラインの確保	医師の指示の下，手順書により，身体所見（呼吸状態，努力呼吸の有無，チアノーゼ等）および検査結果（動脈血液ガス分析，SpO$_2$ 等）等が医師から指示された病状の範囲にあることを確認し，経皮的に橈骨動脈から穿刺し，内套針に動脈血の逆流を確認後に針を進め，最終的に外套のカニューレのみを動脈内に押し進め留置する．
透析管理関連	
急性血液浄化療法における血液透析器または血液透析濾過器の操作および管理	医師の指示の下，手順書により，身体所見（血圧，体重の変化，心電図モニター所見等），検査結果（動脈血液ガス分析，血中尿素窒素（BUN），カリウム値等）および循環動態等が医師から指示された病状の範囲にあることを確認し，急性血液浄化療法における血液透析器または血液透析濾過装置の操作および管理を行う．
栄養および水分管理に係る薬剤投与関連	
持続点滴中の高カロリー輸液の投与量の調整	医師の指示の下，手順書により，身体所見（食事摂取量，栄養状態等）および検査結果等が医師から指示された病状の範囲にあることを確認し，持続点滴中の高カロリー輸液の投与量の調整を行う．
脱水症状に対する輸液による補正	医師の指示の下，手順書により，身体所見（食事摂取量，皮膚の乾燥の程度，排尿回数，発熱の有無，口渇や倦怠感の程度等）および検査結果（電解質等）等が医師から指示された病状の範囲にあることを確認し，輸液による補正を行う．
感染に係る薬剤投与関連	
感染徴候がある者に対する薬剤の臨時の投与	医師の指示の下，手順書により，身体所見（尿混濁の有無，発熱の程度等）および検査結果等が医師から指示された病状の範囲にあることを確認し，感染徴候時の薬剤を投与する．
血糖コントロールに係る薬剤投与関連	
インスリンの投与量の調整	医師の指示の下，手順書（スライディングスケールは除く）により，身体所見（口渇，冷汗の程度，食事摂取量等）および検査結果（血糖値等）等が医師から指示された病状の範囲にあることを確認し，インスリンの投与量の調整を行う．
術後疼痛管理関連	
硬膜外カテーテルによる鎮痛剤の投与および投与量の調整	医師の指示の下，手順書により，身体所見（疼痛の程度，悪心や呼吸困難感の有無，血圧等），術後経過（安静度の拡大等）および検査結果等が医師から指示された病状の範囲にあることを確認し，硬膜外カテーテルからの鎮痛剤の投与および投与量の調整を行う（患者自己調節鎮痛法（PCA）を除く）．

特定行為	特定行為の概要
循環動態に係る薬剤投与関連	
持続点滴中のカテコラミンの投与量の調整	医師の指示の下，手順書により，身体所見（動悸の有無，尿量，血圧等），血行動態および検査結果等が医師から指示された病状の範囲にあることを確認し，持続点滴中のカテコラミン（注射薬）の投与量の調整を行う．
持続点滴中のナトリウム，カリウムまたはクロールの投与量の調整	医師の指示の下，手順書により，身体所見（口渇や倦怠感の程度，不整脈の有無，尿量等）および検査結果（電解質，酸塩基平衡等）等が医師から指示された病状の範囲にあることを確認し，持続点滴中のナトリウム，カリウムまたはクロール（注射薬）の投与量の調整を行う．
持続点滴中の降圧剤の投与量の調整	医師の指示の下，手順書により，身体所見（意識レベル，尿量の変化，血圧等）および検査結果等が医師から指示された病状の範囲にあることを確認し，持続点滴中の降圧剤（注射薬）の投与量の調整を行う．
持続点滴中の糖質輸液または電解質輸液の投与量の調整	医師の指示の下，手順書により，身体所見（食事摂取量，栄養状態，尿量，水分摂取量，不感蒸泄等）等が医師から指示された病状の範囲にあることを確認し，持続点滴中の糖質輸液，電解質輸液の投与量の調整を行う．
持続点滴中の利尿剤の投与量の調整	医師の指示の下，手順書により，身体所見（口渇，血圧，尿量，水分摂取量，不感蒸泄等）および検査結果（電解質等）等が医師から指示された病状の範囲にあることを確認し，持続点滴中の利尿剤（注射薬）の投与量の調整を行う．
精神および神経症状に係る薬剤投与関連	
抗けいれん剤の臨時の投与	医師の指示の下，手順書により，身体所見（発熱の程度，頭痛や嘔吐の有無，発作の様子等）および既往の有無等が医師から指示された病状の範囲にあることを確認し，抗けいれん剤を投与する．
抗精神病薬の臨時の投与	医師の指示の下，手順書により，身体所見（興奮状態の程度や継続時間，せん妄の有無等）等が医師から指示された病状の範囲にあることを確認し，抗精神病薬を投与する．
抗不安薬の臨時の投与	医師の指示の下，手順書により，身体所見（不安の程度や継続時間等）等が医師から指示された病状の範囲にあることを確認し，抗不安薬を投与する．
皮膚損傷に係る薬剤投与関連	
抗がん剤その他の薬剤が血管外に漏出したときのステロイド薬の局所注射および投与量の調整	医師の指示の下，手順書により，身体所見（穿刺部位の皮膚の発赤や腫脹の程度，疼痛の有無等）および漏出した薬剤の量等が医師から指示された病状の範囲にあることを確認し，副腎皮質ステロイド薬（注射薬）の局所注射および投与量の調整を行う．

厚生労働省．特定行為に係る看護師の研修制度．https://www.mhlw.go.jp/stf/seisakunitsuite/bunya/0000077077.html，（参照 2023-10-26）をもとに作成．

4 看護行為における行政処分と再教育

　入院治療を受ける患者の療養上の安全・安楽を保障することは，看護師の義務である．そのため，日常の多重業務は，医療事故や過誤に遭遇する危険性を常に内包していることを意識しながら行わなければならない．そして，医療事故（事故や過誤）となんらかの関係があった場合，その事由に応じた民事上の責任，刑事上の責任，および保助看法等による免許に関する行政上の処分を受けることも知っておかなければならない．

　2006（平成18）年の医療制度改革では，医師，歯科医師，薬剤師とともに，看護職の資質の向上を目的とした行政処分のあり方と処分後の再教育についての審議がなされた．保助看法では，第14条の1～2項の一部が改正され，第15条の二に次に述べる新たな法律が盛り込まれた（図1.2-2）．

　改正前の行政処分は，厚生労働大臣の命令による**業務停止処分**および**免許取**

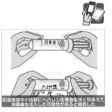

●医療過誤の事例と法的責任
〈アニメーション〉

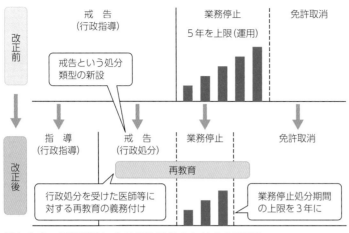

図1.2-2　保助看法による行政処分のあり方の見直し

国民に対し，安心・安全な医療，質の高い医療を確保する観点から，処分を受けた者の職業倫理を高め，医療技術を再確認し，能力と適性に応じた医療の提供を促すため，行政処分を受けた医師等に対し，再教育の受講を義務付ける．

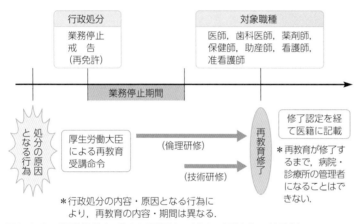

図1.2-3　行政処分を受けた医師等に対する再教育の義務付け

消処分の二分類であったが，改正によって，処分の類型に，業務停止を伴わない**戒告**が新たに加わった．また，業務停止期間に**3年以内**という上限が設けられた．これは，長期にわたる業務停止では，その後の職場復帰を考えたとき，業務停止前の医療（看護）技術の水準の維持が困難であり，業務停止期間に進歩した技術についても習得する必要があるためである．

　また，行政処分を受けた保健師および看護師等への再教育の目的は，看護師等が患者に対し医療サービスを安全に提供することが責務であると自覚し，職場に復帰した後，業務を適正に行えるようにすることである．そのため，行政処分を受けた保健師および看護師等には，再教育によって職業倫理および看護の知識や技術を再確認し，国民の医療への信頼を取り戻すことが求められる（図1.2-3）．2008（平成20）年4月には，保健師および看護師等への再教育

制度がスタートし，毎年，再教育プログラムが実施されている．

　2022（令和4）年1月，厚生労働省は，保健師，助産師および看護師13人に対する行政処分，他19人を行政指導（厳重注意）とする答申を行った．具体的には，免許取消が5件，業務停止6月が2件，業務停止4月が1件，業務停止3月が4件，業務停止1月が1件であった[3]．処分の対象は，窃盗，詐欺，医師法違反等である．医療事故等に関する処分は行われていない．

■ 引用・参考文献

1) 日本看護協会. ICN看護師の倫理綱領（2021年版）. 2022-01-31. https://www.nurse.or.jp/home/publication/pdf/rinri/icncodejapanese.pdf?ver=2022,（参照2023-10-20）.
2) 厚生労働省. 医療行為及び医療関係職種に関する法医学的研究：平成元年厚生科学研究. 1989.
3) 医道審議会（保健師助産師看護師分科会）. 2022年1月21日医道審議会保健師助産師看護師分科会看護倫理部会議事要旨. https://www.mhlw.go.jp/stf/newpage_23706.html,（参照2023-10-26）.
4) 国際看護師協会（ICN）"基本文書". 日本看護協会. https://www.nurse.or.jp/nursing/international/icn/document/index.html,（参照2023-10-26）.
5) 厚生労働省医政局長通知. 看護師等による静脈注射の実施について. 2002.
6) 石本傳江. 静脈注射実施における教育プログラムの開発：厚生科学研究費補助金行政制作研究分野厚生科学特別研究事業報告書. 2002.
7) 厚生労働省医政局長通知. 分娩における医師，助産師，看護師等の役割分担と連携等について. 2007.
8) 厚生労働省医政局長通知. 医師及び医療関係職と事務職員等との間等での役割分担の推進について. 2007.
9) 厚生労働省. 特定行為に係る看護師の研修制度. https://www.mhlw.go.jp/stf/seisakunitsuite/bunya/0000077077.html,（参照2023-10-26）.

📎 重要用語

医療安全	医療紛争	医療法
To Err is Human	アクシデント	保健師助産師看護師法
インフォームドコンセント	インシデント	業務独占
セカンドオピニオン	ヒヤリ・ハット	名称独占
疑義照会	過失	特定行為
チーム医療	注意義務	業務停止処分
チームSTEPPS	結果予見義務	免許取消処分
patient safety（患者安全）	結果回避義務	戒告
有害事象	テクニカルスキル	再教育
医療事故	ノンテクニカルスキル	
医療過誤	看護師の倫理綱領	

2 医療安全への取り組みと医療の質の評価

学習目標

◉ 国の医療安全対策の考え方を説明できる.

◉ 医療法における医療安全への取り組みの概略がわかる.

◉ 看護職能団体の医療安全への取り組みがわかる.

◉ 医療事故の報告制度と医療の質の評価の必要性について説明できる.

1 国の医療安全への取り組み

1 国の医療安全への取り組みの経緯

1 医療安全対策の始まり

　日本における医療安全対策への取り組みの契機となったのは，1999（平成11）年1月の横浜市立大学医学部附属病院における患者取り違え（誤認）事故である．同年2月，厚生省（当時）に設置された，有識者による「患者誤認事故予防のための院内管理体制の確立方策に関する検討会」で，類似の事故防止のための院内管理体制の確立方策が検討された．その内容を取りまとめた報告書を各都道府県に周知したことが，日本で最初の医療安全に対する取り組みである．

　その後，2001（平成13）年に厚生労働省医政局総務課内に**医療安全推進室**，医薬食品局内に**安全対策課安全使用推進室**が設置され，国として実質的な医療安全対策が開始された．同年，厚生労働省内に医療関係者・有識者で構成される医療安全対策検討会議が発足し，翌年には日本の医療安全対策の基本となる**医療安全推進総合対策**が策定されている．

　また，患者の安全を守るために全医療関係者，医療関係団体による共同行動を推進する**PSA**（patient safety action）が，2001年から始まった．毎年11月に医療安全推進週間を設け，厚生労働省および地方厚生局が中心となって患者安全を啓発している．

2 医療安全対策の考え方

　「医療安全推進総合対策」報告書では，厚生労働省として初めて医療事故等の概念が定義された．医療安全対策の考え方においても「医療政策の最重要課題の一つであり，すべての関係者が積極的に取り組むことが重要」とし，「個人の問題ではなくシステム全体の問題であり，体系的に実施すべき」と示している．

　報告書では，国が取り組むべき医療安全の課題として，**表2.1-1**の項目を提起している．さらに，患者・国民の医療への主体的な参加の要請を行っている（**図2.1-1**）．

　この報告書を踏まえ，2002（平成14）年に**医療法施行規則**において，医療機関内での医療安全管理体制の整備が義務化された（**図2.1-2**）．同年の診療報酬の改定では，医療安全管理体制の整備を行っていない医療機関は，入院基本料から減算する対象とした．これは，全国の医療機関における安全管理体制を一定の水準まで引き上げ，維持するための政策の第一段階である．

→事故についての詳細は，1章1節2項p.15，3章1節1項p.83参照.

plus α
PSA

患者の安全を守るための医療関係者の共同行動．2001年に厚生労働省によって，①患者の安全を守ることを旨とし，幅広い関係者の参画の下，体系的かつ広範な取り組みを推進すること，②厚生労働省は，必要な予算の獲得など所要の施策を進め，各医療関係者の自主的な取り組みを幅広く支援すること，③2001年を「患者安全推進年」と位置付け，各関係者との共同行動として，総合的な医療安全対策を推進することが提唱された.

plus α
施行規則

国会で制定された法律を円滑に機能させるため，また，法律で規定しきれなかった細かな事柄を明らかにするために，内閣（政府）が出す命令を政令といい，この政令のことを施行令という．同様に，各省庁の大臣が出す命令（省令）を施行規則という.

表2.1-1　国として取り組むべき課題

①医療機関内の安全管理体制の整備
②医薬品・医療機器等に係る安全性の向上
③医療安全に関する教育研修
④医療安全を推進するための環境整備
　•苦情や相談等に対応するための体制の整備
　•医療安全に有用な情報の提供等
　•科学的根拠に基づく医療安全対策の推進

○医療安全対策は，国・医療機関・製造業者等が協力して取り組むことが必要
○医療安全対策を医療従事者個人の問題ではなく，医療システム全体の問題としてとらえ，体系的に実施することが必要

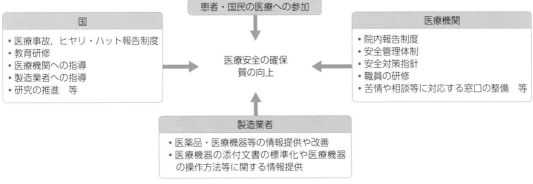

図2.1-1　医療安全推進総合対策（報告書）概要

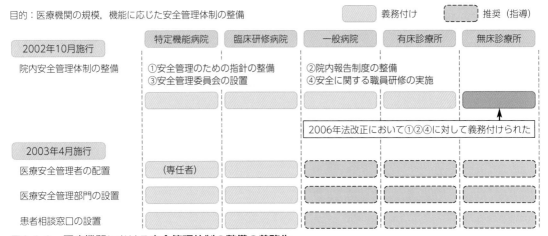

図2.1-2　医療機関における安全管理体制の整備の義務化

　しかし，その後も重大な医療事故が発生したため，2003（平成15）年に**厚生労働大臣医療事故対策緊急アピール**が発せられた．このアピールでは，医療安全の推進に関して全国の医療関係者への協力を要請するとともに，国の担当部局に対し，「人」「施設」「もの」の三つの柱を立て，取り組みの強化を図るように指示している．具体的な取り組みを図2.1-3に示す．

　医療安全対策検討会議では，2005（平成17）年に「今後の医療安全対策について（報告書）」をまとめた．それまでの医療安全対策の考え方に加え，医療の質の向上という視点を重視し，図2.1-4のA～Cを重点項目に掲げ，当面取り組むべき課題を提起している．

　この報告書は，現在進められているさまざまな施策の基本となっており，ここで検討された課題が2006（平成18）年の医療制度改革において論議され，**良質な医療を提供するための医療法等の一部を改正する法律**に「医療機関の医療の安全の確保」が一つの章として盛り込まれた．

厚生労働大臣医療事故対策緊急アピール（2003年12月）

医療安全の推進に関して，「人」「施設」「もの」の三つの柱を立て，新たな取り組み，対策の強化を進める．

刑事事件とならなかった医療過誤等にかかる医師法等上の処分および処分された医師・歯科医師の再教育
→「行政処分を受けた医師に対する再教育に関する検討会」報告書（2005年4月）
→行政処分の在り方等に関する検討会報告（2005年12月）

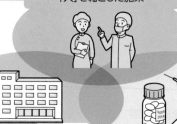

「人」を軸とした施策

「施設」を軸とした施策

①事故報告の収集・分析・提供システムの構築等→診療行為に
　関連した死亡の調査分析モデル事業（2005年～）
②ハイリスク施設・部署の安全ガイドライン導入→集中治療室
　（ICU）の安全ガイドライン作成（2005年～）
③手術室における透明性の向上
④小児救急システムの充実
⑤周産期医療施設のオープン病院化推進→周産期医療施設
　のオープン病院化モデル事業（2005年～）
⑥病院設計における安全思想の導入

「もの（医薬品・医療機器・情報等）」を軸とした施策

①治療法選択に係るEBMの確立およびガイドラインの作成支援
②薬剤等の使用に際する安全管理の徹底
③ITの導入・活用
④輸血の管理強化
⑤新しい技術を用いた医療安全の推進

EBM：evidence based medicine. 根拠に基づく医療

図2.1-3　厚生労働大臣医療事故対策緊急アピール

【基本的考え方】　○医療の安全と質の向上という視点を重視して，医療安全対策検討会議報告書（2005年6月），
　　　　　　　　　社会保障審議会医療部会報告書（2005年12月）等を踏まえ各施策を実施

主な提言

A．医療の質と安全性の向上

○無床診療所，歯科診療所，助産所，および薬局に対し，一定の安全管理体制の構築を制度化
　①安全管理指針マニュアル整備　②医療安全に関する研修実施　③事故等の院内報告
○医療機関における院内感染対策の充実
　①院内感染防止の指針・マニュアル整備　②院内感染に関する研修実施　③感染症の発生動向の院内報告
　④院内感染のための委員会設置（病院または有床診療所のみ）
○医薬品・医療機器の安全確保
　①安全使用に係る責任者の明確化　②安全使用に係る業務手順の整備　③医療機器に対する定期的な保守点検
○医療従事者の資質向上
○行政処分を受けた医療従事者に対する再教育の義務付け

B．医療事故等事例の原因究明・分析に基づく再発防止対策の徹底

○事故事例の原因究明・分析に基づく再発防止対策の徹底
○医療関連死の届出制度・原因究明制度，および医療分野における裁判外紛争処理制度の検討

C．患者，国民との情報共有と患者，国民の主体的参加の促進

○患者，国民との情報共有と患者，国民の主体的参加の促進　○医療安全支援センターの制度化

D．医療安全に関する国と地方の役割

○国，都道府県，医療従事者の責務および患者，国民の役割等の明確化　○必要な研究の推進

図2.1-4　2005（平成17）年に取りまとめられた「今後の医療安全対策」骨子

表2.1-2　医療安全に関する国の取り組み

2001年	・患者の安全を守るための医療関係者の共同行動（patient safety action：PSA）の推進 各医療関係者において進められてきた取り組みを基礎に、新たな展開として、2001年を「患者安全推進年」と位置付け、各関係者との共同行動として、総合的な医療安全対策を推進. ・医療安全対策検討会議の発足 医療安全対策の企画，立案および関連事項に関する審議を行い，医療安全の推進を図ることを目的として設置.
2002年4月	・医療安全推進総合対策の策定 報告書として取りまとめた「医療安全推進総合対策〜医療事故を未然に防止するために〜」を策定.
2003年4月 12月	・医療安全支援センターの設置開始 ・厚生労働大臣医療事故対策緊急アピール（図2.1-3）.
2004年4月 10月	・ヒヤリ・ハット事例収集の全国展開 ・医療事故事例等の収集を開始
2005年6月	・「今後の医療安全対策について」（ワーキンググループ報告書）（図2.1-4）.
2006年6月	・「良質な医療を提供する体制の確立を図るための医療法等の一部を改正する法律案」が成立 医療法において医療安全の確保に係る医療機関の管理者の義務を規定することにより，医療安全の確保という施策の方向性を明示（医療安全管理体制）．都道府県等が設置する医療安全支援センターについて医療法に位置付け.
2007年4月	・医療機関における安全管理体制の確保（医療法施行規則改正） ・診療行為に関連した死亡に係る死因究明等の在り方に関する検討会の設置 診療行為に関連した死亡に係る死因究明のしくみやその届出の在り方等について整理.
2010年3月	・医療裁判外紛争解決（ADR）機関連絡調整会議の設置 裁判外紛争解決（ADR）機関の活用推進を目指し，裁判外紛争解決について情報共有・意見交換を実施.
2012年2月	・医療事故に係る調査の仕組み等のあり方に関する検討部会の設置 医療事故の原因究明および再発防止のしくみ等のあり方について幅広く検討.
2014年6月	・医療法の一部を改正する法律公布 医療事故調査制度の施行〈2015年10月1日より〉.
2015年10月	・医療事故調査制度施行

厚生労働省. 主な医療安全関連の経緯. https://www.mhlw.go.jp/topics/bukyoku/isei/i-anzen/keii/,（参照2023-10-26）. をもとに作成.

これまでの医療安全に関する国の取り組みを**表2.1-2**にまとめる.

2 医療法における医療安全対策

1 医療安全対策の法的義務付け

　2002（平成14）年の医療法施行規則において，病院および患者を入院させるための施設を有する診療所（有床診療所）は，医療安全管理体制の整備を行うことが法的に義務付けられた．具体的な内容は次のとおりである.

- 医療に係る安全管理のための指針を整備する.
- 医療に係る安全管理のための委員会を設け，開催する.
- 医療に係る安全管理のための職員研修を実施する.
- 当該病院における事故報告等の医療に係る安全の確保を目的とした改善のための方策を講ずる.

さらに，**特定機能病院***や**臨床研修病院***においては，施設内に安全管理を

用語解説*
特定機能病院

高度な医療を提供する能力を有すること等の要件を満たし，厚生労働大臣の承認を得た病院．医療法第4条の2による.

用語解説*
臨床研修病院

診療に従事しようとする医師が2年以上臨床研修を行う病院，医学を履修する課程を置く大学附属病院または厚生労働大臣の指定する病院.

行う医療安全管理者の配置を行うこととし，特に特定機能病院には，専任の医療安全管理者の配置が義務付けられた．このように，すべての病院と有床診療所における医療安全管理体制が整備され，全国の病院，有床診療所における医療安全管理体制のレベルの統一化が図られた．その後，法的な義務付けがなされた医療機関以外でも，医療安全についてのさまざまな取り組みが始まっている．各医療関係団体も積極的な支援を行うようになり，医療現場での安全管理体制が整いつつある．

2 医療法の改正

|1| 医療安全管理体制の整備

　2006（平成18）年の第5次医療法改正では，2002年以降から続く国，都道府県および各医療機関の医療安全への取り組みをさらに推進するため，新たに**第1章 総則**の**第1条**に法の目的として「医療の安全を確保するために必要な事項」を掲げ，医療を受ける者（患者・家族，国民）の利益の保護および良質で適切な医療を提供する体制の確保を明記した（**表2.1-3**）．**第3章 医療の安全の確保**では，**医療安全管理体制の整備**について定めた．2006年の改正では，医療安全管理体制の整備についての義務付けをこれまでの病院・有床診療所に加え，無床診療所，助産所まで拡大し，すべての医療機関で患者・国民が安心して医療を受けることができる体制の確保を図っている．

　具体的な体制整備として，医療安全管理のための指針の整備等に加え，新たに**院内感染対策，医薬品・医療機器についての安全管理責任者の配置**等，きめ細かな方策が盛り込まれた．医療機関における安全の確保に当たっては，単に

表2.1-3　第5次医療法改正時の医療法施行規則第1章の2「医療の安全の確保」

第1章の2　医療の安全の確保
第1条の11　病院等の管理者は，法第六条の十の規定に基づき，次に掲げる**安全管理のための体制**を確保しなければならない
（ただし，第二号については，病院，患者を入院させるための施設を有する診療所及び入所施設を有する助産所に限る）
　一　医療に係る安全管理のための指針を整備すること．
　二　医療に係る安全管理のための委員会を開催すること．
　三　医療に係る安全管理のための職員研修を実施すること．
　四　医療機関内における事故報告等の医療に係る安全の確保を目的とした改善のための方策を講ずること．
2　病院等の管理者は，前項各号に掲げる体制の確保に当たって，次に掲げる措置を講じなければならない．
　一　**院内感染対策**のための体制の確保に係る措置として次に掲げるもの（ただし，ロについては，病院，患者を入院させるための施設を有する診療所及び入所施設を有する助産所に限る）
　　イ　院内感染対策のための指針の策定
　　ロ　院内感染対策のための委員会の開催
　　ハ　従業者に対する院内感染対策のための研修の実施
　　ニ　当該病院等における感染症の発生状況の報告その他の院内感染対策の推進を目的とした改善のための方策の実施
　二　**医薬品に係る安全管理**のための体制の確保に係る措置として次に掲げるもの
　　イ　医薬品の使用に係る安全な管理（以下この条において「安全使用」という）のための責任者の配置
　　ロ　従業者に対する医薬品の安全使用のための研修の実施
　　ハ　医薬品の安全使用のための業務に関する手順書の作成及び，当該手順書に基づく業務の実施
　　ニ　医薬品の安全使用のために必要となる情報の収集その他の医薬品の安全使用を目的とした改善のための方策の実施
　三　**医療機器に係る安全管理**のための体制の確保に係る措置として次に掲げるもの
　　イ　医療機器の安全使用のための責任者の配置
　　ロ　従業者に対する医療機器の安全使用のための研修の実施
　　ハ　医療機器の保守点検に関する計画の策定及び保守点検の適切な実施
　　ニ　医療機器の安全使用のために必要となる情報の収集その他の医療機器の安全使用を目的とした改善のための方策の実施

指針の整備や委員会の設置にとどまらず，すべての職種が病院全体で医療安全に取り組み，「人」「施設（システム）」「もの」の視点から，患者・国民に良質な医療の提供を行う体制が整備されることとなった．

|2| 医療安全支援センターの設置促進

また，2003（平成15）年度から医療安全対策の一つの施策として，都道府県および二次医療圏への設置を推進していた**医療安全支援センター**についても，都道府県等への設置をさらに促進することを医療法で明記した．これは，患者・家族等からの医療機関への苦情・相談への迅速な対応を行うためである．2006年の医療法改正では，医療の安全の確保について，医療安全支援センターの設置が，都道府県での医療機能情報の提供に関する規定や医療計画の事項にも新たに盛り込まれている．これにより，医療機関における医療安全への取り組みが地域住民に見えるようになった．

|3| 医療事故調査制度の法制化

さらに，2014（平成26）年の第6次医療法改正（表2.1-4，表2.1-5）では，**医療事故調査制度**が法制化された．この制度では，医療事故の原因究明・分析に基づく再発防止のために，すべての医療機関において，医療に起因し，または起因すると疑われる死亡・死産の事故調査の実施を義務付けている．また，事故の発生時には遅滞なく**医療事故調査・支援センター**に報告することを求めるとともに，遺族への説明を義務付けている．

第6次医療法改正によって，これまで以上に医療機関，さらには個々の医療者の安全確保のための姿勢と，医療事故によって家族を失った遺族とともに再発防止に取り組む覚悟を示すことが求められるようになった．

▶ **医療安全支援センター**

医療法第6条の11の規定に基づき，都道府県，保健所を設置する市および特別区により，全国に300カ所以上設置されている．医療に関する苦情・心配や相談に対応するとともに，医療機関，患者・住民に対して，医療安全に関する助言および情報提供等を行う．

主な業務は，①患者・住民からの苦情や相談への対応（相談窓口の設置），②地域の実情に応じた医療安全推進協議会の開催，③患者・住民からの相談等に適切に対応するために行う，関係する機関，団体等との連絡調整，④医療安全の確保に関する必要な情報の収集および提供，⑤研修会の受講等によるセンターの職員の資質の向上，⑥医療安全の確保に関する必要な相談事例の収集，分析および情報提供，⑦医療安全施策の普及・啓発である．

▶ **医療安全支援センターの基本方針**

中立的な立場で，ほかの関係団体等の相談窓口と連携しながら患者・家族等と医療関係者・医療機関の信頼関係の構築を支援することである．

表2.1-4 地域における医療及び介護の総合的な確保を推進するための関係法律の整備等に関する法律（第6次医療法改正）

医療法（第2条関係）
第1章　総則
　第1条　この法律は，医療を受ける者による医療に関する適切な選択を支援するために必要な事項，**医療の安全を確保するために必要な事項**，病院，診療所及び助産所の開設及び管理に関し必要な事項並びにこれらの施設の整備並びに医療提供施設相互間の機能の分担及び業務の連携を推進するために必要な事項を定めること等により，医療を受ける者の利益の保護及び良質かつ適切な医療を効率的に提供する体制の確保を図り，もつて国民の健康の保持に寄与することを目的とする．
第2章　医療に関する選択の支援等
第3章　医療の安全の確保
　第一節　医療の安全の確保のための措置
　第二節　医療事故調査・支援センター
第4章　病院，診療所及び助産所
第5章　医療提供体制の確保
第6章　医療法人
第7章　雑則
第8章　罰則
附則

表2.1-5 医療法第3章「医療の安全の確保」の改正（2015年10月1日より施行）

第6条の10	1	病院，診療所又は助産所（以下この章において「病院等」という）の管理者は，医療事故（当該病院等に勤務する医療従事者が提供した医療に起因し，又は起因すると疑われる死亡又は死産であつて，当該管理者が当該死亡又は死産を予期しなかつたものとして厚生労働省令で定めるものをいう．以下この章において同じ）が発生した場合には，厚生労働省令で定めるところにより，遅滞なく，当該医療事故の日時，場所及び状況その他厚生労働省令で定める事項を第6条の15第1項の医療事故調査・支援センターに報告しなければならない．
	2	病院等の管理者は，前項の規定による報告をするに当たつては，あらかじめ，医療事故に係る死亡した者の遺族又は医療事故に係る死産した胎児の父母その他厚生労働省令で定める者（以下この章において単に「遺族」という）に対し，厚生労働省令で定める事項を説明しなければならない．ただし，遺族がないとき，又は遺族の所在が不明であるときは，この限りでない．
第6条の11	1	病院等の管理者は，医療事故が発生した場合には，厚生労働省令で定めるところにより，速やかにその原因を明らかにするために必要な調査（以下この章において「医療事故調査」という）を行わなければならない．
	2	病院等の管理者は，医学医術に関する学術団体その他の厚生労働大臣が定める団体（法人でない団体にあつては，代表者又は管理人の定めのあるものに限る．次項及び第6条の22において「医療事故調査等支援団体」という）に対し，医療事故調査を行うために必要な支援を求めるものとする．
	3	医療事故調査等支援団体は，前項の規定により支援を求められたときは，医療事故調査に必要な支援を行うものとする．
	4	病院等の管理者は，医療事故調査を終了したときは，厚生労働省令で定めるところにより，遅滞なく，その結果を第6条の15第1項の医療事故調査・支援センターに報告しなければならない．
	5	病院等の管理者は，前項の規定による報告をするに当たつては，あらかじめ，遺族に対し，厚生労働省令で定める事項を説明しなければならない．ただし，遺族がないとき，又は遺族の所在が不明であるときは，この限りでない．
第2節		医療事故調査・支援センター
第6条の15	1	厚生労働大臣は，医療事故調査を行うこと及び医療事故が発生した病院等の管理者が行う医療事故調査への支援を行うことにより医療の安全の確保に資することを目的とする一般社団法人又は一般財団法人であつて，次条に規定する業務を適切かつ確実に行うことができると認められるものを，その申請により，医療事故調査・支援センターとして指定することができる．
	2	厚生労働大臣は，前項の規定による指定をしたときは，当該医療事故調査・支援センターの名称，住所及び事務所の所在地を公示しなければならない．
	3	医療事故調査・支援センターは，その名称，住所又は事務所の所在地を変更しようとするときは，あらかじめ，その旨を厚生労働大臣に届け出なければならない．
	4	厚生労働大臣は，前項の規定による届出があつたときは，当該届出に係る事項を公示しなければならない．
第6条の16		医療事故調査・支援センターは，次に掲げる業務を行うものとする． 一．第6条の11第4項の規定による報告により収集した情報の整理及び分析を行うこと． 二．第6条の11第4項の規定による報告をした病院等の管理者に対し，前号の情報の整理及び分析の結果の報告を行うこと． 三．次条第一項の調査を行うとともに，その結果を同項の管理者及び遺族に報告すること．

44

		四．医療事故調査に従事する者に対し医療事故調査に係る知識及び技能に関する研修を行うこと．
		五．医療事故調査の実施に関する相談に応じ，必要な情報の提供及び支援を行うこと．
		六．医療事故の再発の防止に関する普及啓発を行うこと．
		七．前各号に掲げるもののほか，医療の安全の確保を図るために必要な業務を行うこと．
第6条の17	1	医療事故調査・支援センターは，医療事故が発生した病院等の管理者又は遺族から，当該医療事故について調査の依頼があつたときは，必要な調査を行うことができる．
	2	医療事故調査・支援センターは，前項の調査について必要があると認めるときは，同項の管理者に対し，文書若しくは口頭による説明を求め，又は資料の提出その他必要な協力を求めることができる．
	3	第1項の管理者は，医療事故調査・支援センターから前項の規定による求めがあつたときは，これを拒んではならない．
	4	医療事故調査・支援センターは，第1項の管理者が第2項の規定による求めを拒んだときは，その旨を公表することができる．
	5	医療事故調査・支援センターは，第1項の調査を終了したときは，その調査の結果を同項の管理者及び遺族に報告しなければならない．
第6条の18	1	医療事故調査・支援センターは，第6条の16各号に掲げる業務（以下「調査等業務」という）を行うときは，その開始前に，調査等業務の実施方法に関する事項その他の厚生労働省令で定める事項について調査等業務に関する規程（次項及び第6条の26第1項第3号において「業務規程」という）を定め，厚生労働大臣の認可を受けなければならない．これを変更しようとするときも，同様とする．
	2	厚生労働大臣は，前項の認可をした業務規程が調査等業務の適正かつ確実な実施上不適当となつたと認めるときは，当該業務規程を変更すべきことを命ずることができる．
第6条の19	1	医療事故調査・支援センターは，毎事業年度，厚生労働省令で定めるところにより，調査等業務に関し事業計画書及び収支予算書を作成し，厚生労働大臣の認可を受けなければならない．これを変更しようとするときも，同様とする．
	2	医療事故調査・支援センターは，厚生労働省令で定めるところにより，毎事業年度終了後，調査等業務に関し事業報告書及び収支決算書を作成し，厚生労働大臣に提出しなければならない．
第6条の20		医療事故調査・支援センターは，厚生労働大臣の許可を受けなければ，調査等業務の全部又は一部を休止し，又は廃止してはならない．
第6条の21		医療事故調査・支援センターの役員若しくは職員又はこれらの者であつた者は，正当な理由がなく，調査等業務に関して知り得た秘密を漏らしてはならない．
第6条の22	1	医療事故調査・支援センターは，調査等業務の一部を医療事故調査等支援団体に委託することができる．
	2	前項の規定による委託を受けた医療事故調査等支援団体の役員若しくは職員又はこれらの者であつた者は，正当な理由がなく，当該委託に係る業務に関して知り得た秘密を漏らしてはならない．
第6条の23		医療事故調査・支援センターは，厚生労働省令で定めるところにより，帳簿を備え，調査等業務に関し厚生労働省令で定める事項を記載し，これを保存しなければならない．
第6条の24	1	厚生労働大臣は，調査等業務の適正な運営を確保するために必要があると認めるときは，医療事故調査・支援センターに対し，調査等業務若しくは資産の状況に関し必要な報告を命じ，又は当該職員に，医療事故調査・支援センターの事務所に立ち入り，調査等業務の状況若しくは帳簿書類その他の物件を検査させることができる．
	2	前項の規定により立入検査をする職員は，その身分を示す証明書を携帯し，かつ，関係人にこれを提示しなければならない．
	3	第1項の規定による権限は，犯罪捜査のために認められたものと解釈してはならない．
第6条の25		厚生労働大臣は，この節の規定を施行するために必要な限度において，医療事故調査・支援センターに対し，調査等業務に関し監督上必要な命令をすることができる．
第6条の26	1	厚生労働大臣は，医療事故調査・支援センターが次の各号のいずれかに該当するときは，第6条の15第1項の規定による指定（以下この条において「指定」という）を取り消すことができる． 一．調査等業務を適正かつ確実に実施することができないと認められるとき． 二．指定に関し不正の行為があつたとき． 三．この節の規定若しくは当該規定に基づく命令若しくは処分に違反したとき，又は第6条の18第1項の認可を受けた業務規程によらないで調査等業務を行つたとき．
	2	厚生労働大臣は，前項の規定により指定を取り消したときは，その旨を公示しなければならない．
第6条の27		この節に規定するもののほか，医療事故調査・支援センターに関し必要な事項は，厚生労働省令で定める．

3 診療報酬における医療安全対策の評価

2006（平成18）年度の診療報酬改定では，医療安全対策の施設基準を満たした施設への入院基本料における50点（入院初日）の加算が認められた．その中では「適切な研修を修了した専従の看護師，薬剤師等が医療安全管理者として配置されていること」が基準として求められている（表2.1-6）．院内の安全管理の中心的な役割を担う者として，看護師への期待が大きいことがわかる．

2008（平成20）年度の改定では医療機器安全管理料が新設され，2010（平成22）年度には感染防止対策の評価とともに，訪問看護においても安全管理体制の整備が要件として求められるようになった．その後，2012（平成24）年度に病棟薬剤業務実施加算や感染防止対策地域連携加算が新設されたほか，患者等からの相談体制を整備している医療機関への評価として，患者サポート体制充実加算が加わった．2018（平成30）年度に医療安全対策加算に医療安全対策地域連携加算が新設された．さらに，2022（令和4）年度には，2019年以降の新型コロナウイルス感染症への対策の経緯を踏まえ，新興感染症等に対応できる地域の医療提供体制の構築を目的に，感染防止対策加算の名称を感染対策向上加算に改めるとともに要件を見直し，連携強化の評価が新設された．併せて，今回の改定では診療所の感染対策の評価が新設された（表2.1-7）．

このように，1999年の日本の「医療安全元年」から20年余りが経過した現在，医療の高度化に伴うさまざまなリスクへの対応とともに，患者中心の医療という観点から安全対策に取り組む体制が評価され，病院の報酬の対象となっている．

看護職は，患者の最も身近にいる医療者として，また，医療安全管理者として，施設全体の安全管理の中心的な役割を担うとともに，地域との連携においても重要な役割を果たしている．

表2.1-6　**医療安全対策の推進（2006年度診療報酬改定より）**

1. 医療安全対策加算（入院初日）：50点
2. 医療安全対策加算に関する施設基準
   ①医療安全管理体制に関する基準
   　ア 医療安全対策に係る適切な研修を修了した専従の看護師，薬剤師などが医療安全管理者として配置されていること
   　イ 医療に係る安全管理を行う部門の設置
   　ウ 医療安全管理部門の指針や業務内容の整備
   　エ 安全管理のための委員会の整備
   　オ 専任の院内感染管理者を配置
   　カ 医療安全管理者による相談および支援が受けられる旨の掲示など
   ②医療安全管理者の行う業務に関する事項
   ③医療安全管理部門が行う業務に関する基準

表2.1-7　医療安全に関する診療報酬加算（2022年度）

医療安全対策加算1	85点（入院初日）	病棟薬剤業務実施加算1	120点（週1回）
医療安全対策加算2	30点（入院初日）	病棟薬剤業務実施加算2	100点（1日につき）
医療安全対策地域連携加算1	50点	医療機器安全管理料1	100点（1月につき）
医療安全対策地域連携加算2	20点	医療機器安全管理料2	1,100点（一連につき）
感染対策向上加算1	710点（入院初日）	患者サポート体制充実加算	70点（入院初日）
感染対策向上加算2	175点（入院初日）	訪問看護管理療養費	
感染対策向上加算3	75点（入院初日、90日ごと）	1　月の初日の訪問の場合	
		イ　機能強化型訪問看護管理療養費1	12,830円
指導強化加算及び連携強化加算（新設）		ロ　機能強化型訪問看護管理療養費2	9,800円
・指導強化加算	30点（感染対策向上加算1を算定している場合）	ハ　機能強化型訪問看護管理療養費3	8,470円
		ニ　イからハまで以外の場合	7,440円
・連携強化加算	30点（感染対策向上加算2を算定している場合）	2　月の2日目以降の訪問の場合	3,000円（1日につき）
サーベイランス強化加算（新設）	5点		

厚生労働省. 令和4年度診療報酬改定について. https://www.mhlw.go.jp/stf/seisakunitsuite/bunya/0000188411_00037.html,（参照 2023-10-26）.

4　医療安全に関する国内外の研究

　安全意識の高まりとともに，医療安全についての研究が盛んに行われるようになっている．その中でも，医療安全への取り組みに先駆的な役割を果たした有害事象についての研究と，安全を組織文化からとらえた研究を紹介する．現在，これらの研究をもとに，国内外で数多くの医療安全の研究が行われ，医療の質の向上に貢献している．

1　有害事象（エラー）についての研究

|1|　アメリカにおける研究

　日本で一連の重大な医療事故が発生していた1999年に，アメリカでは，"To Err is Human"（人は誰でも間違える）が発表された．防ぎ得た医療上のエラー*によって，アメリカ全土で年間およそ4万4千～9万8千人の患者が亡くなっていると推測されるという研究結果は，全世界の医療関係者に大きな衝撃を与えた．この数値は，交通事故や乳癌，エイズでの死亡者数よりも多い．患者を治療し回復を促すことが目的の医療機関において，防ぎ得たエラーによる有害事象での死亡者がこれほど発生しているという事実は，医療は必ずしも安全ではなく，リスクが伴うことを人々に認識させた．

　"To Err is Human"の総論では「人間は誰でも間違える．**しかし間違いを防ぐことはできるのである．**安全は，ケアの質を高める第一歩である」と述べられている．この報告書では，調査研究で得られたエラーの推計をもとに，ヒューマンエラーが起きる要因をはじめ，医療従事者の業務改善や，医療システムについての提言を行っている．医療は人の行為であり，**間違えることを前提とした事故の防止対策の構築が必要である**と強調している．

　アメリカではその後も，医療施設認定合同機構（The Joint Commission：JC）等の評価機構により，医療の質の向上のための研究と調査が行われている．

用語解説*
エラー

エラー（過誤）とは，計画した行動を意図したとおりに遂行する上での失敗（実行のエラー），もしくは目的達成のために誤った計画を採用したことによる失敗（計画のエラー）をいう．

plus α
医療上の有害事象

患者が本来もっていた疾病や基礎的条件によるものではなく，医療的処置によって生じた障害であり，大半はエラーに起因したもの[1]．

plus α
医療施設認定合同機構（JC）

アメリカの非営利団体で，医療の質と患者の安全性を審査する認証機関．JCから発展した機関として，国際医療施設認定合同機構（Joint Commission International：JCI）があり，医療の質の向上と患者の安全が世界基準で組織的かつ継続的に取り組まれているかを厳格に審査している．

|2| 日本における研究

　日本においても，1999年の重大な医療事故の発生を契機に，国および医療関係者や患者・国民が医療における安全確保の重要性を認識し，検討が始まった．

　医療行為は患者を治療し回復を促す積極的な行為だが，その過程で生じる事故については，医療者の安全に対する認識やシステム等を含むさまざまな要因が関与している．そのため，多角的な視点からの検討が重要であるという考え方が，多くの研究および医療機関内の安全管理体制の整備の過程で定着しつつある．

表2.1-8　**厚生労働科学研究における有害事象の発生率（2006年）**

調査期間：平成15～17年
調査対象：特定機能病院3病院，その他15病院
調査診療録数：4,389冊（入院）
有害事象の比率：6.8%（297件）
注：わが国における調査結果を国際比較するにあたり，カナダにおける判定基準を用い，再計算した値．
（うち，予防可能性が低い，または困難な事例が76.8%）
（主任研究者：堺秀人　神奈川県病院事業庁長）

　2006年に発表された「医療事故の全国的発生頻度に関する研究報告書」では，日本の病院における有害事象の発生率について，有害事象を「過誤や過失の有無にかかわらず，医療との因果関係が認められた意図せぬ障害や合併症」と定義した上で，入院中の患者の約6.8%になんらかの有害事象が発生しているとしている（表2.1-8）[2]．このような研究で示された貴重なデータは，各医療機関の医療の質の向上の取り組みに生かされている．

2 安全文化についての研究

|1| AHRQによる安全文化に関する調査

　安全文化についての研究は，1986年，ソビエト連邦（現ウクライナ）のチェルノブイリ原子力発電所の事故の背景に，組織の安全についての価値観や信念が大きく影響していることが指摘された後，産業界で盛んに行われるようになった．医療界においても，近年，積極的に研究が進められている．

　アメリカでは2007年から，AHRQ（Agency for Healthcare Research and Quality：アメリカ医療研究・品質庁）が開発した調査票による安全文化に関する大規模調査（Hospital Survey on Patient Safety Culture）が実施されている．これは，病院や診療所の全職員を対象として，自分の所属する施設あるいは部署の安全文化を，患者に対するケアの質と安全性の視点で評価したものである．AHRQでは医療機関が自主的に調査に参加するシステムが構築されており，病院については，2014年までに6回の調査報告書が提出されている．また，日本においてもAHRQと同様の項目を用いた調査票による調査が行われている（表2.1-9）[3, 4]．

|2| AHRQの調査による評価

　AHRQが実施した2014年の調査で肯定的に評価された項目は，部署内のチームワーク，患者安全の促進に関わる上司の考えと行動，組織的－継続的な改善であった．一方，否定的に評価された項目は，エラーに対する処罰のない対応，院内の情報伝達，人員配置であった[5]．

　また，2011年に行われた日本の急性期病院での調査で肯定的に評価された

表2.1-9　安全調査の大項目（12項目）

1. Communication openness（自由なコミュニケーション）
2. Feedback and communication about error（エラーに関するフィードバックとコミュニケーション）
3. Frequency of events reported（出来事報告の頻度）
4. Handoffs and transitions（院内の情報伝達）
5. Management support for patient safety（患者安全に対する病院の支援体制）
6. Nonpunitive response to error（エラーに対する処罰のない対応）
7. Organizational learning—continuous improvement（組織的－継続的な改善）
8. Overall perceptions of patient safety（患者安全に対する全体的な認識）
9. Staffing（人員配置）
10. Supervisor/manager expectations and actions promoting safety（患者安全の促進にかかわる上司の考えと行動）
11. Teamwork across units（部署間のチームワーク）
12. Teamwork within units（部署内のチームワーク）

項目は，部署内のチームワーク，出来事報告の頻度，患者安全の促進に関わる上司の考えと行動であった．否定的に評価された項目は，院内の情報伝達，人員配置，エラーに対する処罰のない対応であった[3]．

　病院における安全文化を職員が評価することで，各施設の安全に対する価値観や信念，さらには職場環境について，多角的に把握できるようになる．また，地域および全国的な安全文化の傾向が明らかになることによって，患者や職員の安全を確保するための方策を立てることができる．今後もこのような調査を継続して行うことが，医療における安全文化の醸成につながると考えられる．

■ 引用・参考文献

1) L. コーンほか編. 人は誰でも間違える：より安全な医療システムを目指して. 米国医療の質委員会／医学研究所訳. 日本評論社, 2000, 273p.
2) 堺秀人. 医療事故の全国的発生頻度に関する研究報告書. 平成17年度総括研究報告書. 2006, p.1-14.
3) 瀬戸加奈子ほか. 日本の急性期病院での医療安全文化の検討. 日本医療マネジメント学会雑誌, 2011, 11（4）, p.223-230.
4) 城川美佳ほか. 米国AHRQによる医療安全文化評価指標の開発状況と日本への適用可能性について. 日本医療マネジメント学会雑誌, 2010, 11（1）, p.2-14.
5) Agency for Healthcare Research and Quality. https://www.ahrq.gov/sops/index.html, （参照2023-10-26）.
6) 厚生省健康政策局総務課. 医療施設における医療事故防止の推進について. 1999-05-28.
7) 医療安全対策検討会議. 医療安全推進総合対策：医療事故を未然に防止するために. 2002-04-17.
8) 医政局総務課医療安全推進室　厚生労働大臣医療事故対策緊急アピール. 2003-12-24.
9) 医療安全対策検討会議. 今後の医療安全対策について（報告書）. 2005-06-08.
10) 医療法制研究会編. 医療六法. 平成19年版. 中央法規, 2007, p.5-10.
11) 厚生労働省医政局長. 医療法施行規則の一部を改正する省令の一部施行について（特定機能病院における安全管理のための体制の確保）. 2002-10-07.
12) 医療法. https://elaws.e-gov.go.jp/document?lawid=323AC0000000205, （参照2023-10-26）.

2 看護職能団体の取り組み

1 日本看護協会

1 日本看護協会の活動

公益社団法人日本看護協会は，看護の資格をもつ人が加入できる，日本で最も大きい看護職能団体である．活動は，「都道府県看護協会との連携のもと，保健師，助産師，看護師及び准看護師が教育と研鑽（けんさん）に根ざした専門性に基づき看護の質の向上を図るとともに，安心して働き続けられる環境づくりを推進し，あわせて人々のニーズに応える看護領域の開発・展開を図ることにより，人々の健康な生活の実現に寄与することを目的とする」（定款第2章第3条）として行われている．

看護専門職の職能団体として国民に対してより質の高い看護サービスを提供するために，看護実践の質の改善，看護職の資質の向上と社会的地位の向上，および国民の健康と福祉の向上を目指して活動している．

2 日本看護協会の医療安全への取り組みの経緯

1999（平成11）年，医療機関における医療事故の報道が相次いだことを受け，日本看護協会は特別委員会として，**リスクマネジメント検討委員会**を発足させた．①実態調査，②リスクマネジメントガイドラインの作成と配布，③リスクマネジャー養成研修の立案を行った．他の団体に先駆けた医療安全への取り組みとして，2001（平成13）年には看護協会内に医療安全に特化した**医療・看護安全対策室**を設置し，医療安全情報の発行と医療事故に関与した会員支援などを開始した（2005年組織再編）．

また，2000（平成12）年にスタートしたリスクマネジャー養成研修（医療安全管理者養成研修）では，医療安全活動の実態や他団体，国の動きを加味しながらプログラムを構築し，多くの修了者を輩出した．その後も，都道府県看護協会と全国の修了者たちが，地域における医療安全の支援体制づくりを進めている．

3 日本看護協会による支援の実際

日本看護協会の医療・看護安全対策推進の主な事業は，①医療安全のための体制整備の強化，②医療安全に関わる看護の職場環境の検討，③**医療安全推進週間**を通しての医療・看護安全の啓発活動，④看護職賠償責任保険制度の適正な運営などである．具体的には医療安全管理者養成研修の実施，医療安全に関する地域のネットワークづくりの支援，事故発生時に施設が主体となって適切に対応するための情報提供などがある．日本看護協会だけでなく，**47都道府県看護協会**が地域に密着した支援を行っている．

|1| 医療安全に関する情報提供

日本看護協会公式ウェブサイトや機関紙「協会ニュース」に医療看護安全情

plus α

日本看護協会会員

保健師，助産師，看護師，准看護師いずれかの免許をもち，勤務施設の所在地または居住地のある都道府県看護協会に加入した人，または国際看護師協会か国際助産師連盟に属している日本に居住する他国の協会員であり，本会の目的に賛同し入会した人が日本看護協会正会員となる．1年ごとの更新となる．2023年3月31日時点での会員数は76万1,443人．

plus α

医療安全推進週間

厚生労働大臣によって，医療関係者の意識の向上，医療機関等における組織的取り組みの促進，医療関係団体における取り組みの促進等を図るとともに，国民の理解と認識を深めることを目的として，2001年から「患者の安全を守るための医療関係者の共同行動（PSA）」が始まった．これをもとに，医療安全推進週間（毎年11月25日を含む1週間）が設けられた．この週間を中心として行政機関，医療関係団体，医療機関においては，医療安全向上のためのワークショップやセミナーの開催，研修の実施などさまざまな取り組みを進めている．

報を掲載している．医療現場の安全に役立つよう，それぞれの施設での体制や手順の見直しの機会となるように他団体からの情報も取り入れている．同時に，事故が発生した施設にこれまでの類似事故や対応事例についての情報を提供する，情報センターとしての役割も担っている．

また，医療安全に関するガイドラインの見直しと啓発を行っている．1999年に「組織で取り組む医療事故防止」，2002年には「医療事故発生時の対応」をガイドラインとして作成した．この二つにその後の10年間の変化を踏まえた法制度や教育に関する内容を付加した「医療安全推進のための標準テキスト」を，2013年に作成し，ウェブサイト上でも公開している．

| 2 | 事故発生時の対応

医療事故が発生すると，多くの施設では初めての経験に大きな混乱が生じ，取るべき対応を適切に判断できない状況に陥りやすい．日本看護協会は報道等で事故の発生を把握した場合，都道府県看護協会とともに，その施設が適切に初期対応できるように支援を行ってきた．職能団体が事故後早期に関与する目的は，第一に医療事故関与者の法的な不利益の回避，第二に医療事故の背景にある要因を明らかにし，より安全な施設へと再建するためである．医療事故による死亡等が発生した際には，その施設が自律して事故後の調査や分析，再発防止の対策を取ることが重要である．

| 3 | 医療安全管理者養成研修の実施

医療安全には看護管理の視点が重要であることから，当初は「リスクマネジャー養成研修１」（５日間），これを修了した者が受講する「リスクマネジャー養成研修２」（５日間）の２段階で，受講対象は師長以上の任にある者とした．2006年からの診療報酬の加算要件である医療安全管理者養成研修の内容を踏まえて，2005年からは２段階を統合して７日間の研修とした．多くの関連団体でも研修が実施されるようになっている．

| 4 | 医療安全管理者養成研修修了者による支援体制づくり

医療安全管理者養成研修の初期の修了者は，それぞれの施設で医療安全の活動を行っていたものの，いずれも第一世代（初代担当者）であった．そのため，モデルもマニュアルもなく，試行錯誤を繰り返し，不安を抱えながら業務の遂行に当たっていたのが実情である．

そこで，日本看護協会では研修のフォローアップを目的とした修了者の「交流会」を開始した．研修修了者数の増加や近隣地域での情報を求める参加者からの要望により，2005年からは各地域で交流会が開催された．その後，①研修修了者の相互支援，②研修修了者と都道府県看護協会の連携体制の構築，③地域での医療安全活動の核づくりを明確な目的とする交流会が定着していった．

2007年度には，全国6地区において研修修了者等による活動報告や各自の活動課題に関するグループワークなどが行われ，情報や問題解決のヒントが共有された．2008年からは，地域の特性を生かした交流会を開催しており，地

plus α

医療安全管理者養成研修の内容

厚生労働省の検討会から研修プログラム作成指針が提示された．研修内容には，①医療安全の基本的知識，②安全管理体制の構築，③職員に対する研修の企画・運営，④情報分析，対策立案，フィードバック，評価，⑤事故発生時の対応，⑥安全文化の醸成を含み，研修方式としての講義に演習を加えることが必要としている．

域全体の医療安全の支援体制の強化が図られている．医療安全管理者養成研修修了者は，各都道府県看護協会と連携し，地域の医療安全推進者としての役割を果たしている．

5 看護職賠償責任保険制度

a 看護職賠償責任保険制度創設の経緯

日本看護協会では，昭和40年代から看護職賠償責任保険の創設について議論してきたが，病院で働く看護職に対しては，民法第715条の「使用者責任」の規定で対処すべきという立場から，病院で働く看護職のための賠償責任保険の創設は見送られてきた．しかし，看護職を取り巻く環境の変化に伴い，これまで以上に看護職が専門的な知識・技術を用いて医療に参画することが求められ，医療事故の当事者となった看護職が法的責任を問われる事態も生じてきたことから，看護職賠償責任保険を望む声が大きくなった．これを受け，2001（平成13）年に日本看護協会会員専用の**看護職賠償責任保険制度**が創設された．

この制度は，会員が日々の業務に安心して携わることができ，また医療事故が起こった場合に看護職に不当な賠償請求がされないようサポートするとともに，情報提供，相談・支援等も行っているのが特徴である．

b 損害賠償責任への対応

看護職賠償責任保険は，日本看護協会会員が個人の意思により個人で加入するものである．1年間に2,650円（2023年現在）の掛金を支払うことで，日本国内で看護職（開業助産師を除く）が行う業務によって生じた法律上の損害賠償責任に対して，補償がなされる．

誤薬によって患者に障害を負わせてしまったなどの対人賠償，うっかり患者の眼鏡を破損してしまったなどの対物賠償，患者と会話していて，名誉を傷つけられたと訴えられたなどの人格権侵害への補償だけでなく，事故の初期対応費用や法律相談費用にも対応している．

c 看護職が安全・安心に業務を行うためのサポート

加入者相談窓口が設置されており，医療安全に詳しい相談員（看護職）とスタッフが，提携する顧問弁護士と連携して，看護職の相談対応・支援を行う．民事上の責任および刑事上の責任，行政上の責任に関する事案の相談，日常の看護業務の中で生じる医療安全に関わるさまざまな出来事について事故発生直後から解決までの全プロセスのサポートを行う．また会報誌の発行や研修会の実施など，看護職が安全・安心に業務を行えるようサポートする役割を担っている．

2019（令和元）年7月には，加入者を対象としたハラスメント相談窓口も開設された．

4 医療事故に伴う法的責任の動向

医療事故で看護師が問われる**法的責任**には，①刑事上の責任，②民事上の

責任，③行政処分がある．同様の事例であっても，個々に問われる法的責任には多様な要因や背景が反映されている．

1 刑事上の責任

a 医療事故後の流れ

患者の異状死に伴い，**医師法第21条**に基づき所轄の警察署に届け出をすると，警察による捜査が始まる（内部告発や患者からの告訴による場合もある）．患者に関する記録類，器材や物品，管理に関する書類等を提出するとともに，関与した者には個々に事情聴取が行われる．捜査機関が過失の有無，死亡や傷害との因果関係による**業務上過失致死罪**，**業務上過失傷害罪**を個人に問えるかどうかを調べるためである．事情聴取から数年を経て，検察庁に書類送検されるという事例も少なくない．これは，医療事故では事実確認や過失の判断に多くの資料と時間を要するためである．

書類送検された後は，不起訴（起訴猶予を含む），略式起訴または起訴となる．略式起訴の場合，裁判所が下す略式命令に従い罰金を支払うことで，刑事事件としては終了するが，有罪という結果は残る．

b 刑事事件に対する日本看護協会と厚生労働省の活動

日本看護協会では，看護の現状や事故の背景が正しく判断されたと言い難い判決については，意見や見解を広く社会に表明してきた．これは事故当事者個人の支援にとどまらず，看護界全体への影響を考えるためである．

厚生労働省では，医療事故が発生した場合，医療者個人に処罰を科すだけでは原因究明や再発防止につながらないばかりか，医療の萎縮を生じさせることになるという危惧から，法的整備を進めてきた．

2015（平成27）年に施行された**医療事故調査制度**は，医療事故が発生した医療機関において院内調査を行い，その調査報告を第三者機関が収集・分析するものである．医療の安全の確保に向けた制度として，医療法の改正に盛り込まれた．日本看護協会は，事故調査を行う医療機関に必要な支援を行う医療事故等調査支援団体としての役割も果たしている．

2 民事上の責任

被害者の救済に重きを置き，個人（患者，家族）の受けた損害を賠償することを目的に問われる責任である．施設の設置者や管理者が対象になることが多いが，看護職個人に賠償を求める動きもある．看護協会の看護職賠償責任保険制度は，金銭面だけでなく，個人がとるべき対応についての支援も行っている．

3 行政上の責任

看護職が罰金以上の刑に処せられた場合，保健師助産師看護師法第14条に基づき，**免許の取り消し**，**業務停止**，**戒告**の処分が行われる．処分は，保健師・助産師・看護師に対しては厚生労働大臣が，准看護師に対しては都道府県知事が命ずる．

「保健師助産師看護師行政処分の考え方（医道審議会保健師助産師看護師分

plus α

業務上過失致死傷罪

業務上過失致死罪と業務上過失傷害罪の総称．業務上必要な注意義務を怠った結果，他人に傷害を与えるまたは死に至らしめたときに，刑法第211条「業務上過失傷害罪」「業務上過失致死罪」が問われる．過失は注意義務違反の有無で判断される．その注意義務は，結果予見義務と結果回避義務に区別されている．

表2.2-1　処分の類型と再教育の内容

処分の類型	再教育の内容
戒告	集合研修1日
業務停止1年未満	集合研修2日＋課題研修または集合研修2日＋個別研修20時間以上
業務停止1年以上2年未満	集合研修2日＋個別研修80時間以上
業務停止2年以上	集合研修2日＋個別研修120時間以上

科会看護倫理部会2016年改正資料）」には，「医療過誤は専門職としての責任も問いつつ，病院・診療所・助産所の管理体制や医療体制，他の医療従事者における注意義務違反の程度や，生涯学習に努めていたかなどの程度も勘案する」とある．事故の背景にあるシステムや管理体制をたどり，問題を明らかにしていくことが重要で，その結果や過程が個人の行政処分にも影響する．職能団体には，医道審議会から個々の事例に対しての意見書が求められる．これを受け，都道府県看護協会は，個人の看護師としての適性や当時の施設の状況，事故の背景にある管理やシステムの問題とその後の改善等について意見書をまとめ，提出する．これが，審議資料となる．

　安心，安全な医療の提供，国民の医療に対する信頼を確保するため，2008（平成20）年4月1日以降に行政処分を受けた保健師，助産師，看護師および准看護師は，**再教育**を受けることが義務付けられた（表2.2-1）.

➡再教育については，1章2節4項p.34参照.

2　日本助産師会

　近年，産婦人科医師不足をはじめ，出産を取り巻く環境は大きく変化している．出生数は2016（平成28）年から年間100万件を切り，2019（令和元）年の年間推計は86万4千人となった．2016年では，助産所（自宅分娩を含む）での出産数は年間約4,000件（0.5％）まで減少している．

　2006（平成18）年の医療法の改正では，有床助産所に産科の嘱託医・嘱託医療機関の確保が義務化された．これに伴い**公益社団法人日本助産師会**（以下，助産師会）では，主に開業助産所の安全分娩を確保するため，さまざまな活動に取り組んでいる．

1　安全対策委員会活動

　2000年度以降，助産師会では安全対策委員会を設置し，①助産所の安全対策の推進，②安全性に特化した助産所機能評価，③助産所における安全に関する実態把握，④会員の安全に関する質の保証としての研修会の企画・運営，⑤助産の安全に関する相談事業の推進の五つを柱として活動している．各都道府県助産師会の安全対策委員会とのネットワークの強化，リスクマネジメント研修会の企画・運営，助産所分娩の転院・異常報告の徹底，安全性に特化した助産所機能評価（全助産所において，各県助産師会が実施する他者評価）等に力を入れている．

plus α
医療法第19条

有床の助産所の開設者は，厚生労働省令で定めるところにより，嘱託する医師および病院または診療所を，無床の場合は連携医・連携医療機関を定めておかなければならないとしている．

plus α
連携医療機関の確保

2017年の医療法改正で，無床助産所にも連携医・連携医療機関の確保が義務化された．

2 安全相談窓口の開設

2003年，一般の人からの助産所，助産師へのクレーム・相談や助産師からの相談に応じる，安全相談窓口（2011年度までは安全対策室）が設置された．専任の助産師が電話・来所等での相談に応じている．

3 会員の異常報告・事故報告の義務化

2004年度の助産師会総会において，会員が事故を起こした場合は，必ず本部・各県助産師会に連絡すること，および「母体および新生児搬送・転院・異常報告書」の提出が義務化された．また，2013年にはITシステムを導入し，異常報告，事故報告および正常分娩に関するデータを管理している．

4 助産業務ガイドライン

a 助産所業務ガイドラインの策定

日本助産師会では，助産所分娩の安全性確保のため，オランダの「産科指針」を参考にして，2004年に**助産所業務ガイドライン**を策定した．助産所業務ガイドラインは5年ごとに見直されることになった．

b 「助産業務ガイドライン2014」の大幅改訂

2014年の改訂では，名称を**助産業務ガイドライン**に変更した．開業助産師だけでなく，病院等の施設に勤務する助産師が，院内助産を実施する際に参考にできるガイドラインになった点が画期的であった．目次は，①妊婦管理，②正常分娩急変時のガイドライン（1. 分娩期，2. 産褥期），③正常分娩急変時のガイドライン（3. 新生児期）で構成されている．

助産業務ガイドライン2014では，分娩対象者をリスク度により，①助産師が管理できる対象者，②連携する産婦人科医師と相談の上，協働管理すべき対象者，③産婦人科医師が管理すべき対象者の三種類に分類している．さらに，医療安全上留意すべき12項目が明記された（表2.2-2 ①～⑫）．

c 「助産業務ガイドライン2019」の改訂

2019年の改訂では，「観察と判断の基準」の項目，産褥期の分娩後24時間から1カ月までの延長，産後のメンタルヘルスや乳腺炎予防等が盛り込まれた．分娩期，産褥期，新生児期の急変時の対応等における，安全面の基本的な部分は，2014年版を踏襲している．また，医療安全上留意すべき項目として，産後のメンタルヘルス，新生児の聴覚検査が追加された（表2.2-2）．

5 分娩を取り扱う助産所の開業基準

2012年度，「分娩を取り扱う助産所開業基準」が完成した．法的な強制力をもつものではないが，開業助産師の大半が所属している助産師会が，基準を公にしたことの社会的意義は大きく，助産所の分娩の安全性確保に寄与するものと考えられる．この基準によって「助産師としての臨床経験年数5年以上」「分娩介助例数200例以上」などの要件が明示された．2015年から実施されており，分娩を取り扱う開業助産師の助産実践能力認証（**クリニカルラダーⅣ**）のための参考となる．

plus α
クリニカルラダー

clinical ladder. 助産師の臨床実践に必要な助産実践能力を，習熟度によって段階的に表現するもの．ラダーⅠからⅣまでの4段階で評価される．

表2.2-2　医療安全上留意すべき事項（2019年版）

①助産師と記録	⑧新生児蘇生
②妊娠期の定期健康診査	⑨早期母子接触
③医師・助産師・妊産婦の連携	⑩新生児のビタミンK投与
④常位胎盤早期剝離の保健指導	⑪胆道閉鎖症早期発見のための母子健康手帳便色カードの活用
⑤骨盤位の外回転術	⑫GBS陽性，未検査妊婦から出生した児について
⑥分娩期の胎児心拍数聴取	⑬産後のメンタルヘルス
⑦人工破膜	⑭新生児の聴覚検査

助産業務ガイドライン改定特別委員会編. 助産業務ガイドライン2014. 日本助産師会, 2014／助産業務ガイドライン改訂検討特別委員会編. 助産業務ガイドライン2019. 日本助産師会, 2019. をもとに作成.

6　助産所機能評価への取り組み

　助産所の開業権はすべての助産師に認められているが，一般の人が開業助産師のレベルを知る手立てはあまりない．そこで，日本医療機能評価機構の病院機能評価の認証と同様に，助産所機能評価が必要であり，利用者のために一定水準以上のレベルの高い助産所を公開すべきであると考えられている．助産師会では，2004年度に助産所機能評価基準を作成し，3年間自己評価に努めた．また，2007年度からは，各県助産師会において安全性に特化した項目の機能評価が全有床助産所で実施され，2023年現在も継続中である．2010年度からは，助産所運営全体の機能評価は第三者機関である**日本助産評価機構**に移譲され，継続的に実施されている．

7　助産所責任保険等の保険への加入推奨

　分娩時の事故に備えて，全助産所に団体責任保険である**助産所責任保険**への加入を推奨している．2004年度からは約款（やっかん）に，ガイドラインの遵守が条件として明示された．また，分娩に関連した無過失の脳性麻痺が発生した児に対して養育・介護費用を補償する**産科医療補償制度**の運用が，2009年に開始された．当該児とその家族にとっては，福祉的に大きな支援となる制度である．

　同時に，診断の根拠となる助産録等の記録類の正確な記載・保存が求められるようになった．記録に基づき原因分析が行われるとともに，再発防止を目的とした報告書が提出されるようになり，役立っている．

plus α
日本助産評価機構
助産師を育成する助産教育に関する，固有の評価基準をもつ一般財団法人．助産実践および教育の第三者評価に関する事業を行い，助産実践および教育の質の向上と利用者の選択の利便を支援する．

産科医療補償制度
　この制度には，分娩の安全性の向上のために欠かせない二つの機能がある．
　一つは，分娩に係る医療事故（過誤を伴う事故および過誤を伴わない事故の両方を含む）により発症した重度脳性麻痺の児とその家族に経済的な補償をすることである．重度脳性麻痺と診断されれば，一時金として600万円，後は介護・看護料として児が20歳になるまで，月10万円，合計3,000万円補償される．過誤が判明すれば，賠責保険に移行する．もう一つは，原因分析および再発防止の機能である．原因分析委員会，再発防止委員会で検討される．
　2022年1月から，児の条件は在胎週数28週以上のみとなった．

8 助産師の資質向上のための研修会の開催

助産師会では，助産師の診断・技術力を高めるために，さまざまな研修を企画・運営している．最も長期間の研修は，1996年度に開始した，分娩を取り扱う助産所開業に必要な力量を育成するための1年間の長期研修課程だが，現在は休止中である．また，短期間の研修としては，救急対応強化のための研修，リスクマネジメント研修等を開催し，実践力の強化に力を注いでいる．

9 「健やか親子21」関連の活動

2001（平成13）年度から**健やか親子21**（第1次）の国民運動が開始された．助産師会は，第2課題の「妊娠・出産に関する安全性と快適性の確保と不妊への支援」の幹事団体として，日本産婦人科学会，日本産婦人科医会，日本母乳の会，日本周産期・新生児医学会の4関連団体とともに活動している．現在は，2015年から2024（令和6）年までの10年間に推進される，健やか親子21（第2次）の活動を展開している．

10 医療法改正に伴う助産師会の取り組み

2006年の医療法改正は，助産所での分娩の安全性確保の観点から重要な改革である．周産期医療ネットワークシステムが全都道府県に整備され，スムーズに稼動すれば，将来的に嘱託医療機関は必要なくなる．その意味で，過渡期として重要な改正であるといえよう．改正点として特に重要なのは，有床助産所における第6条関係の安全管理指針の策定の義務化および第19条関係の嘱託医の産科医への特化・嘱託医療機関の確保の義務化である．

嘱託医・嘱託医療機関の確保に関しては，行政や日本産婦人科医会，関係病院等関係機関と連携・交渉等で協力した．これを機に，嘱託医・嘱託医療機関との契約や約束処方*に関して文書化が進んだのは望ましいことだが，嘱託医の引き受け手が少ない等の課題も残した．

11 安全性確保の観点から必要な助産師マンパワー確保対策

厚生労働省の「令和2年衛生行政報告例」によると，就業助産師数は3万7,940人であり，2008（平成20）年から増加傾向にある．しかし，病院と，全体のほぼ半数の分娩を担う診療所で働く助産師数は，病院2万3,321人に対して診療所8,562人と少ない．厚生労働省も助産師不足を公表したが，不足数の認識は，厚生労働省が約3千数百人，日本産婦人科医会では約6千数百人と，大きく隔たりがある．助産師会の2008年の算出では，助産外来，院内助産が増加する中，その必要数も勘案すると不足数は5万人を上回ると予測しており，日本看護協会も，大幅な不足を指摘している．2008年度以降，愛知県などで医師会立助産師学校，病院附属の助産師学校が数校開校し，診療所勤務助産師の育成対策として注目されている．助産師会としても，助産師不足は早急に対応すべき喫緊の課題と考えている．

分娩に関する安全性への取り組みは，今後もこれで十分ということはない．さらにさまざまな対策を講じ，関係機関と連携を図りながら，推進に努めている．

用語解説*
約束処方

嘱託（連携）医師と開業助産師との約束で，緊急時に使用する薬剤とその投与方法．

plus *α*
看護師による内診

助産師の不足を背景に，産科病院・診療所では以前から，助産師資格をもたない看護師が子宮の開き具合などをみる内診を行ってきたが，厚生労働省は2002年，2004年，2007年に都道府県宛の通知で，内診は医師または助産師しかできない「助産行為」に当たるとの解釈を示した．

■ 引用・参考文献

1) 厚生労働省. 令和2年衛生行政報告例（就業医療関係者）の概況. 2022-01-27. https://www.mhlw.go.jp/toukei/saikin/hw/eisei/20/dl/kekka1.pdf,（参照2023-10-27）.

2) 日本助産師会助産業務ガイドライン改定特別委員会編. 助産業務ガイドライン2014. 日本助産師会出版, 2014, 66p.

3) 日本助産師会助産業務ガイドライン改訂検討特別委員会編. 助産業務ガイドライン2019. 日本助産師会出版, 2019, 66p.

3 国および医療関係団体の示す医療事故の定義と分類

　国および医療機関，医療関係団体の示している医療事故等の定義・分類を見ると，それぞれ**インシデント**，**アクシデント**のとらえ方が少しずつ異なるのがわかる（表2.3-1）. また，患者への影響レベルを基準とした分類を行っている医療機関もある[1, 2]. 国立病院機構の病院では，機構内で作成された医療安全管理のための指針で「患者影響レベル」の指標を設定し，影響レベル3aまでを「ヒヤリ・ハット事例（インシデント事例）」，レベル3b以上を「医療事故事例」としている（表2.3-2）. 全国の国立大学附属病院でも，医療安全管理協議会が中心となって事故のレベルに応じた分類と公表の体制を整えている（表2.3-3）.

　近年では，インシデントとアクシデントを分けることは不可能であるとして，諸外国のように患者への有害な影響の有無にかかわらず，すべての事例をインシデントとする傾向がある.

表2.3-1 医療事故等の定義・分類

	インシデント	アクシデント	医療事故	医療過誤
厚生労働省	日常診療の場で，誤った医療行為などが患者に実施される前に発見されたもの，あるいは誤った医療行為などが実施されたが，結果として患者に影響を及ぼすに至らなかったもの．ヒヤリ・ハットと同義．	医療事故に相当する用語．	医療に関わる場所で医療の全過程において発生する人身事故一切を包含し，医療従事者が被害者である場合や廊下で転倒した場合なども含む．	医療事故の発生の原因に，医療機関・医療従事者に過失があるもの．
国立病院機構	患者に被害を及ぼすことはなかったが，日常診療の現場で，ヒヤリとしたり，ハッとしたりした経験を有する事例．ある医療行為が，①患者には実施されなかったが，仮に実施されたとすれば，何らかの被害が予測される場合，②患者には実施されたが，結果として患者に被害を及ぼすに至らなかった場合を指す．			
全国国立大学医学部附属病院（大阪大学医学部附属病院）	診療やケアにおいて，本来のあるべき姿からはずれた行為や事態の発生．患者だけでなく訪問者，医療従事者に傷害の発生した事例や傷害をもたらす可能性があったと考えられる状況も含む．エラーや過失を問わず，傷害の発生したものとしないものの両方を含む．		疾病そのものではなく，医療を通じて患者に発生した傷害．合併症，偶発症，不可抗力によるものも含まれる．過失によるものと過失によらないものがある．	患者に傷害があること，医療行為に過失があること，患者の傷害と過失との間に因果関係があることの3要件が揃った事態．過失によって発生した医療事故と同意．
日本看護協会	思いがけない出来事（偶発事象）「ヒヤリ・ハット」．	インシデントに気付かなかったり，適切な処理を行わなかったりすると傷害を引き起こし「事故（アクシデント）」となる．	医療従事者が行う業務上およびそれに起因する事故の総称．過失が存在するものと，不可抗力（偶然）によるものの両方が含まれる．	医療従事者が行う業務上およびそれに起因する事故のうち，過失の存在を前提としたもの．
日本医師会	実際には起こらなかったが，もしかすると事故や傷害を起こしたかもしれない偶発的事例．	実際に患者に損失を与えた事故．		

表2.3-2 患者影響レベル指標

影響レベル	内　容	傷害の程度および継続性
レベル0	誤った行為が発生したが，患者には実施されなかった場合（仮に実施されたとすれば，何らかの被害が予想された）	なし
レベル1	誤った行為を患者に実施したが，結果として患者に影響を及ぼすに至らなかった場合	なし
レベル2	行った医療または管理により，患者に影響を与えた，または何らかの影響を与えた可能性がある場合	なし
レベル3a	行った医療または管理により，本来必要でなかった簡単な治療や処置（消毒，湿布，鎮痛剤投与等の軽微なもの）が必要となった場合	軽度〔一過性〕
レベル3b	行った医療または管理により，本来必要でなかった治療や処置が必要となった場合	中・高度〔一過性〕
レベル4	行った医療または管理により，生活に影響する重大な永続的障害が発生した可能性がある場合	高度〔永続的〕
レベル5	行った医療または管理が死因となった場合	死亡

＊影響レベル3aまでが「ヒヤリ・ハット事例（＝インシデント事例）」，レベル3b以上が「医療事故事例」．

表2.3-3　医療事故による影響度分類

影響度分類			
レベル	傷害の継続性	傷害の程度	傷害の内容
レベル 0	—		エラーや医薬品・医療機器の不具合がみられたが，患者には実施されなかった
レベル 1	なし		患者への実害はなかった（なんらかの影響を与えた可能性は否定できない）
レベル 2	一過性	軽度	処置や治療は行わなかった（患者観察の強化，バイタルサインの軽度変化，安全確認のための検査などの必要性は生じた）
レベル 3a	一過性	中等度	簡単な処置や治療を要した（消毒，湿布，皮膚の縫合，鎮痛剤の投与など）
レベル 3b	一過性	高度	濃厚な処置や治療を要した（バイタルサインの高度変化，人工呼吸器の装着，手術，入院日数の延長，外来患者の入院，骨折など）
レベル 4a	永続的	軽度〜中等度	永続的な障害や後遺症が残ったが，有意な機能障害や美容上の問題は伴わない
レベル 4b	永続的	中等度〜高度	永続的な障害や後遺症が残り，有意な機能障害や美容上の問題を伴う
レベル 5	死亡		死亡（原疾患の自然経過によるものを除く）

国立大学病院長会議．インシデントの影響度分類．http://nuhc.jp/Portals/0/images/activity/report/sgst_category/safety/incidentcategory.pdf，（参照 2023-10-27）．

■ 引用・参考文献

1)「独立行政法人国立病院機構における医療安全管理のための指針」の見直しについて．2007-03-29.

2) 国立大学附属病院長会議常置委員会医療安全管理体制問題小委員会．国立大学附属病院における医療上の事故等の公表に関する指針．2005-03-03.

4 医療安全管理者：医療安全の中心的役割

1 医療安全管理者創設の経緯

1 医療安全管理者の創設と配置

　現在，日本の医療機関のほとんどが医療安全管理者を配置し，患者・家族および医療者の安全確保に努めている．

　2000年前後に発生した特定機能病院等での重大な医療事故を契機に，病院の安全管理が喫緊の課題として国の重要政策に位置付けられた．2003（平成15）年の医療法施行規則で，まず特定機能病院に医療安全管理者の配置が義務付けられた．その後，2006（平成18）年の第5次医療法改正において，医療の安全確保の体制整備が全医療機関に義務付けられ，全国的に医療安全への組織的取り組みが進んだ．

　安全は医療の基本であり，それぞれの医療機関では，医療法での義務付け以前から安全管理指針の作成や研修会の開催等を行い，事故防止に努め，安全な医療の提供への取り組みを行ってきた．安全の確保は，個々の医療者の注意だけではできない．施設管理者が中心となり，全職種，全職員が組織全体として取り組むことで初めて可能となる．

plus α

特定機能病院における安全管理者

2003年に改正された医療法施行規則第9条の23第1号では，専任の医療に係る安全管理を行う者（安全管理者）の基準として，以下の項目を挙げている．

● 医師，歯科医師，薬剤師または看護師のうちいずれかの資格を有していること．

● 医療安全に関する必要な知識を有していること．

● 当該病院の医療安全に関する管理を行う部門に所属していること．

● 当該病院の医療に係る安全管理のための委員会の構成員に含まれていること．

● 医療安全対策の推進に関する業務に専ら従事していること．

② 医療安全の確保の義務化

　2006年の医療法改正によって，全医療機関で医療の安全の確保が義務とされた．医療法と合わせて診療報酬が改定され，それまで減算措置であった医療安全管理体制の評価を廃止し，「医療安全対策に係る適切な研修を修了した専従の看護師，薬剤師，その他の医療有資格者が医療安全管理者として配置されていること」等を施設基準として，入院基本料による加算を新設した．これにより，安全確保における医療安全管理者の配置の重要性が明確にされ，かつ，医療安全管理者の配置が報酬につながることで，医療安全管理者を配置する病院が急速に増加した．また，2010（平成22）年度からは医療安全対策加算において，専任の医療安全管理者の配置も評価対象となった．さらに現在は地域連携加算によって，地域医療の安全確保のための業務も評価されている．

　2016（平成28）年度には，特定機能病院の承認要件が見直され，医療安全管理責任者を置くことが義務付けられた．副院長がその任を担うこととされた．

2 医療安全管理者とは

① 医療安全管理者の定義

　2006（平成18）年の医療法改正で医療安全の確保が義務とされた．厚生労働省医政局に医療安全対策検討会議が組織され，医療安全管理者の質の向上に関する検討作業部会が設置された．そして，病院や関連団体等の有識者によって「医療安全管理者の業務指針および養成のための研修プログラム作成指針」が検討された．

　作業部会では，最初に医療安全管理の考え方について検討された．それまで厚生労働省の検討会議で同義とされていた医療安全管理とリスクマネジメントの考え方をさらに明確にし，医療安全管理者の業務を明らかにするかが議論された．結果，「はじめに」で，「組織防衛ではないリスクマネジメントを含む医療の質の向上と安全の確保」が医療安全管理の目的であると明記された．

　医療安全管理者は，訴訟への対応等の組織防衛に関する業務ではない，医療現場でのリスク管理を含んだ医療の質の向上と安全の確保の安全管理業務を行う者であると定義されたのである．この定義によって，医療機関内での医療安全管理者の業務がより明確となった．

② 医療安全管理者の位置付け

　次に作業部会では，医療安全管理者の位置付けが検討された．医療安全管理者が院内で職種や職位にかかわらず，患者や家族，職員への対応を組織横断的に行える安全管理体制の確立が必要だったためである．

　指針では，「医療安全管理者とは，各医療機関の管理者から安全管理のために必要な権限の委譲と，人材，予算およびインフラなど必要な資源を付与されて，管理者の指示に基づいて，その業務を行う者とする」としている．医療安全管理者が組織の管理者の支持を得て，院内で孤立することなく安全管理に専

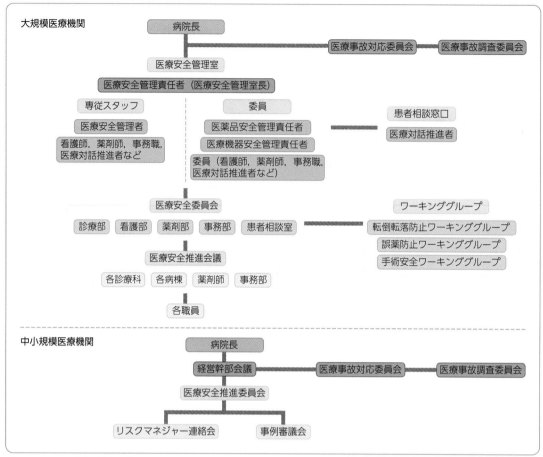

図2.4-1　医療安全管理体制の例

念できる体制を確保することが示された．

　現在，ほとんどの医療安全管理者は，病院長直属の安全管理部門に専任あるいは専従として配属され，組織全体の安全管理を行っている（図2.4-1）．

3 医療安全管理者の業務

　指針では，医療安全管理者の業務として表2.4-1の五つを挙げている．

|1| 全管理体制の構築

　安全管理体制の構築には，三つの業務がある．

- 安全管理委員会や安全管理部門等の運営への参画，必要に応じて事故内容や緊急性に応じた組織体制の構築
- 安全管理のための指針の策定
- 安全管理に関する委員会等の組織活動への支援

表2.4-1　医療安全管理者の業務

- 安全管理体制の構築
- 医療安全に関する職員への教育・研修の実施
- 医療事故を防止するための情報収集，分析，対策立案，フィードバック，評価
- 医療事故への対応
- 安全文化の醸成

医療安全管理者は，まず業務の根幹である安全管理部門の組織体制を構築し，そこで策定した安全管理指針を院内全職員に周知する等の業務がある．また，医療安全や感染管理等の安全に関する委員会活動を支援し，組織全体の安全管理体制を確立することが業務とされている．そのため，安全管理体制の構築は，次に述べる医療安全管理者の業務の要である．

|2| 医療安全に関する職員への教育・研修の実施

- 研修は，職員参加型研修を企画する
- 研修は，具体的な事例を用いた対策を検討できる企画を行う
- 企画に際しては，患者・家族，各分野の専門家といった外部講師の選定等，対象や研修の目的に応じたものにする
- 研修で考慮する事項は，研修対象者，研修時間とプログラム，研修内容，研修評価の実施，院内の問題点を把握し，事故の発生現場や研修の場での教育に反映させる
- 研修実施後は，評価と改善を行う
- 院内巡視や事故報告情報を基に，事故発生現場や研修の場での教育に反映させる

医療安全に関する職員への教育・研修の実施についての医療安全管理者の業務は，職員の安全管理の知識および意識の向上と，安全な医療提供のための技術の習得を目的としている．そのため，教育・研修においては，座学だけでなく，演習による参加型研修を企画する等の実践的な研修を推奨している．また，安全を学ぶ場である研修会では，患者・家族や事故の被害者の思いを聴いたり，心理学等の他分野の安全の専門家の知見から学んだりすることが重要であるとしている．自院での医療事故事例を事故被害者とともに検証する研修会や，他分野の専門家による研修会は，現在多くの医療機関で導入されている．

このように医療安全管理者は，職員同士や患者家族，外部講師との調整を行い，医療安全に効果的な教育・研修を立案・実施することを業務としている．

|3| 医療事故を防止するための情報収集，分析，対策立案，フィードバック，評価

- 医療安全に関する情報収集
- 事例の分析
- 安全の確保に関する対策の立案
- フィードバック，評価

医療安全管理者は，医療事故を防止するために，情報収集，分析，対策立案，フィードバック，評価という安全確保のPDCAを円滑に回す業務がある．

医療安全に関する情報収集の資源には，医療機関内の医療事故やヒヤリ・

ハット事例，患者家族からの相談や苦情，患者，職員への満足度調査や院内巡視の結果等がある．事例の分析から医療安全に必要な情報を見つけるための具体的な手法として，職員や患者の属性，事故やヒヤリ・ハットの種類，発生状況等の分析を行うことが挙げられる．そして，安全確保のための対策を立案する段階では，実現可能な対策であること，組織目標を考慮すること，対策に根拠があり成果が期待されること，対策実施後の成果や評価の考え方も盛り込む必要があるとしている．対策実施後のフィードバック，評価の業務では，ウェブサイトや医療安全ニュース等による各部署や職員への周知・伝達のための体制の構築が求められている．

│4│ 医療事故への対応

医療事故への対応では，事故発生前と発生時に医療安全管理者の業務があるとしている．医療事故発生前には，事故の対応マニュアルの作成と職員への周知，事故発生時には管理者の指示に基づいて初動対応への支援を行う．また，医療事故の再発を防止するための業務として，事故調査委員会の運営を助け，再発防止策等の周知を行う．2015（平成27）年に施行された医療事故調査制度では，院内事故調査委員会の運営に参画し，再発防止への対応を行うことも業務に加えられた．

│5│ 安全文化の醸成

医療の質の向上と安全の確保には，安全文化の醸成が必要不可欠である．医療安全管理者は，事故事例等が職員から遅滞なく報告され，分析・検討が行われ，対策を実施することで，安全が確保されるように働きかける．また，医療安全の取り組みに患者・家族の参加を促進し，職員とともに患者・家族の安全意識が向上するように働きかける．その上で，医療安全のための情報活用に当たっては，個人の責任追及にならないように配慮し，全職員が医療安全を自らのこととして考えられるよう，職場の医療安全意識を高める取り組みを行う．

医療安全管理者は，安全管理以外の業務に従事しているか否かにかかわらず，**医療安全管理者として行うべき業務**として，以上の業務を行うことが求められている．近年では，医療安全管理者は指針を基に，病院（医療機関）の規模や特性に基づいて，さらに多岐にわたる安全確保の要請を受けて業務を行っている．

■ 引用・参考文献

1) 厚生労働省．主な医療安全関連の経緯．https://www.mhlw.go.jp/topics/bukyoku/isei/i-anzen/keii/index.html，（参照2023-10-27）．

2) 厚生労働省．医療安全管理者の業務指針および養成のための研修プログラム作成指針：医療安全管理者の質の向上のために．令和2年3月改定．https://www.mhlw.go.jp/content/10800000/000613961.pdf，（参照2023-10-27）．

5 医療事故への対応

1 事故を予防する

1 間違えることを前提とした予測の重要性

1999年に発表された "To Err is Human" では，「重要なことは，個人を攻撃して起こってしまった誤りをとやかくいうのではなく，システムを安全に確保できる方向に設計し直し，将来のエラーを減らすように専心することである」とし，「人間は誰でも間違える．しかし，間違いを防ぐことはできるのである．安全は，ケアの質を高める第一歩である」と述べている[1]．

医療事故は，さまざまな要因が複雑に関連して，意図しない現象として現れる．自分も間違うことがあると常に認識し，日ごろからリスクを予測して，安全確保に努めることが求められる．

2 医療事故を予防するための日ごろからの備え

a 安全な職場環境と療養環境の調整，整備，維持管理

日ごろから，人的，物的環境を事故防止につながるようなしくみにする．例えば，間違いを適切に指摘し合えたり，リスク回避のために補い合えたりするようなチーム連携ができる職場の信頼関係の構築，間違いを生じさせない物品配置，機器管理，業務しやすい動線等が挙げられる．

b 安全管理指針等の遵守と見直し

院内で統一された安全管理指針や業務マニュアルを遵守することは，安全な業務を遂行するための大原則である．多忙な業務の中でマニュアルの手順を省いたり，部署ごとのローカルルールに改変したりしていたことが，事故発生後の調査で明らかになることが多い．安全管理指針は，その病院（医療機関）の安全確保の基本であることを常に認識して，遵守する．医療環境や対象特性の変化等によって，それまでの安全管理指針では対応できない状況では，速やかに院内全体で見直しを行う必要がある．

c 医療安全教育・研修会での学び

5S，KYT等を活用して，リスク感性の向上を図る．事故を予防する取り組みとして，リスク感性を高めることが必要である．職員が全員参加して**5S**（整理・整頓・清掃・清潔・習慣化）の取り組みを行うことで，職場の安全意識が高まるとともに，職場環境の安全が保障される．**KYT（危険予知トレーニング）**は，事故が発生する前に，院内や各部署の日常の業務に潜むリスクに気付く感性を高めることを目的とした安全教育である．

➡KYTについては，p.116 plusα，8章2節2項 p.245参照.

職場環境や患者の療養環境で発生が予測される危険を事前に取り除くために，これらの研修の定期的な実施が推奨されている．

2 事故発生時

医療事故の予防については，各医療機関で医療事故対応マニュアルを作成している．事故発生時の対応は，初期対応と中長期的対応に大別される．

1 初期対応

初期対応では，事故発生直後に，①患者の治療・救命，②報告・連絡・相談，③事故発生時の記録，④現場の保全，⑤患者・家族への対応，⑥当事者への対応を行う（図2.5-1）．

初期対応で最優先するのは，患者への事故の影響を最小にする治療・救命である．大切なのは，事故の内容や程度にかかわらず，一人で対応せずに事故発生を周囲の医療者に直ちに知らせ，複数の医療者に協力を求めることである．病院で決められた急変時の対応マニュアルがある場合はそれに準ずる．また，事故の原因が明らかな場合は，それを取り除くことに全力を尽くす．

患者の救命を行うと同時に部署の責任者へ連絡し，状況を報告して対応を相談する．責任者は，事故の状況を判断して施設管理者等への報告を行う．

事故発生時は，患者の急変時の状況や救命処置の内容，それによる身体状況，連絡といった対応内容等を時系列で記録する．さらに，救命後の事故調査で客観的事実が確認できるように，療養環境の状況，治療・処置に使用した機器や物品（輸液ポンプ，ドレーン・チューブ類，モニター類，薬剤等）の保全を行う．

また，一連の対応を通常業務の中で行うためには，緊急時の業務変更と協同体制の構築を瞬時に行うことが求められる．各対応の担当者の決定や調整は，その場のチームリーダーや部署の管理者が行う．患者や家族には，医師から，どのようなことが起き，どのような処置や治療を行ったのか，現在の身体的状

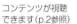

コンテンツが視聴できます（p.2参照）

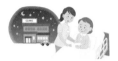
「訂正」から「追記」に

●看護記録の開示と訂正
〈アニメーション〉

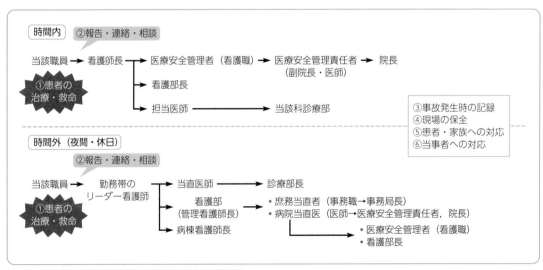

図2.5-1 **重大事故発生時の報告経路と初期対応**

況等についての事実経過を説明する．看護師あるいは部署の責任者からは，事故時の患者の状況等についての補足も含めて説明を行う．説明の際は，場所の設定や説明者の人選等に留意し，患者や家族の心情に配慮して関わる．

当事者への対応は，部署の上司や責任者が行うことが多い．発生直後は，当事者自身も動揺し心身ともに危機状態にある．そのため，場合によっては初期対応時にその場から離すことも考慮する．当事者しかわからない情報については記憶が鮮明なうちに聴取するが，その際にも，事故を起こした医療者の心身の安全への配慮を行うことが重要である．

2 中長期的対応

中長期的対応では，医療事故発生時の速やかな対応が行われた後，病院（医療機関）全体で，再発防止のための対応を検討する．①事故原因の調査・分析，結果の公表，②再発防止策の検討と導入，③中長期的な患者・家族への支援，④中長期的な当事者への対応，⑤研修の実施が挙げられる．

院内で発生したすべての事例は医療安全管理部門に報告され，調査・分析が行われる．事故原因の調査・分析は，患者への影響度等によって，院内あるいは外部有識者で構成される事故調査委員会で，事故報告書への記載内容および当事者から提供された情報，治療や看護記録，関係部署からの情報等に基づいて行われる．そこで検討された対策を導入し，病院（医療機関）の全職員への周知と実施を通して，再発防止につなげる．

➡医療事故の分析手法については，3章2節p.97参照．

患者や家族への支援は，事故発生時から継続的に行い，事故調査結果を報告した後も誠実に対応する．事故当事者へも，事故発生時の心身の危機状況から職場への復帰，その後の業務への支援へと長期的な関わりが必要である．

さらには，教育・研修で再発防止策を周知し，全職員と患者・家族の安全確保に生かすことが，事故への対応として最も重要である．

3 組織としての事故防止と事故発生後の対応

1 患者や家族との紛争化の防止に向けた取り組み

2012（平成24）年度の診療報酬改定で**患者サポート体制の充実**が評価されたこともあり，多くの医療機関では患者相談室を設置し，患者や家族と医療者との良好な関係を構築するための取り組みを行っている．

患者サポート体制では，患者や家族の治療や入院における不安や生活上の不安への対応を業務とする，専任の医療有資格者を配置することとされている．医療対話推進者の研修を修了することが望ましく，2013（平成25）年に，厚生労働省から「医療対話推進者の業務指針及び養成のための研修プログラム作成指針」が各都道府県に通知された．

2 医療対話推進者の役割

この指針では，**医療対話推進者（医療対話仲介者）**を「患者・家族支援体制の調整と対話促進の役割を果たす者」と定義している．医療対話推進者は，事

故発生後の動揺している患者・家族を医療安全管理者とともに支援し，医療者との対話を促進する調整役として，医療メディエーター*の役割機能を果たす．このような支援を行うことによって，患者・家族と医療者との信頼関係を築いていく．

　病院（医療機関）が常に患者・家族の相談や苦情を受け止める支援体制を整え，医療者と患者・家族との調整を行い，医療対話推進者を配置して対話を促進することは，良質な医療を提供する医療体制の構築につながるとともに，事故防止への重要な取り組みとなる．

　また，医療対話推進者には，医療事故や医療事故を疑った患者・家族からの申し出に対応する業務がある．管理者の指示を受けて医療安全管理者等と連携し，支援すること，事故によって生じる患者・家族への影響や事故当事者および関係者への影響拡大の防止を図り，医療者からの説明を促し，患者・家族との対話の推進を図ることが挙げられる．

用語解説*
医療メディエーター
事故が発生した場合，患者と医療者の橋渡し役として，両者が向き合う場を設定し，対話を促進して，関係再構築を支援する役割を担う者．

4 医療事故の予防および再発防止のための安全文化の醸成

　4節で取り上げた，「医療安全管理者の業務指針および養成のための研修プログラム作成指針」では，研修プログラムの最後に安全文化の醸成について取り上げている．安全文化の醸成のための研修内容を，表2.5-1に示す．

　医療における安全文化の醸成は，チーム医療の基盤を形成する取り組みであり，これにより医療安全を推進する土壌が形成される．事故の予防や再発防止さらには，医療事故への対応においてその成果が発揮されると考える．"To Err is Human"でも，患者の安全を向上させる医療機関内部の要素として，間違いを認識し，間違いから学ぶ医療における文化の形成があるとしている[2]．

　事故を報告しやすく，共有できる職場環境の形成，患者・家族との情報共有と医療への参加の促進等が円滑に行われる組織の形成に向けて，各医療機関が，全職員共通の認識のもと，継続的に安全文化を形成する取り組みを実践することが重要である．そのような安全文化が形成された医療の場は働きやすく効率が上がり，患者・家族とも良好な関係を構築できるだろう．

表2.5-1　安全文化の醸成のための研修内容

- 医療機関において，事故事例やヒヤリ・ハット事例の報告と共有が効果的に行われるための体制整備
- 事故の発生予防や再発防止が効果的に行われる体制の確立
- 発生予防や再発防止を目的とするため，事故やヒヤリ・ハットの報告者を非難しない組織文化の醸成
- 医療従事者と患者，家族とが情報を共有し，患者，家族の医療への参加を促すための具体的な方策

■ 引用・参考文献
1) 米国医療の質委員会／医学研究所．人は誰でも間違える：より安全な医療システムを目指して．L．コーンほか編．日本評論社，2000，p.5-6.

2) 前掲書1)，p.7

6 医療事故の被害者（患者）・家族の思いに寄り添ったケア

医療事故後の被害者（患者）・家族の思いを救うために，医療事故が起こる前に，日常からできることがある．

1 患者・家族の声に耳を傾ける

医療紛争に至った事案の被害者（患者）の中には，「いつもと違うと訴えたのに，何もしてくれなかった」「しっかり診てもらえなかった」と訴える人が少なくない．自分の身体の違和感がわかるのは患者自身であるし，家族は患者のそばにいてその変化を感じとり，不安になっている．医療従事者として，患者の訴えを傾聴し，何に困っているかをよくみて，触れ，不安な事柄に関する観察をしっかり行った上で，判断するというプロセスが重要である．患者・家族は，看護師が日々の関わりの中でしっかり向き合っていたか，どのような姿勢で看護に当たっていたかを見ている．看護師として，一人ひとりの患者・家族の声に耳を傾ける姿勢を忘れずにいたい．

2 患者・家族とのリスクコミュニケーションを心がける

検査・治療やケアに伴うリスクについて，何も説明されないまま，患者の急変や事故が起こってしまった場合，事故の後に医療従事者がいくら説明しても，患者・家族には「そんなことは聞いていなかった」と否定的な気持ちが生じる．日々の医療や看護について，必要性や方法とともに，それに伴うリスクをしっかりと説明し，共有していく必要がある．手術や検査など大きな影響を伴うことだけではなく，経管栄養，浣腸など診療の補助技術や，食事，移動など日常生活援助のような日々の看護にも，リスクは多く存在している．患者・家族とコミュニケーションをとり，起こり得るリスクと，それらのリスクにどう対応しているか等を共有し，患者・家族自身が納得して診療や看護を受けられるように関わっていくことが大切である．

3 医療安全対策の背景や根拠を知る

皆さんは，今ある医療安全対策がなぜできたのか，その背景となった出来事を述べられるだろうか．例えば，輸液ラインにつながらない形状の経腸栄養ラインができた背景には，2000年に起きた，内服薬を誤って血管内に投与して幼い命が失われた事故がある．この事故が契機となり，医療機器メーカーの垣根を越えて対策がとられ，今の製品ができている．ほかにも，輸血時の厳重なダブルチェック，氏名確認の方法，リストバンドの装着，医薬品の管理，5S（整理・整頓・清潔・清掃・習慣）の実施等，多くの医療安全対策が実施されている．これら一つひとつの医療安全対策の背景には，これまでに起きた医療事故によって，亡くなったり，重い障害を負ったりした患者の無念や家族の悲

しみ，苦しみがあり，同時に，心に深い傷を負った医療従事者や関係者の思いがあることを，私たちは忘れてはいけない．

　1999年の患者取り違え手術事故以前は，医療事故事例を収集する組織的な体制はなく，事故は個人の責任として処理されることが多かった．1975年に日本看護協会から出版された『看護事故事例研究ノート』に次の記述がある．

　　ミスとして内部的に処理されたこれらの事例一つひとつに，損害を受けた患者
　　さんやその家族たちがあり，そのミスにかかわった看護職当事者たちの職務に対
　　する責任観からくる痛烈な反省があることを思えば，これを蔭に葬り去ることは，
　　専門職能をもって立つ私たちとしてはあまりに無責任であると考える[1]．

　現在は各病院でヒヤリ・ハット事例やインシデント事例の収集を行い，分析を行っている．重大な事故の場合には，医療機能評価機構の医療事故等収集事業や，医療法に規定されている医療事故調査制度がある．

4 起こった（発見した）エラーを正直に報告する

　同じような事故を繰り返さないために，まずできることは，自分が起こしたエラーを正直に報告することである．たとえ患者に影響がなかったとしても，そのリスクに気付いた段階で報告し，改善すれば，事故を防ぐことにつながる．医療事故の背景には，製品の不具合や，似たような名前の医薬品・医療機器の存在，手順に不備があった等，さまざまな要因が存在している．一つの事例からは見えてこなかったことでも，多くの事例が報告され，分析すると見えてくることがある．同じ事故を起こさないためにできるのは，起こった事故を客観的に検証することである．そこから得た教訓をもとに，個人としても組織としても学び，変革していくことである．

　医療機能評価機構や医薬品医療機器総合機構（PMDA）の医療安全情報，医療事故調査制度に基づく日本医療安全調査機構の医療事故の再発防止に向けた提言等で，事故事例から抽出された課題や対策が掲載されている．これらの情報は，医療安全管理者だけが把握していれば十分なのではない．医療従事者として，これらの情報に積極的に目を通し，一人ひとりのスタッフが自分のこととしてとらえてほしい．『看護事故事例研究ノート』には，事故事例を共有する必要性についても述べられている．

あなたの事故を歴史的な過去の一回かぎりの事故として葬り去るだけではなく，現在および将来の事故防止にさらに役立てなければならないのである．あなたの事故はあなたかぎりの事故として考えるのではなく，わたしの事故，すべての看護婦の事故として考えてみなければならないのである[2]．

この考えは，まさしく，現代にも通じる医療安全の精神である．

5 医療事故後の対応：医療事故の被害者（患者）・家族の思いに寄り添ったケア

医療事故後に，被害者・家族が望むのは，まず原状回復と原因究明である．元に戻してほしい，何が起こったのか知りたいという患者・家族の気持ちに，病院としても個人としてもしっかり対応することが重要である．また，事故を起こした当該医療従事者がどのように事故に向き合っているか，その姿勢も問われる．

医療事故の被害者家族である豊田郁子氏は，自身の経験を今後の医療安全に生かすため，医療対話推進者として活動している．院内で生じた医療事故の対応にも関わっており，医療従事者が陥ってしまいがちな対応に警鐘を鳴らしている．豊田氏は，病院側の事故後の対応によって「二重にも三重にも被害を受けた」とし，医療従事者がよかれと思って対応したことが，反対に患者・家族を傷つけてしまうことがあること，医療従事者と患者とのギャップを防ぐためには，まず被害者のストーリーを知る必要があると述べている[3]．

患者や医療事故被害者の手記など，自分の経験を次に生かしてほしいという願いを込めて書かれた書籍は多くある．学生時代にぜひ，これらの手記に目を通し，患者・家族の思いに心を寄せることができる人になってほしい．

plus α

医療対話推進者

各医療機関の管理者から患者・家族支援体制の調整と対話促進の役割を果たす者として権限が委譲され，管理者の指示に基づき，医療安全管理者，医療各部門，事務関係部門と連携して，組織的に患者・家族からの相談等に対応することを業務とする者[4]．患者・家族と事故の当事者となった医療者の思いを傾聴し，双方をつなぐ役割を期待されている．

コラム 1　事故を起こしたときに考えたいこと

事故を起こしてしまったら

何らかの事故を起こしてしまったとき，動揺して頭が真っ白になり，何をどうすればよいのかわからなくなるかもしれません．誰かに非難されることを恐れ，隠したくなるかもしれません．しかし，考えてみてほしいのです．あなたがすぐに報告すれば，患者さんの命は救われるかもしれません．報告が遅れたことで，何が起こっているのかを誰も把握できず，救命が遅れてしまうかもしれません．だからこそ，勇気をもって正直に報告しましょう．まず被害者の命を救うことを考えましょう．このことを実現するためには，普段の日常業務の中で，報告できる風土づくり（安全文化の醸成）が欠かせません．

事故の情報を整理・分析する

事故後は，原因を究明するために事故調査が行われ，当事者へのヒアリングが行われます．ヒアリングは，決して個人のミスを追及するために行うものではなく，何が起こったのかを客観的に明らかにするために重要な過程です．できればヒアリングの前に，時系列で自分が見たこと，聞いたことを自分自身で整理しておくとよいでしょう．人の記憶はすぐに忘却され，都合のよい記憶に置き換えられてしまいます．そのため，事故の情報を整理・分析する作業はできるだけ早いほうがよいのです．時間が経ってしまったら，あいまいなことしか浮かばないでしょう．

この事故を分析するプロセスは，自分の関わった事故を客観的に認識できる一因となります．自分を責め，抱え込むだけでは再発防止につながりません．何が起きたのか，何が原因だったのかを客観的に分析することによって，次の事故を防ぐことができます．ただし，思い出す作業でフラッシュバックに襲われることもあるため，一人で抱え込まず，周囲の支援を求めましょう．

看護師を続けることが怖くなったあなたへ

看護師を続けることが怖くなるかもしれません．「その怖さはもち続けてもいい．もち続けなければいけない．医療に関わる重大さや怖さを知ったからこそ，（看護師として）残らなければいけない．医療事故はゼロにはならないかもしれない．でも，少しでも事故を防ぐために一緒にがんばろう」ある看護師長の言葉です．

医療事故は繰り返されている現状があります．あなたのリスクに対する感性を高め，次の事故を起こさないために，あなたの力を使ってください．

引用・参考文献

1) 日本看護協会編．看護事故事例研究ノート．日本看護協会出版会，1975，p.5-6.
2) 同掲書1)．p.97-98.
3) 豊田郁子．うそをつかない医療：患者と医療者をつなぐ仕事．亜紀書房，2010，190p.
4) 平成24年度厚生労働科学特別研究事業．医療対話推進者の業務指針及び養成のための研修プログラム作成指針 − 説明と対話の文化の醸成のために − ．

コラム 2　看護師になるあなたに目指してほしい三つのこと
医療事故の患者家族から看護学生へ向けたメッセージ

　私は長年，高等学校で理科の教員を勤めてきました．私が医療に関わるようになったのは，妻が長女を出産する際，妻の知らない間に不必要な陣痛促進剤が過剰に投与されて，長女は死亡し，妻も生死をさまようような事故を体験したことがきっかけでした．それ以来，同じような事故が起こらないようにとの思いで，全国の多くの医学部，看護学部，薬学部の学生さんたちに講義を続けてきました．

　私の講義の内容の中から，患者安全のために，特に看護学生の皆さんに目指してほしい三つのことについてお伝えしたいと思います．

1　患者・家族との情報共有を密にすること

　患者安全を高めるためには，ケアレスミスの防止は大きな課題の一つです．ところが，これまでの医療界は，医療従事者だけでケアレスミスの防止に取り組もうとしすぎていた感じがあります．

　高校では，定期考査の採点のケアレスミスを防止するために，模範解答を生徒に返却しています．答案返却の際には，模範解答を印刷して全員に配り，教員は「丸の付け間違いや数え間違いがあれば，持ってきてください」と言います．つまり，「先生は採点を間違うことがある」ことが前提となっているのです．そして，疑義が出されると，改めて両者で確認し，間違いだとわかると修正します．

　一人の教員の目で見るより，クラス全員の目で見るほうが，確認作業の質が高まるのは当然です．しかも，教員にとっては「40人分の生徒の答案の一つ」でも，生徒にとっては大切な「自分のテストの答案」ですから，高い集中力でチェックすることができます．

　同じように，医療界ももっと患者や家族と情報共有すべきです．例えば，この患者はこの薬剤の点滴中にこういう症状が出たら中止する，この患者は何時になればこの検査をして，その値によってはこういう処置を行う，この患者とあの患者は名字が同じなので，間違わないように注意するというような情報について，少ない看護師だけで共有や引き継ぎをするのではなく，患者や家族との共有を標準とすべきです．

　「院内の医療チームでは，術後に，特にこのことを注視しています」「今日の当直の看護師の間で，特にこの点に注意しようと話しています」などの情報を患者や家族と共有しておけば，ケアレスミスを防止する目の数が増えます．さらに，患者自身の治療への理解

や納得も深まり，患者を中心としたチーム医療の実現にも近づいていきます．

　患者との情報共有は，決して単なるサービスではありません．医療安全を向上させるとともに，患者を中心としたチーム医療を実現するために欠かせないものであると覚えておいてください．

2　医療者間の民主的な「チーム医療」を実現するための一員となること

　医療事故には，単なるケアレスミスによる事故だけでなく，標準から逸脱した医療による被害もあります．特に，それらが病院内で問題視されていたにもかかわらず，病院内のガバナンスが悪かったために漫然と繰り返されてしまったケースや，情報開示がなされず，隠蔽や改ざんされたために発覚が遅れ，再発を防止できなかったケースが，これまでに大きく報道されてきました．

　例えば，病院内で一定の権力をもつ医師が，患者のためにならない医療行為をしている可能性があると病院内の医療者は気付いていたのに，誰も何も言えませんでした．その気付きは，医療従事者間だけで共有されていて患者や家族には知らされず，事故が繰り返されたようなケースもありました．

　このような被害を防ぐためには，病院内の医療従事者間のコミュニケーションを民主的で健全なものにしていく必要があります．看護師は，チーム医療を担う一員にならなければいけません．その責任は，看護師としての専門性を高めた上で，チームの中で自分の意見を率直に発言できて，はじめて果たすことができるのです．

　ある医師が行おうとしている医療行為に疑義がある場合，別の医師，看護師，薬剤師，助産師が意見を言い，その議論が民主的なカンファレンスとなって，治療方針が修正されることで，チーム全体が納得できるような合意を形成していかなければなりません．

　しかし，上司である医師の行為に意見しにくく，勇気が必要な場合もあるかもしれません．だからこそ，日常から民主的な環境をつくっておく必要があります．鍵は，患者を味方につけることです．患者との情報共有を日常から密にしておくことで，患者を中心としたチーム医療の形ができていれば，医療界内部も民主的になっていくのです．

❋ 3 事故が起きたときには，オネストトーキングの実践を

　私が知る医療訴訟は，ほぼすべて，実質的には事実経過が争われてきました．多くの医療訴訟では，原告本人（被害者）が裁判所に提出する陳述書には，大抵，事故前後に連続する医療側のあまりにも不誠実な対応への不満と，その極みである隠蔽や改ざんへの不信が書かれています．そして，事実を認めない姿勢では事故を反省する機会がなく，事故が繰り返されるという思いから，それを防ぐために提訴した，という主旨が記述されています．

　つまり，事故を隠したりごまかしたりしようとしたことが，遺族を訴訟に追い込んできたのです．訴訟を防ぐためには，オネストトーキング（正直な話し合い）が大切です．オネストトーキングとは，医療行為に関わった医療者と患者家族が同席し，アドボケート（患者擁護者）の進行で，すべての医療情報の開示と，真実の説明がなされる時間です．

　アドボケートは，病院側がすべての情報を開示しているか，真実の説明をしているか，患者の質問や疑問に対してわかりやすく的確に答えているかなど，患者側の目線で，隠蔽やうそ，ごまかしが起こらないようにチェックし，事実の確認と共有に努めます．看護師には，このアドボケートの役割を担えるだけの信頼を得てほしいと思います．

　アメリカのジョンズ・ホプキンス大学病院などでオネストトーキングが普及した理由は，それが最も訴訟を減らすことにつながるとわかったからだといいます．元に戻ることができない被害を受けた患者や遺族の願いは，同じような事故の再発防止しかありません．それが唯一，その被害に意味をもたせることができるからです．事実が正直に共有されなければ，再発防止につなげることができず，事実経過を争う訴訟にならざるを得ないのです．

　オネストトーキングの実現のためには，日常から看護記録などを患者や家族と共有しておくことが有効で

す．実践例は大学病院や市中病院にすでにたくさんあります．特に看護記録は，患者を中心とするチーム医療の中核を成すものです．過去に大きく報道されたカルテ改ざん事件の多くが，医師が看護師に看護記録の改ざんを指示した事件であったことからも，看護記録の重要性がわかるでしょう．

　看護記録には，客観的な事実を記載してください．「とても大きな声で苦しみを訴えた」と書くべきところを「我慢が足りない」と書いたり，「子どもの脳障害を告知した際に涙を流さず聞いていた」と書くべきところを「母性が足りない」と書いたりしたために，その後の医療が患者にとって不本意なものになってしまった事例があります．そもそも，そのような主観的な記述では，医療者間だけでなく，患者や家族と情報を共有することができません．

　私は長女の事故以降，さまざまな薬害や医療事故の被害者と共に厚生労働省と交渉して，医療の情報開示や患者安全に向けた改革をいくつか実現できました．また，文部科学省とも交渉を続け，患者安全に向けた教育の重要性を指摘してきました．文部科学省と交渉をする際にはいつも，「子供たちを将来，医療事故や薬害の加害者にも被害者にもしたくない」という思いを大切にしています．

　車の運転免許を取得する際は，これまでどのような交通事故がどのような原因で起こってきたのか，どういう事故が起こりやすいのかをぜひ教えてほしいと思うはずです．同じように，看護学生の皆さんには，ぜひ，学生の間に，どのような医療事故や薬害がどのような原因で起こってきたのかを知り，どうしたらそのような事故の再発防止ができるかを，考えておいてほしいと思います．

　そして，患者の立場に立って，患者と医療をつなぐことができるすてきな看護師さんになってほしいと願います．

＜参考文献＞
1) 勝村久司．ぼくの「星の王子さま」へ：医療裁判10年の記録．幻冬舎文庫，2004．
2) 勝村久司．患者と医療者のためのカルテ開示Q&A．岩波ブックレット，2002．
3) 上田裕一ほか．患者安全への提言：群大病院医療事故調査から学ぶ．日本評論社，2019．
4) 石川寛俊．勝村久司監修．事例から学ぶ「医療事故調査制度」活用BOOK．篠原出版新社，2021．

7 医療事故の報告制度

1 医療法における報告体制の整備

2006（平成18）年の医療法改正によって，医療機関内での医療事故やヒヤリ・ハット事例の報告体制が整備された．例えば国立病院機構の病院では，機構内で医療安全管理のための指針が作成され，それに基づいて各病院が院内報告を行い，内容によって国立病院機構本部への報告を行っている．本部では，対外的にも医療事故の公表指針に則って公表される．また，国立大学附属病院においても，同様の院内報告の体制が整備されている．

国は，医療事故の発生予防，再発防止を目的として，2001（平成13）年からヒヤリ・ハット事例の収集，および2004（平成16）年からは医療事故情報等の報告制度を開始した．ヒヤリ・ハット事例については，本制度に参加登録を行った全国の医療機関からの情報を収集・分析し，医療機関や国民へ医療安全のための情報提供を行っている．また，医療事故の報告については，医療法施行規則（第9条の23，第11条，第12条の1 ～ 16）で，医療機関における報告書の作成や提出，事故等の分析事業者についての規定が設けられている．

加えて，2014（平成26）年の医療法改正では，すべての医療機関において**医療事故調査体制の整備**が義務付けられ，2015（平成27）年から施行された．この制度は，2005（平成17）年に医療安全対策検討会議の報告書「今後の医療安全対策について」で最後に残った医療安全の課題として，10年かけて創設された制度である．創設までの過程では多くの課題が提起され，あらゆる角度から検討された．

医療法で定められた医療事故調査制度の目的は，医療事故が発生した場合には，その原因を明らかにするために必要な調査を速やかに実施できる体制の整備である．事故原因を究明し，再発防止につなげる取り組みは，これまでも院内で行われてきたインシデント・アクシデント事例への取り組みと変わらない．従来と異なるのは，報告対象が医療事故（当該病院等に勤務する医療従事者が提供した医療に起因し，または起因すると疑われる死亡または死産）である点である．院内調査の結果を報告する機関は，中立的第三者機関の**医療事故調査・支援センター**である．

2 医療事故情報収集等事業

医療事故情報収集等事業として，**日本医療機能評価機構医療事故防止事業部**が，ヒヤリ・ハット事例および医療事故情報の収集・分析および公表を行っている．収集・分析された事故情報およびヒヤリ・ハット事例は，3カ月ごとに報告書としてまとめられ，冊子およびウェブサイト上で公表されている．

公表されている項目は患者の年齢，当事者の職種，職種経験年数など，患

者・当事者についての事項や，事故の概要，事故の程度，発生場所，発生時間帯，事故調査委員会設置の有無などの具体的な事故情報である．医療事故情報の報告システムおよび報告範囲は図2.7-1，表2.7-1のとおりである．

医療事故の再発防止のため，収集した情報の中でも特に周知すべき情報は，**医療安全情報**（図2.7-2）として，ウェブサイトやFAXで情報提供を行っている．

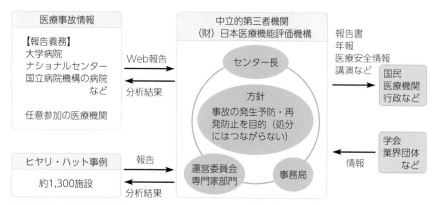

図2.7-1　医療事故情報の報告システム

表2.7-1　**医療事故情報の報告範囲**

原因等 ＼ 患者重症度	A. 死亡	B. 障害残存	C. 予期しなかった，もしくは予期していたものを上回る処置，その他の治療を要した事例		D. 軽微な処置・治療を要した事例，または影響の認められなかった事例
1．明らかに誤った医療行為または管理（注1）に起因	事故（注3）として報告				医療安全対策ネットワーク整備事業（ヒヤリ・ハット事例収集事業）へ報告
2．明らかに誤った医療行為または管理は認められないが，医療行為または管理上の問題（注1）に起因（医療行為または管理上の問題に起因すると疑われるものを含み，当該事例の発生を予期しなかったものに限る）				注2	
3．上記1，2のほか，医療にかかわる事故の発生の予防および再発の防止に資すると認める事例 ＊ヒヤリ・ハット事例に該当する事例も含まれる	事故（注3）として報告				

注1）ここにいう「管理（管理上の問題）」では，療養環境の問題のほかに医療行為を行わなかったことに起因するもの等も含まれる．
注2）▨▨▨部分は軽微な処置・治療を要した事例を示しており，従来のヒヤリ・ハット事例収集事業では報告対象外であった項目．
注3）事故とは，過誤および過誤を伴わない事故の両方が含まれる．

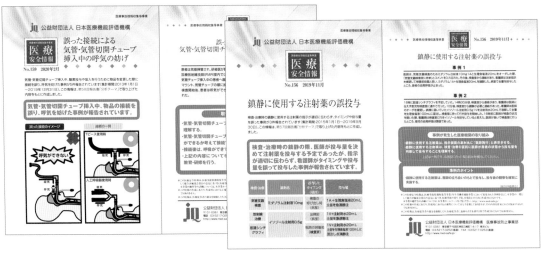

日本医療機能評価機構. "医療事故情報収集等事業：医療安全情報". https://www.med-safe.jp/contents/info/. （参照2023-10-27）.

図2.7-2　医療安全情報

3　医療事故を報告する目的（院外と院内）

　日本医療機能評価機構が実施している医療事故等収集事業の目的は，**医療機関同士の医療安全対策に有用な情報の共有**と，**国民への情報の提供**であり，責任を追及するものではないとしている．医療機関から届けられた医療事故事例は，医療機関名や当事者等を匿名化して公表しているため，より多くの医療機関が共有でき，安全確保のための対策に生かすことができる．さらに，医療を受ける人々の意識向上を図り，安全な医療を受けるための連携体制の構築に有用である．

　病院内での事故報告においても同様である．事故が発生した際，隠さず報告することが事故の再発防止につながり，医療の質の向上に貢献することとなる．ただ，どのような職種や経験年数であっても，事故を報告することへのためらいと抵抗感は，誰もが同じようにもっている．一つの事故事例を正しく検証し，事故の再発防止策へとつなげるためには，報告する行為を肯定的に受け止めることのできる職場の安全文化の形成が先行しなければならない．

plus α

インシデントレポート

医療現場で，患者に傷害を及ぼすには至らなかったが，ヒヤリとしたりハッとしたりした経験（インシデント）に関する報告書．事例を分析し，同様のインシデントの再発や，医療事故・医療過誤の発生を未然に防止することを目的に収集され，報告者の責任を問うものではない．医療事故となった場合の報告書はアクシデントレポートと呼ばれる．

引用・参考文献

1) 厚生労働省医政局長. 医療法施行規則の一部を改正する省令の一部の施行について. 2004-09-21.
2) 日本医療機能評価機構. 医療事故情報収集等事業. https://www.med-safe.jp/index.html,（参照2023-10-27）.
3) 日本医療機能評価機構. 医療事故情報収集等事業要綱. https://www.med-safe.jp/pdf/youkou_h28.pdf,（参照2023-10-27）.

8 医療の質の評価

1 医療の質の評価とその必要性

　医療機関には，患者にとって安全で安心できる療養生活の保障と，医療者の安全確保のための医療の質の向上が求められている．そのため医療機関内では，常に**医療の質の評価**に取り組む姿勢が求められる．日々，行われている医療が適切かどうかを検証し，改善に向けて取り組むことは，患者や地域住民からの信頼を得ることだけでなく，医療従事者が働きやすい環境を整備することにもつながる．

　近年，社会的な要請により医療における質の評価が求められるようになってきた．それに伴い，病院認定事業等による外部評価とともに，医療機関（医療関係団体）自らが評価・公表事業等を活用し，自院の医療の質を向上させることに取り組んでいる．さらに現在では，看護の質の向上を目的とした方策が，病院の経営における重要な指標に位置付けられるようになった．

2 医療の質の評価への取り組み

1 病院機能評価事業

　日本医療機能評価機構は，病院機能評価事業を実施している．評価機構は，1995（平成 7）年に「国民の医療に対する信頼を揺るぎないものとし，その質の一層の向上を図るために，病院を初めとする医療機関の機能を学術的観点から中立的な立場で評価し，その結果明らかとなった問題点の改善を支援する第三者機関」を趣旨に設立され，1997（平成 9）年から本格的に認定事業を開始した[1]．

　外部機関の評価によって，病院内での検討や自己評価では見えなかった問題点を発見できる．それらを改善する過程で医療の質の向上が図られ，患者および地域住民の医療への信頼が獲得でき，さらには医療従事者の安全を保障することにもつながる．

　2023（令和 5）年 3 月現在，この事業では全国8,182病院中，2,013病院を認定病院として認定し，認定証を発行している　評価は病院の種別に区分され，書面審査と訪問審査が行われる．書面審査では，病院の機能についての現況調査と自己評価調査を，訪問審査では，評価機構から委嘱された**サーベイヤー***が訪問して調査を行う．2023（令和 5）年からの評価項目は，一般病院 3rdG．Ver.3.0 の大項目を例にとると，①**患者中心の医療の推進**，②**良質な医療の実践 1**，③**良質な医療の実践 2**，④**理念達成に向けた組織運営**等である．

2 看護必要度による評価

　看護の質を高める方策として，嶋森らは**看護必要度**を医療の評価の指標の一

つとして推奨し，看護師の知識や専門性の深まりと質の高い看護によって，患者の安全な入院環境の提供に役立つと述べている[2, 3]．看護必要度は，1996（平成8）年に看護師の適正配置のためのツールとして，看護職によって開発研究が始まった．2002（平成14）年の診療報酬では，患者の重症度による看護師配置の評価指標として，入院基本料の算定要件とされた．

看護を可視化するツールである看護必要度は，地域包括ケアシステムの構築が進行している現在の医療提供体制における病棟運営の評価として，ますます，医療の質の向上と医療機関の経営形態の重要な指標となると考えられる．

3 医療の質の評価と公表の推進

2010（平成22）年から，厚生労働省は医療の質の評価・公表等を推進する事業を推進している．これは，各医療関係団体が実施主体となり，**臨床指標**（**クリニカルインディケーター**：clinical indicator）を用いて団体内の医療機関の医療の質の評価を行い，その結果を基に分析・改善策を検討し，社会に公表する活動である．同事業における質の評価では，疾患に関する臨床指標とともに，院内感染発生頻度，入院患者の転倒・転落発生率，褥瘡の院内発生率など医療機関全体の安全に関する指標が盛り込まれており，各医療機関の安全な医療のあり方を評価する取り組みとして機能している．

医療機関がこのような取り組みを積極的に行い，医療の質の向上と情報の公開が推進されれば，医療の透明化が図られ，安全な医療の提供につながるだろう．

plus *α*
臨床指標
病院のさまざまな機能や診療の状況を数値化したもので，医療の質指標（クオリティーインディケーター）ともいう．病院の機能や現状を客観的に評価・分析することで，医療内容の改善を図ることを目的とする．

引用・参考文献

1) 日本医療機能評価機構．病院機能評価事業．https://www.jq-hyouka.jcqhc.or.jp/，（参照2023-10-27）．
2) 岩澤和子ほか監修．看護必要度．第5版，日本看護協会出版会，2014，p.10.
3) 嶋森好子ほか編．マネジメントツールとしての看護必要度．中山書店，2007，p.77.
4) 厚生労働省医政局長．医療の質の評価・公表等推進事業の実施について．2010-03-24.

重要用語

医療法施行規則
医療安全管理体制
厚生労働大臣医療事故対策緊急アピール
特定機能病院
臨床研修病院
医療安全支援センター
医療事故調査制度
医療事故調査・支援センター
安全文化

日本看護協会
医療安全管理者養成研修
看護職賠償責任保険
医療安全対策加算
法的責任
再教育
日本助産師会
助産業務ガイドライン
クリニカルラダー
日本助産評価機構

助産所責任保険
産科医療補償制度
患者影響レベル指標
医療事故情報収集等事業
医療安全情報
医療の質の評価
病院機能評価事業
看護必要度
臨床指標（クリニカルインディケーター）

3 事故発生のメカニズムと リスクマネジメント

学習目標

◉ ヒューマンエラーのメカニズムを，人間の基本特性とエラーを誘発しやすい環境と の関係で説明できる．

◉ 事故には時間軸に沿った事象の連鎖，因果関係に沿った背後要因の連鎖の構造があ ることを説明できる．

◉ 事故分析の考え方と具体的な方法について説明できる．

◉ エラーが起こりにくいしくみをつくるためには，具体的に何をすべきかを説明できる．

◉ 体系づけられたエラー対策の考え方（エラー対策の発想手順）を説明できる．

◉ 安全文化とは何かを説明できる．

◉ インシデント報告の意味と必要性を説明できる．

1 事故発生のメカニズム

1 ヒューマンエラーとは

1 ヒューマンエラーが関係した事故事例

ヒューマンエラー*が関係した事故が発生すると，エラーを犯した人が「不注意だったから」「しっかりしていないからだ」と非難されることが多い．しかし，エラーは単に不注意だけで発生するのではない．私たちは日常生活の中で数々のエラーを犯している．ただ，その多くは重大な結果をもたらしていないだけである．エラーが関係したと考えられる重大事故も日常の小さなエラーも，同じレベルのエラーから発生していることを，まず理解しなければならない．

1│航空機事故

航空機事故は多数の犠牲者が出ることから世間の注目を集める．そのため，ヒューマンエラーが関係した航空機事故では，日常では考えられないくらい重大なエラーがあったと思われるかもしれない．しかし，実際には，日常生活のエラーと大きな差はない．違うのは結果の重大性だけである．

用語解説*

ヒューマンエラー

事故や災害を生み出しうる人的ミスのこと．意図したわけではないが，不本意な結果を防ぐことに失敗した場合，きっかけとなった人間の行為はヒューマンエラーと呼ばれる．

事例❶

1992年1月20日午後6時ごろ，フランスのストラスブール・エンツハイム空港の手前の山にエアバスA320型機が墜落し，87人の犠牲者が出た．悪天候という条件はあったが，墜落事故の原因として，パイロットが機器の操作を誤った可能性が指摘された．機長は空港が近づいてきたため操縦室にあるパネルを操作し，3.3°の降下角度で高度を下げようとセットした．この直後，航空機は急激に高度を下げ，パイロットの回復操作もむなしく山に激突したと考えられている．報告書によると，急激な降下率から考えると，機長のセットしたのは降下角度ではなく，降下速度であったと推定された．機長は「−3.3°」とセットしたつもりだった．しかし，そのとき降下角度モードではなく降下速度モードになっており，実際には「−3,300フィート/分」になっていたと推定された．すなわち，この墜落事故は，表示パネルのインターフェースがパイロットのエラーを誘発したものと考えられた．

事例❷

1992年7月31日，ネパールのカトマンズの北北東約25マイルで，タイ航空A310型機が山に激突する事故が発生した．この航空機は一度着陸を試みたが，一時的な故障に見舞われたために着陸をやり直した．もう一度周回して元のコースに乗る予定だったが，視野が悪かったため機長が機位喪失に陥り，危険な山に向かって航空機を操縦してしまった．副操縦士が，機長は南北を取り違えているのではないかと気付いていた様子が，回収されたボイスレコーダーの内容から推測された．しかし，副操縦士は機長にそれを適切に伝えることができず，墜落を避けられなかった．

|2| 医療事故

医療事故は非常に多く発生している．正確なデータはないが，さまざまな研究レポートが推定値を紹介している．最も衝撃的だったのは，2000年に刊行された "To Err is Human" で，アメリカでは年間4万4千人から9万8千人の患者が医療事故で亡くなっているという推定値が紹介されたことである．同じころ，日本では医療事故が連続して発生し，医療事故に関する国民の関心が急速に高まった．

事例❸

1999（平成11）年1月11日，横浜市立大学医学部附属病院で患者取り違え手術事故が発生した．A氏（心臓の手術予定）とB氏（肺の手術予定）が入れ違い，A氏は肺の手術，B氏は心臓の手術が終了してから取り違えが発覚した．一部の手術関係者は，患者が違うのではないかと疑問をもっていたが，結局，手術が行われてしまった．さまざまな要因がこの事故に関係していた．

事例❹

1999（平成11）年2月11日，都立広尾病院で，抗生剤点滴終了後に，血液凝固阻止薬（ヘパリンナトリウム生食）用に準備されていた注射器から内容物を注入した．数分後，患者の容態が急変し死亡に至った．ヘパリン生食の入った注射器と，別の患者の創部処置用に準備された消毒液の入った注射器とを取り違え，誤って注入したことが事故の原因であると推定された．

|3| 日常生活のエラー

日常生活の場面でも，私たちはたくさんのエラーを犯している．しかし，その多くは何事もなく忘れ去られている．

例えば，蛇口のレバー操作間違いがある．図3.1-1にあるような蛇口は「レバーを下に押し下げると水が出るのだろうか？」「上に上げると水が出るのだろうか？」と戸惑うことが多い．多くの場合はとにかくどちらかにレバーを動かしてみる．すると期待したように水が出る場合もあれば，予想に反して出ない場合もある．水の落ちる方向をイメージする人は下に押すほうが感覚と合う．一方，ふたを上に開けるイメージをもつ人は上に上げて水が出るほうが自然に感じる．これは人間のもっている認知特性の一つである**自然な対応づけ**（natural mapping）と関係している．自然な対応づけを壊すデザインのものは，人間のエラーを誘発しやすい．

また，日常生活での小さなエラーが災害を引き起こすことがある．例えば，天ぷら鍋の火災にはヒューマンエラーの関

plus α

蛇口のレバー

1995年の阪神・淡路大震災の時，レバーを下に押し下げる型の蛇口の上に物が落下して，水が流れ続けた．この経験から，レバーを上に上げると水が出る構造にすることが推奨されている．

plus α

自然な対応づけ

ある概念と方向や空間的位置関係とを自然かつ適切に結びつけることをいう．

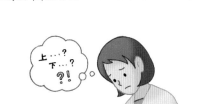

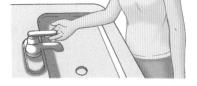

図3.1-1　蛇口のレバー操作間違い

係したものが多い．ほとんどの場合，天ぷら鍋を火にかけたまま長時間放置したために，中の油が発火温度に達して火災が発生している．放置の原因は作業の中断が多く，例えば，天ぷらを揚げているときに電話がかかってきたり，不意の来客があり玄関で話し込んだりして，鍋を火にかけている最中であることを忘れたために起こっている．

産業界や医療業界で発生しているヒューマンエラーの関係した事故は，結果の重大さから，日常におけるエラーとはまったく異なる大きなエラーが発生したと考えられがちだが，実は両者の違いは単に結果の違いだけで，エラー発生メカニズムとしては同じであると覚えておこう．

2 ヒューマンエラーのメカニズム

|1| 事故の共通点

ヒューマンエラーが関係した事故には，共通点があることに着目する必要がある．

例えば前述の航空機事故では，パイロットは自分では降下角度を−3.3°にセットしたと思っていたが，実際は降下速度が−3,300フィートになっていた．降下角度と降下速度の切り替えをスイッチの切り替え（モード変更）一つで操作できる表示器の操作ミス（モードエラー）が，直接の原因とされる．

事例1の大きな問題として，スイッチの切り替えだけで異なる操作が行えてしまうことや，機器の表示に「−3.3」と「−33」の違いしかなかったことである．また，着陸前はやらなければならない操作が集中する上，パイロットたちはA320型機の操縦経験が少なかったこと，天候がよくなかったことなど，数多くのエラー誘発要因が指摘されている．

plus α
航空業界の数字の表示
航空業界では，3,300フィートのように数字の桁数が多くなるとき，下2桁の「00」を省略することが多い．

事例4の薬の取り違えによる死亡事故事例では，シリンジの識別が難しい状態であったことや，業務分担についての管理やルールの不明確さなどが，看護師のエラーと関係していたことが指摘されている．

また，事故事例を詳細にみていくと，エラーにはエラーをした人間の置かれている物理的環境が深く関係していることがわかる．さらに，人のエラーに気付いてもそれを適切に伝えられない背景には，社会的な人間の特性や，人間が生まれながらにもつ注意の特性などが関係している．このように，エラーの背後要因に着目することが重要である．

|2| ヒューマンエラーの発生メカニズム

心理学者のレヴィン（Lewin, K.）は，$B=f (P, E)$ という関数式で人間の行動を説明している．Bは行動（behavior），Pは人間（person），Eは環境（environment），fは関数（function）を表している．レヴィンの関数式は，人間のもつ特性と人間を取り巻く環境の相互作用により，人間の行動が決まるということを示している．一方，ヒューマンエラーは，「ある基準からの逸脱」「ある許容範囲から外れたもの」と定義されている．すなわち，決定された人間行動が許容範囲外にあるときにエラーと判断される．

両者を考慮してまとめると，ヒューマンエラーとは，人間の特性と人間を取り巻く広義の環境によって人間の行動が決定され，その決定された行動がある許容範囲から逸脱したものといえる．

事故報告書ではヒューマンエラーは原因として書かれているが，ヒューマンエラーは人間の行動の結果を良いか悪いかで判定して，悪い場合をいう．行動は，行動が決定される前のプロセスにおいて，人間特性と広義の環境の相互作用によって決められるものである．そう考えると，事故報告書における「原因」は，エラーの視点から見ると，原因ではなく「結果」である．

さらに，多くのエラーが関係した事故事例を精査すると，人間特性と環境がうまく合致していない場合に，結果としてエラーが引き起こされている場合が多い．人間の特性には**生理的特性**，**認知的特性**，**集団的特性**などがある．個人差はあるが，一般にこれらの特性は人間にとって普遍的なものが多い．事故防止の観点からは，人は誰でもある環境下ではエラーを起こしやすくなるという理解が必要である．

➡生理的特性，認知的特性，集団的特性については，3章1節2項p.87参照．

|3| 人間のもつ特性と環境が行動を決める

これまで私たちが無意識に認識していた「ヒューマンエラーは人間の不注意や意識の低下が原因で起こる」という考えは，視点を変えると「エラーは結果である」ことを説明している．すなわち，エラーが人間の不注意や意識の低下を「原因」とする「結果」であるならば，不注意や意識の低下をもたらした原因が存在すると考えられる．

ではなぜ，不注意や意識の低下が発生してしまったのだろうか．ここにもレヴィンの行動の法則が成立しているのがわかる．もともと注意には方向性や持続性の限界特性があり，これが作業環境の影響を受けた「結果」，不注意や意識の低下が生じたのである．影響を与えたのは，例えば**単調な連続作業**や**類似したものの存在**である．

行動の法則で重要なのは，人間のもつ基本特性の多くは教育訓練で変えることができない，あるいは変えるのが非常に困難であるということである．加齢に伴う人間の機能低下は避けられないのと同様，最も基本的な生理的特性を変えることは不可能である．となると，まず，人間の基本特性を理解し，「人間の行動に大きな影響を与えるのは環境である」という理解が重要であるとわかる．

ところで，エラーは必ずしも悪いばかりではない．エラーの発生が悪いとされるのは，結果としてもたらされたものが悪い評価を受けた場合のみである．エラーがすべて悪いものであれば，ノーベル賞クラスの重要な発見のいくつかは生まれなかったと考えられる．したがって，エラーには**許容範囲**も重要である．

3 心理的空間と物理的空間

|1| 雪の野原と旅人

コフカ（Koffka, K.）は，環境には行動に影響を与えるものとそうでないものがあるとの観点から，**地理的環境**と**行動的環境**という二つの環境を区別し

た．コフカは次の例で説明している[1]．

　雪の野原を馬に乗っていたある旅人が，やっとある家にたどりつき，一夜の宿を請うた．その家の主人は，旅人が通ってきたコースを聞いて旅人の無謀さに驚いた．主人からそのわけを聞いた旅人は，卒倒してしまった．なぜなら，旅人が雪の野原と思って平気で歩いてきたのは，実はそうではなく，湖面に張った氷上の雪であったことを知ったからである．そこは，土地の人ならとても怖くて通れるような所ではなかったのである．

　この例では，旅人にとっての行動的環境は雪の野原だが，実際は氷上の雪の野原という地理的環境だった．前述のレヴィンの行動の法則で説明した人間行動を決定する環境は，実際は行動的環境という「人間の理解した環境」である．

　また，前述のタイ航空A310型機の事故は，機長が機位喪失に陥り，危険な山に向かって航空機を操縦したために起こった．この時機長は，自分は正しいコースで飛行していると判断していることに着目しなければならない．機長は，自分の理解した外の情報から自分の頭の中に3次元の空間を作り上げ，その空間内でこれまで教育・訓練を受けた正しい手順で航空機を操縦しているのである．このような航空機の機体側には何ら問題がないのに地上に激突する事故は，**CFIT事故**[*]と呼ばれている．

｜2｜心理的空間が行動を決める

　図3.1-2は**ラスムッセンの行動モデル**である．**技能ベースの行動**とは，例えば，自転車や車を運転しているときのような自動化された行動をいい，外の情報を知覚し，意識せずに行動することを指す．**規則ベースの行動**とは，交通信号や道路標識に従うような行動をいい，表示を理解し，記憶している決められたルールに従って行動を決定することをいう．**知識ベースの行動**とは，車の運転中に異音がしたときに原因を考え，行動を決定するような行動をいい，既存のルールではなく，これまでに学習した知識を活用して問題解決を図ろうとする行動を指す．

　図3.1-3は人間の**情報処理モデル**を示している．人間は外の状態を感覚器官で感知し，記憶を参照したり，追加の観察によって情報を収集し，それが何であるかを認知する．認知して構築した心理的空間の中で，いろいろな可能性を予測して対策を検討し，最終決定して行動する．ここで重要なのは，人は行動を決定する前に，頭の中でシミュレーションを行っていることである．その際に利用されるのが，人が自分の理解した範囲で自分の頭の中に構築した環境である．人はその心理的空間に基づき判断する．さらに，人が判断し，行動するその瞬間は，自分は正しく，合理的で，損失が少ないと思っていることが重要である．

用語解説 ＊
CFIT事故

controlled flight into terrain．機器の異常，操縦士の経験不足や勘違いなどから地形を誤認することによって起こる事故．対地接近警報装置の導入によりCFIT事故は減少している．

plus α
心理的空間と物理的空間

コフカが説明に使った旅行の場面だけでなく，いろいろな場面で考えやすくするために，ここでは，行動的環境を心理的空間，地理的環境を物理的空間という言葉に置き換えることにする．

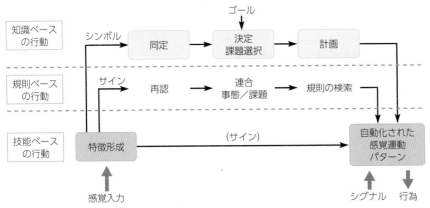

図3.1-2　**ラスムッセンの行動モデル**

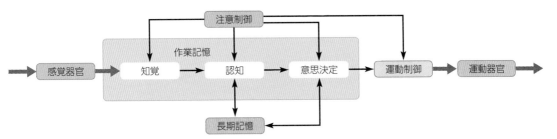

図3.1-3　**情報処理モデル**

│3│人は正しいと判断して行動する

　ヒューマンエラーは，最終的に決定された行動が，ある期待された範囲から逸脱したものである．行動の決定は，自分が理解して構築した心理的空間に基づいている．人は心理的空間に基づいて正しいと判断して行動する．しかし，それが結果としてエラーとなってしまうのは，多くの場合，構築した心理的空間が物理的空間と異なるためである．

　行動の決定は，決定前の心理的空間の構築プロセスと，それに基づく人間の判断による．したがって，エラーはそのエラーによってもたらされた不具合の原因ではあるが，行動の決定と行動の結果は別である．このように考えると，正しい人間行動をとらせるには，まず，心理的空間と物理的空間を一致させることが重要である．

2　人間特性

　人間は生まれながらに，生物としてのさまざまな特性をもっている．また，成長のプロセスで，学習によって知識や特性を獲得する．同時に社会的な側面をもち，集団に属すると特徴的な行動をとる傾向にある．これらが人間の行動の決定に関係している．

　エラーに関係すると考えられる人間特性のいくつかを紹介する．これらの特性は，教育や訓練で変化させることは不可能か，あるいは変えることが非常に

困難である.

1 生理的特性

　人間は生物である以上，生理的機能に強く支配されている．したがって，この特性を人為的に変えることはほとんど不可能である.

|1| サーカディアンリズム

　人間は体内時計をもっている．この体内時計のリズムを**サーカディアンリズム**＊という．地球の1日の周期である24時間とのずれを，同調因子（主に光）の刺激によって調節しながら生活している.

　サーカディアンリズムの主な機能は，眠りと体温をコントロールすることである．一般に体温が高いときは覚醒水準と活動性が高くなり，機能的に動くことができる．逆に体温が低くなったときには眠気を感じ，注意力が低下する．平均的な成人の体温は夜明け前に低くなる．したがって，私たちは生まれながらに夜明け前にエラーを犯す可能性が高いのである．ムーアイード（Moore-Ede, M.）は『**大事故は夜明け前に起きる**』の中で，これまでに起こった大事故とサーカディアンリズムの関係を説明している.

　このことから，病院の夜勤はエラーと密接に関わっているとわかる．夜明け前は生理的に覚醒水準が低下している上，入院患者に対する看護業務が増えるため，エラーは起こりやすくなる.

|2| 加齢による能力低下

　すべての人にとって加齢は避けられない．加齢とともにさまざまな身体的機能が低下する．特に視覚，聴覚，平衡感覚，皮膚感覚，内臓感覚，痛覚などの感覚知覚が著しく低下する.

　例えば，中高年になると，近くのものが見えにくくなったり，PC画面の文字が読みづらくなったりする．明るいところから暗いところに入ると，はじめは何も見えないが，徐々に見えるようになってくる現象を**暗順応**といい，高齢者と若者の違いが顕著である．高齢者では，①暗順応に要する時間が長くなる，②暗順応による感度上昇に限界があり，若年者ほどの高感度が得られないという二つの機能が低下する.

　このことから，高齢者が多数入院している病院では，加齢の影響を考慮して照明を選択・設置しなければならない．急激に暗くなる場所を少なくする，急に暗い場所に入ったときには慣れるまでの時間を長めにとる，病院全体の照明を明るくするなどの配慮が必要である.

　また，加齢による能力低下は，特に本人が意識していない場合に問題を引き起こす．自分ではこれくらいできると思って行動しても，能力が低下していて思うように体が動かないため，つまずいたり転倒したりする可能性が高くなる.

|3| 疲労による能力低下

　疲れるとエラーを犯しやすくなる．疲労には**肉体的疲労**や**精神的疲労**という作業内容による分類や，**急性疲労**や**慢性疲労**という発現時間による分類などが

用語解説＊

サーカディアンリズム

circadian rhythm. サーカディアン（概日）は，ラテン語のcirca（およそ，概ね）と，1日を意味するdi-anが合成されてできた言葉．人間の体内時計の周期は約25時間である．生物は24時間周期の環境変化に対して単に受動的に適応しているのではなく，自ら日周期性の生体リズムをもち，積極的に環境変化を予知しながら効率よく生活している.

明順応

暗順応と逆に，暗いところから明るいところに入った時の順応のこと.

ある．人は自分が疲労していることに気付かない，または，気付いていても改善できない場合も多い．重大なエラーを犯さないためにも，日ごろから疲労を蓄積しないように注意する必要がある．

一時的な疲労とは，例えば激しい筋肉作業，精神を集中しなければならない作業，感情的な緊張，睡眠不足などの後に感じる疲れや倦怠である．一時的な疲労は，適度な休息や休養，睡眠，栄養などによって回復する．しかし慢性疲労では，一時的な疲労が回復しないうちに次の一時的な疲労が発生し，この状態が繰り返し続いて疲労が蓄積し，疾病を招く要因となる．また，疲労は加齢とも関係があり，一般的に加齢とともに疲労回復に必要な時間は長くなる．

ヴィジランス[*]とは，注意を持続しながら信号出現を見張っている状態である．このタスク（作業）でのエラーは重要な信号（兆候）を見逃すことであり，防止するには適当な時間ごとに強制的に休息を与えたり，作業転換を行うことが有効である．防空システムなどのレーダー監視作業の研究では，2 ～ 3時間作業すると信号検出率はほぼ2分の1から3分の1に低下するが，20～30分ごとに短時間の休息あるいは作業転換を行うと，低下速度を減殺できるとされている[2]．このことから，薬剤処方での監査作業など，集中して行う作業には，適切な休息を入れるとエラーの低減が期待できる．

2 認知的特性

認知的特性のいくつかは，エラーに深く関係している．人間の情報処理（➡p.87 図3.1-3）の各段階にエラーに関係する特徴がある．

1 注意

注意については非常に多くの考え方やモデルが提案されており，注意力の特徴についても3 ～ 4パターンあるといわれている．注意をエラーとの関係で説明する．

まず，注意の容量には限界がある．ある物事に集中すればするほど，ほかの物事への注意は弱くなる．したがって，ある一つの作業をしているとき，ほかの作業への注意はおろそかになる．

次に，注意は**選択的**で**方向性**がある．エラー防止のために注意を向けるのはよい．ところが，看護師がスライディングスケール[*]を見ることだけに注意を奪われ，患者の名前を間違えたという報告もある．自分の関心のあるものには注意が向きやすいのも特徴である．例えば，懇親会などで雑談しているとき，隣のテーブルの誰かがあなたの名前を口にしたとする．すると，あなたは隣のテーブルの話に耳を傾けて理解することができる．これを**カクテルパーティー効果**[*]という．

ただし，注意は強度が変化しやすく，同じ水準で持続させることができない．同じ作業を連続して行うと，最初は間違わずに処理できるが，やがてエラーの入り込む可能性が高くなる．経験的ではあるが，エラーは忙しかった後の比較的ひまな時に発生しやすいといわれている．注意だけに頼った安全対策

用語解説[*]
ヴィジランス

計器盤の監視のように，あまり変化の起こらないものを長時間監視し，警戒している状態．このような受け身的で単調な作業では，信号検出能力が低下するとされる．

用語解説[*]
スライディングスケール

測定した血糖レベルに呼応して，投与するインスリンの注射量を加減するための目安表．

用語解説[*]
カクテルパーティー効果

音声の選択的聴取のこと．カクテルパーティーのように多くの人がいて騒がしい場所でも，人間は自分が興味のあること，意識していることであれば選択して聴取できる現象．自分と話している人の声や自分の名前，知人の声などは聞き分けられるが，自分に関連しないことは雑音としてとらえられる．

には限界があるということを，私たちは現実として受け止めなければならない．

|2| 見たいものを見る，聞きたいものを聞く

人間は外の物理的刺激をそのまま理解しているのではなく，見たいものを見て，聞きたいものを聞いている．また，あいまいな情報の場合，前後の刺激から，そのあいまいな情報を勝手に解釈してしまう．認知は環境の影響を非常に受けやすいのである．

例えば「B」の前後に数値が12，14と並んでいると，Bは「13」と解釈され，「13」の前後にA，Cが並んでいると，13は「B」と解釈される可能性が高い（図3.1-4）．

ある医師が電話で薬を半筒（はんとう）（アンプル1/2本）投与するように指示した．それを受けた看護師は三筒（さんとう）（3本）に聞こえたため，指示の6倍量の薬が患者に投与される事故が発生した．これは**期待聴取***（wishful hearing）という人間の基本的特性がエラーを引き起こしたものである．物理的刺激は，周りの環境や文脈によっては別のものと認識される可能性があることを十分考慮し，設計やコミュニケーションの方法を確立しなければならない．患者の観察においても，何か異常があるのではないかと思ってみないと，異常を見逃してしまう可能性は高くなる．

|3| 判断に及ぼす時間の影響

時間は人間の判断に大きな影響を与えており，特に主観的利用可能時間が人間の判断に極めて大きく影響する．そのため，利用できる時間があるときとないときでは，人間の判断の信頼性は大きく異なる．ホルナゲル（Hollnagel, E.）は制御モードと主観的利用時間の関係を図3.1-5で説明している．

ⓐ 戦略的制御モード

時間が十分にあり，最も理想的な状態である．問題解決に利用できる時間が十分にあり，高次の目標に向かうことを意味している．目標達成のために現在解決すべき問題，

> **用語解説***
> **期待聴取**
>
> 聞こえてくる音をそのまま理解しているのではなく，そのときの状況や感情に合わせた情報として音をとらえること．例えば，「ポンプB起動」を待っている作業員に「ポンプD起動」と言うと，「ポンプB起動」に聞こえることが多い．自分の都合に合わせて物事が聞こえるのは，人間の基本的特性の一つである．

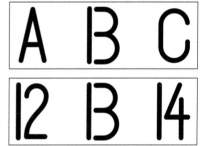

図3.1-4　前後の刺激からあいまいな情報を勝手に解釈する

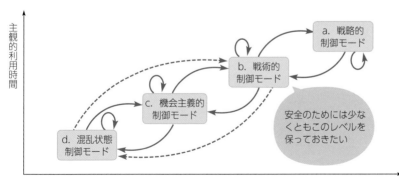

図3.1-5　判断に及ぼす時間と制御モードとの関係（ホルナゲルのモデル）

起こるであろう問題に対してさまざまな観点から予測・検討し，現在の制御方策を決定することができる．

b 戦術的制御モード

次第に時間的余裕がなくなってくると，戦略的制御モードで可能だった予測や問題解決のための検討の時間的・空間的範囲が狭くなるため，人は手順や規則に従った行動をとる．そのときに見える範囲や理解できる範囲の中で，予測や行動が決定される．

c 機会主義的制御モード

さらに時間がなくなると，全体を見たり，いろいろな側面から検討したりできなくなるなど，行き当たりばったりの思考となる．その結果，目の前の刺激だけに反応するようになる．計画や予測は存在しなくなり，道筋のある対応は全く期待できない．対応している本人は自分が合理的な行動から逸脱していることに気付いていないが，傍らで見ている人には明らかに行動が場当たり的であることがわかる．

d 混乱状態制御モード

制御そのものが存在しないパニック状態の行動で，例えば，火災になり煙が迫っている状況などで現れる．行動から合理性が失われ，いつもは普通にできることすらできなくなったり，簡単なことが思い出せなくなったりする．

a～dのモデルから，医療の現場において安全を保つためには，少なくともb．戦術的制御モード以上のレベルに保つことが重要である．

3 集団的特性

人間関係は人の行動や判断に大きな影響を及ぼす．医療システムは人間の介在が多いため，私たちは集団における人間特性をよく理解しておかなければならない．

|1| 社会的手抜き

「自分が患者確認をしなくてもほかの誰かがちゃんとやるだろう」と思って患者確認をしたところ，事故になった事例がある．自分がやらなくてもほかの誰かがやるだろうと思って手を抜いたり，集団で作業をしたりすると，人は単独のときよりも働かなくなる．この現象を，ラタネ（Latané, B.）らは**社会的手抜き**と名付けた．

リンゲルマン（Ringelmann, M.）は，1人，2人，3人，8人で綱を引いてもらい，その力を測定し，1人当たりの引っ張る力を計算した．その結果，1人で綱を引く力を100％とすると，2人のときは各個人は93％，3人のときは85％，8人のときは49％の力しか出していなかった[3]．このように，単独作業状況よりも集団作業状況において1人当たりの作業量が低下することを，**リンゲルマン効果**と呼ぶ．

plus α
社会的手抜き

集団で共同作業を行うと，一人当たりの作業遂行量が人数の増加に伴って低下すること．個人の貢献度が評価されにくい，努力しなくても結果に大きな影響を与えない，周囲も努力していない等の条件が重なると，作業遂行量はさらに低下する．

|2| 集団の圧力

チーム内のほかのメンバーが全員，自分と異なる意見をもっているときに，それでも自分の意見を言うことは難しい．アッシュ（Asch, S. E.）はこうした個人と個人，個人と集団との間の相互作用に現れる社会的影響過程を明らかにするために，簡単な集団実験を行った[4].

被験者8人の集団に，2枚のカードを見せた（図3.1-6）．1枚には線が1本だけ描かれており（標準刺激），もう1枚のカードには，それぞれ長さの異なる3本の線が描かれていた．3本の線のうち，どれが標準刺激と同じ長さに近いかを判断するよう求めた．被験者は1人ずつ順に答えていくが，実は8人のうち本当の被験者は1人だけであり，残る7人は「サクラ」で，あらかじめ決められたとおりに答えるようになっていた．そして本当の被験者が答えるのは7番目だった．実験の結果，実験グループの約3分の1の被験者が，多数者であるサクラと同様の解答をし，誤りを犯した.

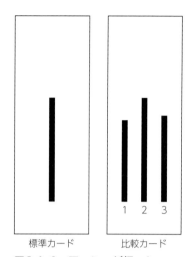

標準カード　　　比較カード

図3.1-6　**アッシュが行った実験用のカード**

|3| 権威勾配

みんなが言ったことに合わせて，自分もそれに従うことは日常業務の場でも起こりやすい．権威が加わるとこれがさらに加速する.

- 医師から指示が出た．指示の内容を見た看護師は，もし指示に従って処置をすれば，患者が重篤な状態に陥る，あるいは死亡する可能性があると思った．そこで，本当にその処置をするのか問い合わせた．すると，医師は重ねてその指示を出した．結果，患者は死亡した.
- ある新人看護師が先輩看護師の医療機器の操作に疑問を感じた．先輩看護師に言えばいいとはわかっているが，こんなことを聞いて，もし自分が間違っていたらきっと怒られるに違いないと考え，伝えなかった．結果，インシデントが発生した.

類似の事例はいろいろなところで起こっている．「疑問があるなら言えばいいじゃないか」と思うが，これがなかなか難しいのである.

一般的に，人は権威をもっている人に指示・命令されると，自分の意思に反しそれに従ってしまうものである．アメリカの心理学者ミルグラム（Milgram, S.）が実施した「権威への服従」の実験では，普通に考えるととても危険でできない操作でも，実験という名目で権威ある人に命令されると，非常に多くの人がそれを行ってしまうことが示された.

権威勾配

元は機長と副操縦士との関係性を表現する際に航空業界で使われていた用語．リーダーシップを発揮するためには，ポジションパワー（地位・肩書）とパーソナルパワー（個人の力量・魅力）によってチームを正しく牽引する必要があるが，ポジションパワーに偏ったリーダーシップは「権威勾配が急すぎる」と表現され，コミュニケーションに支障を来すとされる.

|4| リスキーシフト

集団の決定は，個人の決定に比べてより危険な選択をするという**リスキーシフト現象**が発現することがある．

ワラック（Wallach, M. A.）とコーガン（Kogan, N.）の実験では，例えば，「重い心臓病にかかっている人がいて，大手術を受けなければ普通の生活を送ることを諦めねばならない．しかし，その手術はうまくいけば完治するが失敗すると命を落とす．手術するかしないか迷っている」という問題に対して，一人ひとりに答えてもらった場合と，集団で話し合って全員一致の回答をしてもらった場合とを比較した．すると，集団討議の結果は最初の個人決定よりもリスキーであり，討議後の意思決定も討議前の個人の意思決定よりリスキーな方向になった．つまり，リスキーな人ほど討論で積極的な役割を演じていることが示された．

plus α

リスキーシフト

危険な意思転向．集団で討議した際の意思決定は，一人での意思決定に比べて常により冒険的な性格を帯び，危険な決定を下す傾向にあるという．その理由には，集団で決定したため個人的に責任を負わなくてもよい，リスキーな選択を好む人ほど積極的である等が挙げられる．

3 エラーを誘発しやすい環境

1 ヒューマンファクター工学のモデル

ヒューマンファクターを直訳すると**人的要因**で，人間側の要因を指す．航空機事故，原子力発電プラント事故，鉄道事故，医療事故など，事故が発生すると人間の問題，すなわちヒューマンファクターの問題が取り上げられることが多い．このような事故の分析から生まれたのが，**ヒューマンファクター工学**である．ヒューマンファクター工学の考え方が，医療安全のために非常に重要であり参考になる．ヒューマンファクター工学の概念を理解するためには，SHELモデルが参考になる．

plus α

human factorと Human Factors

英語では，「要因」という意味でのヒューマンファクターはhuman factorと小文字表記する．要因が複数ある場合は，human factorsと複数形で記述する．一方，「知識体系」の意味で使う場合は，ヒューマンファクターズと常に複数形を用い，Human Factorsと，頭文字を大文字で表記して区別する．

|1| SHELモデル

SHELモデルは，エドワーズ（Edwards, E.）によって提案された概念で，ヒューマンファクター工学を四つの要素で説明している．四つの要素は，S（software, **ソフトウエア**），H（hardware, **ハードウエア**），E（environment, **環境**），L（liveware, **人間**）を意味する．エドワーズの原案を，KLMオランダ航空のパイロットであったホーキンス（Hawkins, H. F.）が改良したものが図3.1-7で，中心のLの周辺の凸凹は人間の諸特性を表している．なんらかの原因で中心のLの周辺の凸凹と，これを取り囲む各要素のもつ凹凸がうまく合致せず，すき間にヒューマンエラーが発生するというメカニズムを説明している．

|2| mSHELモデル

ヒューマンファクター工学は安全，効率，そして人間の健康と福祉の向上を目標としているが，すべての要素に管理は大きな影響を与える．そこで **m**（management, **管**

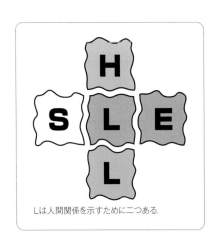

Lは人間関係を示すために二つある．

図3.1-7　タイル型SHELモデル

理）を加えて改良したものが，mSHELモデルである（図3.1-8）．全体のバランスを考えながら各要素間の関係を最適にする役割が，管理を表す「m」である．

3｜PmSHELLモデル

SHELモデルやmSHELモデルは，主に人間や機械などで構成される産業システムで考案され広く利用されてきたが，医療システムにおいても利用可能なモデルである．医療システムでは，患者の要素が非常に大きいと考えられるため，従来のmSHELモデルに**P**（patient，**患者**）の要素を加えた**PmSHELLモデル**（図3.1-9）が提案された．また，各要素の周辺の凸凹はデザイン上の理由で単純化されている．

② エラー誘発環境

人間を取り巻く環境が人間の特性と合致していないと，エラーが誘発されやすくなる．図3.1-10は，PmSHELLモデルの要素ごとに病院のエラー誘発要因を示したものである．

❖● P（患者）

患者そのものがエラー誘発要因となる．患者は疾患や薬剤の影響を受けているため，その言動が医療従事者のエラーを誘発する場合がある．

例えば，日常生活の中では，他人の名前が呼ばれたときに自分が「はい」と返事をすることはない．しかし，過去の患者取り違えでは，別人の名前が呼ばれたにもかかわらず，患者が「はい」と答えたため，異なる患者を手術した事故も発生している．薬剤のために患者の意識レベルが低下していて違う名前に返事をしてしまったり，認知症による行動が看護師のやるべき業務を増加させ，エラーを引き起こしたりする場合もある．

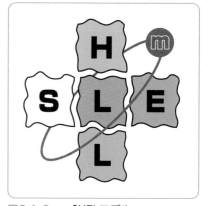

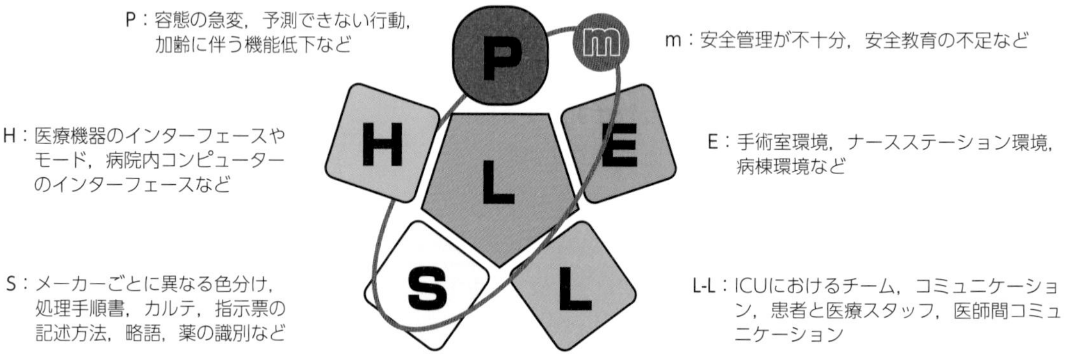

図3.1-8　mSHELモデル

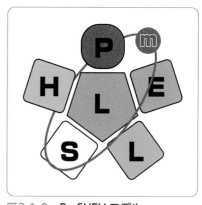

図3.1-9　PmSHELLモデル

P：容態の急変，予測できない行動，加齢に伴う機能低下など

m：安全管理が不十分，安全教育の不足など

H：医療機器のインターフェースやモード，病院内コンピューターのインターフェースなど

E：手術室環境，ナースステーション環境，病棟環境など

S：メーカーごとに異なる色分け，処理手順書，カルテ，指示票の記述方法，略語，薬の識別など

L-L：ICUにおけるチーム，コミュニケーション，患者と医療スタッフ，医師間コミュニケーション

図3.1-10　病院での考えられるエラー誘発要因

S（ソフトウエア）

　薬の種類は非常に多く，類似した薬品名が極めて多い．成分名と商品名の混在，希釈の程度，商品名に書かれた薬剤の量などが，薬品の区別を特に複雑にしており，エラーが誘発されやすい．また，薬剤の単位や容器は目的に応じてさまざまなものが使用されており，mg，mL，モル，cc，バイアル，アンプルなどが混在している．種類の多さがなんらかの条件と重なると，エラーを引き起こす．色分けも問題である．メーカーの決めた会社のカラー，各施設で識別のために導入された色分けが多くなると混乱する．

H（ハードウエア）

　医療機器の最大の問題点は，機器によって操作が異なるものがある点である．例えば，バルブ型とボリューム型の操作ダイアルが混在していることが挙げられる．バルブ型で増加する場合は左回転だが，ボリューム型では右回転である．ほかにも，チューブの接続が「入力」と「出力」のコネクターのどちらにも接続できる構造になっていると，エラーが引き起こされやすい．

　また，ソフトウエアとも関連の深いオーダリングシステムや電子カルテシステムのインターフェースは，一般的にわかりにくい．エラーを低減するために導入されたコンピューターは手続きが厳密で柔軟性が低い上，紙ベースの処理ならば簡単にできた医師の指示変更も非常に煩雑な場合がある．

E（環境）

　施設にもよるが，一般的に品物が多いにもかかわらず，病院は作業場所が狭い．物品倉庫にはさまざまな種類のチューブや処置のための消耗品などが多数保管されているが，整理整頓が不十分なところが多い．また，増築を重ねて規模が大きくなった病院では，動線が合理的でないところもある．勤務環境の問題は，特に勤務医に多い．夜間当直で緊急手術をした医師が，そのまま日勤業務に就くことは，疲労の観点からみても問題が多いといえる．

L（人間関係）

　現在でも，医師とそれ以外の職員との間の権威勾配は大きい．情報伝達を人間を介して行っていたため，人間関係の悪さが情報伝達の阻害要因となっていた場合もある．診療科間や職種間のコミュニケーションが十分でないこともある．

m（管理）

　安全管理の重要性が見直されてきているものの，いまだに不十分なところも多く，エラー誘発要因がそのまま放置されていることもある．教育体制や個人の能力管理の充実，エラー対策を考慮した物品の購入，類似した物品の差別化などが求められていると考えられる．

3 過誤強制状況：Error Forcing Context

a 誘発要因が増えるとエラーが発生しやすくなる

　ヒューマンエラーは人間の特性と環境が影響しているため，エラー誘発要因が複数あるとエラーはさらに引き起こされやすくなる．例えば，深夜勤務の看

護師の数は不足しているため，一人の業務量が日勤のときよりも増える．このとき，患者の急変，医師の指示の変更，急な入院患者の受け入れ，わかりにくい指示書，識別しにくい薬剤名と単位などがあると，エラーが誘発されやすくなる．

また，勤務の交代間際では，検査のために患者からデータを集める作業や看護記録の記入，引き継ぎの準備などの作業が多い．一つひとつは小さな誘発因子でも，これが多重になると，エラーは引き起こされやすくなる．

ⓑ 誘発要因と人間の特性が相乗作用するとエラーが発生しやすくなる

エラー誘発要因の増加と，人間の生まれながらにもつ，あるいは成長の過程で獲得した特性が環境と作用すると，エラーはさらに発生しやすくなる．明け方になると人間は覚醒水準が下がり，エラーを犯しやすくなる．ところが夜明け前になると，特に高齢の患者が目を覚ますため介助業務が増加する．

また，日勤中忙しく，残業で帰りが遅くなった看護師は，十分な休息がとれていないため疲労が蓄積している．そのような状態で深夜勤務を行ったり，あるいは風邪気味で薬を服用したりしていると，環境と人間特性の相乗作用で，さらにエラーが誘発されやすくなる．

■ 引用・参考文献

1) 島田一男ほか．基本マスター心理学：基礎から応用までの120選．法学書院，1981，p.10-11，（基本マスターシリーズ）．
2) 藤永保編．新版心理学事典．平凡社，1981，990p．
3) 斉藤勇編．社会的勢力と集団組織の心理．誠信書房，1987，（対人社会心理学重要研究集，1）．
4) Asch, S. E. Effects of Group Pressure upon the Modification and Distortion of Judgements. Carnegie Press, 1951, p.177-190.
5) 岡野正治編．事故のモンタージュ7．全日本空輸総合安全推進委員会．1997，269p．
6) His Majesty's Government of Nepal. Report on the Accident of Thai Airways International A310, Flight TG311（HS-TID）, on 31 July 1992. 1993.
7) 米国医療の質委員会／医学研究所．人は誰でも間違える：より安全な医療システムを目指して．L．コーンほか編．日本評論社，2000，273p．
8) 横浜市立大学医学部付属病院の医療事故に関する事故調査委員会．横浜市立大学医学部付属病院の医療事故に関する事故調査委員会報告書．1999．
9) 都立病院医療事故予防対策推進委員会．都立広尾病院の医療事故に関する報告書：検証と提言．1999．
10) D. A. ノーマン．誰のためのデザイン？ 認知科学者のデザイン原論．野島久雄訳．新曜社，1990，427p．
11) 望月衛ほか編．環境心理学．朝倉書店，1979，p.12．
12) 河野龍太郎．ヒューマンエラーを防ぐ技術：エラー発生のメカニズムから，事故分析，具体的な対策まで．日本能率協会マネジメントセンター，2006，215p，（実務入門）．
13) 行待武生監修．ヒューマンエラー防止のヒューマンファクターズ．テクノシステム，2004，p.443．
14) Rasmussen, J. Skills, rules, and knowledge；signs and symbols, and other distinctions in human performance models, IEEE Trans. 1983, SMC-13（3），p.257-266.
15) 河野龍太郎．医療におけるヒューマンエラー：なぜ間違えるどう防ぐ．第2版，医学書院，2014，190p．

16) マーチン・ムーア＝イード．大事故は夜明け前に起きる．青木薫訳．講談社，1994，272p．
17) 斉藤一．加齢と機能の関係．労働の科学．1967，22（1），p.4-9．
18) 伊藤謙治ほか編．人間工学ハンドブック．朝倉書店，2003，p.152-154．
19) 狩野広之．注意力：ミスをしなければ成功する．かんき出版，1977．
20) 御領謙．"注意と認知"．認知と心理学．大山正ほか編．東京大学出版会，1984，p.121-141，（認知心理学講座，1）．
21) 大山正．実験心理学．東京大学出版会，1984，294p．
22) エリック・ホルナゲル．認知システム工学：情況が制御を決定する．古田一雄監訳．海文堂，1996，318p．
23) Latané, B. et al. Many Hands Make Light the Work：The Causes and Consequences of Social Loafing. J Pers Soc Psychol. 1979, 37, p.822-832.
24) Milgram, S. Some Conditions of Obedience and Disobedience to Authority. Human Relations, 1965, 18（1），p.57-76.
25) Wallach, M. A. et al. Group Influence on Individual Risk Taking. J Abnorm Psychol. 1962, 65（2），p.75-86.
26) Edwards, E. Human Factors in Aviation. Academic Press, 1988.
27) F. H. ホーキンズ．ヒューマン・ファクター：航空の分野を中心として．石川好美監訳．成山堂書店，1992，405p．
28) 東京電力ヒューマンファクター研究室．Human Factors TOPICS. 1994.
29) 河野龍太郎．ヒューマンファクター工学からみた医療システムの安全性：他産業と医療のシステムの比較．看護管理．2002，12（12），p.946-952．
30) U. S. Nuclear Regulatory Commission. Technical Basis and Implementation Guidelines for A Technique for Human Event Analysis（ATHEANA）. NUREG-1624, 2000.

2 事故分析

1 事故の構造

エラーに関係したインシデントや事故の再発防止のために第一にやるべきことは，事実をよく理解し，事故の構造を明らかにすることである．事故の構造には，①時間的経過の視点からの**事象の連鎖**と，②因果の視点からの**背後要因の連鎖**がある．次の架空の事例を使って説明する．

> **事 例**
>
> T循環器センターには二人の山本さんが入院していた．看護方式は固定チームナーシングで，当日の受け持ち看護師は一覧表でわかるようになっていた．医師はその表を見て，指示を伝えることになっていた．
>
> 手術日ではなかったが，午後から心臓カテーテル検査を受ける患者が三人いた．午前中はリネン交換日のため，ナースステーションにはフリー業務のD看護師だけがいた．
>
> 10時，D看護師は検査着姿のC医師に「山本A夫さんにジゴキシン1錠，今，飲ませて．受け持ちが誰かわからないから言うけど」と言われた．そのときD看護師は，今日心臓カテーテル検査予定の山本B男さんのことしか頭になかった．検査の前に心房細動に対して，予防的に飲ませるのだろうと思いながら，指示の復唱をした．「山本A夫さん」と復唱しているのを，たまたま通りかかったE看護師は聞いていた．D看護師は電子カルテの指示欄を見たが，まだ記入されていないことに気付いた．C医師に伝えなくてはと思いながら，ストック（病棟定数ではない）からジゴキシン1錠を取り出し，山本B男さんに与薬した．
>
> その後，山本B男さんの受け持ちのF看護師に，ジゴキシン1錠を与薬したことを伝えた．ナースステーションにいたC医師へ「指示欄への記載をお願いします」と言うと，「もう入れたよ」と言われた．「え？山本B男さんですよね？」とD看護師が確認すると，「山本A夫さんだよ」と返事があった．山本A夫さんのカルテには指示の記載があり，そこで間違いに気付いた．

1 時系列の構造

図3.2-1は縦軸に時間，横軸に関係者を並べて，この事例の流れを示している．これを**時系列事象関連図**と呼ぶ．何がどのように起こったのかを理解するには，情報や行動の流れに着目することが重要である．

C医師の与薬のオーダーがD看護師に告げられ，D看護師が復唱し，それをE看護師が聞いていた．D看護師は電子カルテを見てまだ入力されていないと気付いたが，ストックから錠剤を患者に与薬した．図3.2-1からは，インシデントの一連の流れが一目でわかる．右の備考欄のカードには，後日のインタビューから得られたことが記入されている．

時系列事象関連図を詳細に見ると，問題点がよく理解できる．例えば，D看護師は山本B男さんのイメージをもちながら，「山本A夫さん」と復唱して

plus α

時系列事象関連図

根本原因解析（root cause analysis：RCA）の一つであるImSAFER（アイエムセイファー）の手順で用いられる事実把握のための図．最終事象に至るまでに，何が，どのように起こったかを視覚的に理解するために，横軸に登場人物，縦軸に時間軸をとる．発生した事象（event）を簡潔な文章で表し，各事象を矢印で示し関係性を「見える化」する．

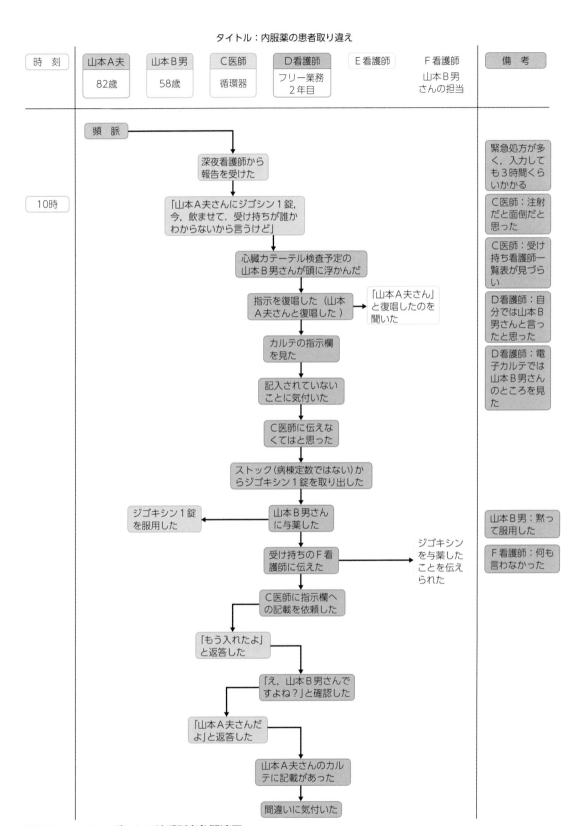

タイトル：内服薬の患者取り違え

時　刻	山本A夫 82歳	山本B男 58歳	C医師 循環器	D看護師 フリー業務 2年目	E看護師	F看護師 山本B男 さんの担当	備　考

頻　脈

深夜看護師から報告を受けた

緊急処方が多く，入力しても3時間くらいかかる

10時

「山本A夫さんにジゴシン1錠，今，飲ませて．受け持ちが誰かわからないから言うけど」

C医師：注射だと面倒だと思った

心臓カテーテル検査予定の山本B男さんが頭に浮かんだ

C医師：受け持ち看護師一覧表が見づらい

指示を復唱した（山本A夫さんと復唱した）

「山本A夫さん」と復唱したのを聞いた

D看護師：自分では山本B男さんと言ったと思った

カルテの指示欄を見た

D看護師：電子カルテでは山本B男さんのところを見た

記入されていないことに気付いた

C医師に伝えなくてはと思った

ストック（病棟定数ではない）からジゴキシン1錠を取り出した

ジゴキシン1錠を服用した　←　山本B男さんに与薬した

山本B男：黙って服用した

受け持ちのF看護師に伝えた　→　ジゴキシンを与薬したことを伝えられた

F看護師：何も言わなかった

C医師に指示欄への記載を依頼した

「もう入れたよ」と返答した

「え，山本B男さんですよね？」と確認した

「山本A夫さんだよ」と返答した

山本A夫さんのカルテに記載があった

間違いに気付いた

図3.2-1　インシデントの時系列事象関連図

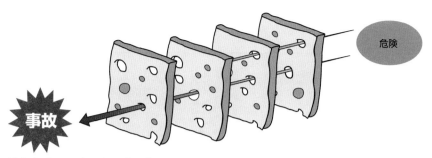

図3.2-2　スイスチーズモデル

いること，患者の山本Ｂ男さんが，与えられた薬を疑問をもたずに服用していること，あるいは全体の問題として，この病院のオーダリングシステムが緊急処方でも３時間かかっていることに気付くはずである．さらに，山本Ｂ男さんの担当であるＦ看護師は，自分の受け持ち患者がどのような状態か，他の看護師の与薬がどのような意味をもつのかを理解していないという重要な点に気付く．

1 事象の連鎖：a chain of events

　一般に，事故は単独の原因で発生することはまれである．多くは複数の事象（イベント）が発生し，それが連続して最終の事故に至っている．事故によっては，発生した事象の間には因果関係がない場合もあり，それぞれの独立事象がまさに絶妙のタイミングで発生していることもある．

　図3.2-2は，リーズン（Reason, J.）による**スイスチーズモデル**である．危険を内在しているシステムは，ある失敗が直ちに事故に結びつかないように多重の防護壁を備えているが，このモデルが示しているように，各防護壁の穴がちょうど重なったときにすべての防護壁を突き抜けて事故に至る．防護壁の穴が開いた原因は，前の防護壁を抜けたことと因果関係がある場合もあれば，独立している場合もある．

2 時間軸に沿った構造

　時系列事象関連図は，それぞれの事象がどのようにつながって発生しているかを明確にするために非常に重要な図である．この図をベースに，時間軸に沿った事故の構造を理解することができる．特に，医療システムは情報が極めて重要であり，いつ，誰が，誰に，どのようなタイミングで情報を伝達したかに着目することが大切である．この関係が明らかになると，問題点を発見できる場合が多い．

2 因果の構造

1 トップ事象に対する背後要因

　図3.2-3は，患者の山本Ｂ男さんのジゴキシン服用をトップ事象とした**背後要因関連図**を示している．この背後要因関連図は，**FTA**（fault tree analysis）の一種である．FTAの考え方を，作業現場の機械の故障や不具合

plus α
ジェームズ・リーズン

イギリスの心理学者．航空，原子力，化学プラントなどの事故防止のための研究，特にヒューマンエラーをテーマにした研究で名高い．著書の『組織事故』は安全文化の醸成に具体的な方法を提供したという点で高く評価されている．

plus α
スイスチーズモデル

ジェームズ・リーズンが提唱した事故のモデル．事故が起こらないようにするには，エラーやトラブルが発生してもそれが事故に結びつかないように多重の防御壁を備えておかなければならない．しかし，完全な防御壁はなく，どこかに必ず穴が開いている．この穴の開いた防御壁をスライスしたスイスチーズにたとえ，事故はその防御壁の穴が一直線に並んだ場合に発生すると説明した．

plus α
フォルトツリー分析（FTA）

fault tree analysis. 図が木の枝の広がりに似ていることから「故障の木解析」と呼ばれている．望ましくない事象（top event）は，複数の事象が引き起こしているものと考え，それぞれの事象に分解する．その分解された事象はさらに下位の事象によって引き起こされていると考えて分解していく．各事象に発生確率を入れて計算すると，起こりやすい一連の事象がわかるため，発生の可能性の高いものを推定することができる．

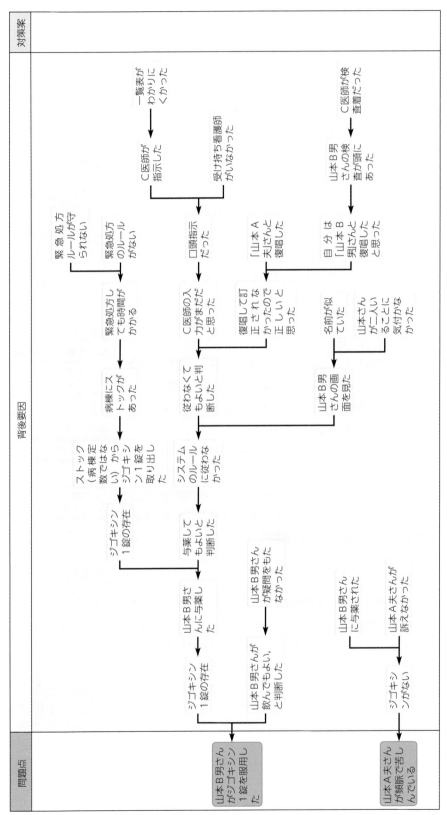

図3.2-3　インシデントの背後要因関連図

100

に適用して，現場で働く人ができるように簡易化したものが，**なぜなぜ分析***として知られている．

　背後要因関連図はヒューマンエラー発生時の誘発要因の構造を明らかにするために作成する．背後要因の構造がわかれば対策を検討するときに非常に役に立つ．人間の行動は機械の故障のように単純なものではなく，因果関係そのものがあやふやな場合が多いが，それでも，背後要因関連図は因果関係を視覚的に理解するのを支援する．対策を立案するときには，事故の構造が視覚的に理解できるため，非常に大きなヒントを得られる．

| **2** | ロジカルな関係

　背後要因関連図の作成で重要なことは，可能な限り論理的に背後要因を探っていくことである．この事例では，トップ事象である，本来服用する必要のない患者がジゴキシンを服用してしまったという事象が発生するには，まず，①ジゴキシンが患者の手元にあること，②当該患者自身が服用してもよいと判断したことの二つが関係していると考えられる．二つの要因が同時に成立したときに，トップ事象が発生する．

　さらに，それぞれの要因の背後要因を探っていくと，①ジゴキシンは，D看護師が持ってきたために患者のもとに存在したが，持参した背後には，a.病棟にジゴキシンがストック薬としてあったこと，b. D看護師が与薬が正しい指示だと判断したことが存在している．また，D看護師は本来ならばオーダリングシステムの医師の指示欄に基づいて行動すべきだったが，入力が終わっていないのだろうと勝手に解釈していることがわかる．このように，背後要因を可能な限り論理的に探って，事故の構造を明らかにしていくことが重要である．

| **3** | それぞれの背後要因は小さい

　事故の構造では，それぞれの事象は最後の事象の大きさに比較すると一般に小さいことに気付く．通常は無視してもほとんど最終結果には影響しないような事象でも，それが絶妙なタイミングで連鎖して大きな事故が発生している．しかも，この小さな事象はすでにヒヤリ・ハット報告として知られていることが多い．ヒヤリ・ハット事象で報告されるくらいの小さな要因が絶妙なタイミングで連鎖すると，不幸な場合には事故に至ることを理解しなければならない．

3 パターン化

　事故の構造で特徴的なのは，個々の事故はそれぞれ違うように見えても，構造的によく似ている，あるいは概要としてはよく似ている場合が多いことである．もちろん，完全に同じではない．これはインシデント報告や事故報告書を数多く読めば，よく理解できるだろう．柏木はパターン化により事故の管理を試みた[1]．彼は事故のパターンを相関係数をもとに統計的な手続きで抽出し，事故パターンの階層性という考え方を導入して管理する手法を提案した．

　個別的な対策を完全にとることが理想的だが，一般的に事故の数やインシデ

用語解説*
なぜなぜ分析
事故や不具合の原因として，うっかりミスをしてしまった場合，「なぜうっかりしたのか」というように「なぜ」を繰り返すことで真の原因追究に迫っていく手法．

事故のパターン
一つひとつの事故はそれぞれ異なっているが，あるいくつかの状況においては共通点が見られる．事故の状況は類似しており，この類似を事故のパターン（類型）という．複数の事故をある基準で整理すると，いくつかの類似の状況が引き出される．また，基準を変えて類似性を求めると，別のパターンを引き出すことができる．

ント報告数は多く，個別の対応には限界がある．そこで，事故のパターンを事故のデータベースと照らし，パターンに応じた対策をとると効率がよい．

2 事故分析に重要なこと

1 事故分析の目的

|1| 顕在事象の場合は再発防止

運用中のシステムで発生した事故分析の第一の目的は，**再発防止**である．直ちに行うべき対策は，類似の事故が発生して被害が拡大しないようにすることである．例えば，使っていた装置が，なんらかの原因で壊れたとする．直ちに検討すべきなのは，同型の装置で同じ問題が発生しないかである．もし，事故が材料の強度不足で発生した場合，同じ材料を使っている装置に同じような事故が発生する可能性がある．類似事故の発生を防止し，被害の拡大を防ぐために，事故の原因究明を急いで実施しなければならない．

|2| インシデントの場合は顕在事象の発生を防止

インシデント事象を分析する目的は，インシデントの段階でとどまり，事故まで至らなかったことを真摯に受け止め，顕在事象となる前に対策を講じることである．事故防止には，小さな段階でのエラー発生を少なくすることが最も重要である．また，インシデントはシステムの欠点を示していることが多く，たまたまインシデントのレベルで終わり，いくつかの防護壁の存在で事故が阻止されただけである．もしこの防護壁がうまく機能しなければ，顕在事象となっていた可能性が高い．したがって，インシデント事例は常に重大事故に結びつく可能性を想定しながら分析するのがよい．

|3| 改善のチャンスと考える

事故やトラブル，インシデントはシステム上の問題点から発生すると考えると，問題点の背後要因を明らかにすれば，システムに内在する，いずれ問題となる種が明らかになると考えられる．システム上の欠陥があればいずれ顕在事象となり，その対応には多くの労力と時間と費用がかかる．事故やトラブル，インシデントが起こったときは，病院やクリニックなどのシステムを改善するチャンスと考え，それ以上の損失を避ける措置をとらなければならない．

一般に医療事故やインシデントが発生すると，関係者の安全への意識が高くなる．したがって，医療の質と安全と効率を向上させるための改革を推進するには，絶好のチャンスである．顕在事象を免れたのであれば，インシデントが顕在事象に結びつかないよう，可能な限りさまざまな対応策を多重にとるのがよい．構造を変えない限り，再発は免れないと認識しておくべきである．

2 事実の把握

事故調査で最も重要なことは，**事実の把握**である．何が起こったか，どのように起こったか，なぜ起こったかの追究が重要である．初期の段階で最も重要なことは**何が，どのように起こったのか**である．「なぜ」は初期の段階ではわ

からないことが多い.

|1| 現場保存

　まずやるべきことは，**現場保存**である．事故が発生した状況を可能な限りそのまま保存する．事故の種類や状況によるが，一般的に，カルテやメモなどの記録類はもちろん，材料，機材，位置関係，関係者の名簿，勤務表などを保存する．医療機器の場合は，内部に記録されているデータを消去しないように注意しなければならない.

　緊急事態の場合，関係者それぞれに自分の記憶の範囲で簡単なメモを残してもらうと，後で役に立つことが多い．人の記憶はあいまいな部分が多いからである．目撃者の証言の研究[2]によると，実際に目撃した人が，事故の後に他人と会話したことで記憶がゆがんだ，インタビュアーの用いた表現により実際と異なる内容で記憶変容が起こったなど，目撃者の証言は事実がゆがめられていることがある.

|2| 時間軸を中心に考える

　客観的データは，カルテや現場の状況写真，治療記録，検査データなどである．しかし，最初は事故がどのように起こったのかよくわからないことが多い．特に，医療システムでは人間の介在が多いため，どうしても関係者の証言に頼らざるを得ない部分が多い．ところが人間の記憶の特性から，事象を発生順に記憶しておくことは難しい．そこでまず，大きな紙やホワイトボードに，何がどのように起こったのか，わかったことから書いていく．関係者の証言を加え，何がどのように発生したのかを少しずつ明らかにするとよい．**時間軸**に証言を並べ，もし関係者の証言する時間が食い違ったときは，第三者の目で冷静に食い違いを精査し，無理なく合理的な事象の進展関係は何かを探っていくことが重要である.

|3| 信頼関係を築く

　インタビューによって関係者から何がどのように発生したかを聞き出すためには，まず，**信頼関係**が成り立たなければならない．当事者にとっては，証言によって自分が不利な立場になったり嫌な思いをしたりする場合もある．信頼を得るためには，事故調査は責任追及ではなく，事故の再発防止のために行うものであることを十分説明し，理解してもらう必要がある.

　信頼関係は日常の業務の活動の中で少しずつ構築されるものであり，構築には時間がかかる．加えて，一度築かれた信頼も，調査する側のちょっとした言動によって簡単に壊れてしまうことを理解しておく必要がある.

3 事故データ

　収集する事故データの種類を理解しておくと，取り扱う際に役に立つ.

|1| 主観的データ

　主に事故の関係者の記憶に基づくデータで，具体的には，インタビュー記録やメモなどである．主観的データの信頼性には，常に疑問をもっておかなけれ

plus α

時間軸

線グラフにおいて数値や数量の変化を示す縦軸に対し，経過時間を示す横軸を時間軸という．また，過去から現在，未来へと経過していく時間の流れや，ある状態・事柄を維持する時間の範囲を指す.

ばならない．例えば，事故の関係者である看護師Xが，「私は3時に点滴を交換した」と証言した場合，事実は「看護師Xが3時に点滴を交換した」ことではなく，「看護師Xが『3時に点滴を交換した』と答えた」ことである．3時に交換したかどうかは別のデータで確認する必要がある．

　また，他の関係者が同じように「看護師Xが3時に点滴を交換しているのを見た」と証言した場合，他の人も同じ答えだったなら事実と判断してもよいだろうと考えるのは早計である．筆者は証言者が二人とも間違って記憶していた事例を知っている．証言に基づく事象の把握には，常にこのような細かな配慮が必要である．

｜2｜客観的データ

　カルテ，指示簿，検査データなどは，記憶に頼らないデータである．記述されている事実は人間の主観や記憶ではないため，信頼性が高い．医療機器からデータをアウトプットするに当たり，特に重要なのは，医療機器が本体内に記録しているデータである．リセットしたり，電源を切ったりすると，内部の重要なデータが失われてしまう可能性がある．さらに，内蔵時計が他の医療機器にセットされた時間とどれくらいずれているかも，直ちに記録しておくことが重要である．ずれが記録されていれば，後で補正することができる．

　また，現場の写真も重要である．いろいろな角度から，写真の片隅に物差し，コインなどの大きさのわかる物を入れて写真を撮っておくと，関係した物のサイズが推定できて便利である．撮影した時刻も分析する上で極めて重要となるため，忘れずに記録しておく．

｜3｜類似事象

　事故の構造がぼんやりしている場合は，過去の事故やトラブルのデータベースから類似の事象を検索すると分析に役立つ．完全に一致するものはないだろうが，必要なデータは何か，今回発生した事故のどこに目をつけて調査を進めるのかなどのヒントを得られることがある．これは，事故にはパターンがあるという仮説に基づいた考え方である．類似パターンが見つかったら，その類似事象で鍵となる部分の調査を集中的に行い情報を収集すると，より深い分析が可能となる．

3　具体的な分析手法の特徴

■1■ インシデント分析の流れ

｜1｜まず，スクリーニング

　どの分析手法を使うかは，分析の目的に依存する．時間は限られているため，報告されたすべてのインシデントやヒヤリ・ハット事例を詳細に分析することは不可能であるし，忙しい環境では無駄ともいえる．図3.2-4はインシデント報告の処理の流れと分析手法を示している．どの分析手法を使うかは，重要度を分析した後の問題である．

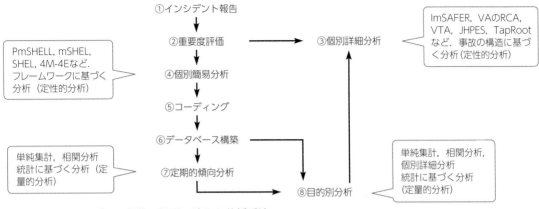

図3.2-4　インシデント報告の処理の流れと分析手法

　報告事例には，一歩間違えば重大な影響を患者にもたらす可能性のあるエラーもあれば，たとえ間違っても大きな事故とはならないと考えられるエラーもある．結果の重大性に注目して，どの事例を分析するかを**スクリーニング***しなければならない．後述するVAのRCAでは，判断のための表が提供されている．

　医療システム全体に影響するようなインシデントや，業務の改善につながるような事例は個別に詳細を分析し，システムの改善に役立てることが重要である．一方，それほど重大でない事例については，分類項目をあらかじめ決めておく分析手法でよいと考えられる．この場合はデータベースにしておくと，全体のエラー傾向や特定の医療機器に着目したエラー分析などが可能となる．

| 2 | RCA

　RCAとは，root cause analysis の略で，一般に**根本原因分析**と訳される．医療の分野でRCAというと，アメリカの**VA NCPS**（Veterans Affairs National Center for Patient Safety：退役軍人病院・国立患者安全センター）で開発されたRCAを思い浮かべる人も多いと思うが，RCAの手法は多数あり，特定の分析ツールを指す名称ではない．

　種田は，RCAを「事故などのある出来事が発生した際に，その根本的な原因，背後要因・寄与因子を同定し，対策を立案・実施して，同様の出来事が発生することを予防するプロセスの総称である」と定義している[3]．つまりRCAとは，表層的なヒューマンエラーだけでなく，その背後に潜む環境・システム要因等をきちんと探った上で対策を講じる分析手法の総称である．また，RCAは医療分野に限られたものではなく，さまざまな分野でRCAを行う方法やツールが存在する．

　ところで，**根本原因**という名称は誤解を招く可能性がある．根本原因というと，ある事象の背後に唯一の根本的な原因があって，それを追究し特定するための分析という印象を与えかねない．これは誤った考え方である．**図3.2-3**

用語解説*
スクリーニング
多数の事例から，特定の条件に合うものを抽出するためにふるい分けること．

105

（➡p.100参照）からわかるとおり，背後要因は必ずしも一つに収束していくのではなく，探れば探るほど，むしろ根本原因はまるで植物の根のように無数に枝分かれしていく．こうした理由からイギリスなどでは，RCAという名称を避けたほうがよいとする指摘もあるようである[4]．

　RCAの概念を正しく理解し，分析を通じてさまざまな背後要因を含む事故の構造を明らかにすることで，より良い医療システムの構築・改善につながる．

┃3┃定量的分析と定性的分析

　分析手法は，定量的分析と定性的分析に分けることができる．

　定量的分析は統計的分析とも呼ばれ，個別の分析ではなく，複数の事例をベースに行われる分析手法である．例えば，複数の事例を項目別にカテゴリー化し，さらに統計処理しやすいように数値化する．これをベースに項目ごとに集計したり，ある条件とある条件の組み合わせの分布を見たりするときに用いられる．さらに，項目間の**共通変動性***を利用して，**因子分析***や**クラスター分析***などの事故のパターン化を目指して分析を行うことがある．

　一方，**定性的分析**とは個別の分析手法で，事故はどのように発生したのかを時系列に追って構造を明らかにする分析手法や，大きな分類項目ごとに要因を探る分析方法である．

② 事故の構造に基づく分析

　事故分析は事故の構造に基づくことが重要である．事故分析とは，事故の構造を明らかにすることであり，要因間の関係がわかれば，その構造から対策を考えることができる．

┃1┃事象間の時間軸に基づく構造と要因の因果関係

　事故は単独の要因で引き起こされることは少ない．前述のように，結果の重大性と比較すると，小さな事象が連鎖して最終的な事故につながっている．分析では，この時間軸の関係と因果の関係の記述が重要である．図3.2-3（➡p.100参照）でわかるように，背後要因関連図が明らかになれば，因果関係を断ち切り，最終事象の発生を防止できる．背後要因関連図は，厳密には"AND"と"OR"の結合になっている．したがって，ANDの場合は，要因のどれか一つの発生を抑制すれば最終事象は発生しない．しかし，ORの結合の場合は，すべての要因に対策をとらないと，事故の防止ができないことがわかる．

┃2┃代表的な分析手法の特徴

　代表的な事故の構造をベースにした分析手法を，表3.2-1に示す．

用語解説*
共通変動性

ある項目とある項目が共通に変動していること．例えば，項目Aの値が増えている時，項目Bの値も増えている場合，共通に変動しているという．統計学的指標である相関係数は，二つの変数の間の相関（類似性の度合い）を－1から1の間の実数値で表し，1に近いときは二つの変数には正の相関がある（一緒に増える）といい，－1に近ければ負の相関がある（反対に減る）という．ただし，因果関係を示しているのではない．

用語解説*
因子分析

たくさんの変数のあるデータから，類似した項目をいくつかのパターンに整理するための統計的手法の一つ．パターンに分けるための基本的な軸を因子として仮定し，命名する．

用語解説*
クラスター分析

データ解析手法の一種．いろいろな項目が混ざり合っているデータ群（対象）の中から互いに似たものを集めて集団（クラスター）をつくり，対象を分類しようという方法を総称したもの．

表3.2-1　代表的な事故の構造に基づく分析手法

分析方法	内　容
VA RCA	米国退役軍人病院（VA）の患者安全センター（NCPS）で開発されたRCA（根本原因分析）．出来事の流れ図を作成し，出来事の背後を「なぜ？なぜ？」と掘り下げていく．この作業を進める手助けとして，RCA質問カードを用いるのが特徴である．
ImSAFER	もともと原子力発電所勤務の運転員が，自分の手でヒヤリ・ハットを分析することを目的に開発されたH²-SAFERがベースとなる．これを筆者が医療用に使いやすくするために，モデルを考え，対策の発想手順を改良した．
VTA：Variation Tree Analysis	ラプラス（Leplat, J.）とラスムッセン（Rasmussen, J.）が提唱した分析手法．事象の連鎖の中で，正常状態からの variation（変化）に着目して分析する．いろいろな変形があり，日本では最初，建設業界で普及が進んだ．宇宙開発事業団（NASDA，現在のJAXA）はヒューマンエラー分析に利用している．背後要因はmSHELを利用して探る．
JHPES：Japanese version of Human Performance Enhancement System	米国の原子力発電運転協会が開発したHPESを電力中央研究所が日本の原子力発電所の実情に合わせて開発した．①事象の把握，②状況分析，③原因分析，④対策立案の順で分析を進めていく．分析のためのフレームがあり，それに基づく緻密なヒューマンファクターの分析が特徴である．
FTA：Fault Tree Analysis	もとは宇宙ロケットの安全性解析のために開発された．ヒューマンエラー分析への応用としては関西電力のものがある．定式化されたFT（fault tree）図に，抽出された問題点を記載しながら，要因を探るのが特徴である．防止対策は，フールプルーフの原則に基づいて発想し，効果やコストなどで総合的な評価を行い決定する．
TapRoot	元デュポン社の事故調査担当のパラディ（Paradies, M.）が改良を続けている分析手法．時系列の事象関連図を作成する．Yes/No形式の質問で事故要因を特定し，調査員の違いやあいまいさを排除することが試みられている．データベースを前提とした分析手法である．

3 フレームワーク型の分析と利用方法

1 枠組みを決めておく

　フレームワーク型の分析手法は，時間がないときに比較的手軽に実施できるのが特徴である．前述の事象の連鎖や背後要因関連図などといった事象の関係性の構造，つまり，事故の構造を求めるのではなく，単に枠を決めておき，その枠の視座から当該事象に関係したと考えられる要因を列挙していく．

　一般に事故の構造を明らかにするためには時間がかかる．しかし，フレームワーク型では，例えばPmSHELLモデルの枠組みを利用するならば，P（患者）に何か問題はなかったか，m（管理）に問題はなかったか，S（ソフトウェア）に問題はなかったかなどと，一つひとつ検討していく．フレームワークが不完全であると，要因がすっぽりと抜ける可能性がある．ある程度フレームワーク型の分析に慣れてくると，それぞれの要素に入る内容がわかるようになってくる．事故にはパターンがあるため，フレームワークに入る内容は同じものが出てくるようになる．

2 データベースとして活用

　フレームワーク型の分析は，最初からデータベースとして活用することを目的とするのがよい．文献には分類項目が公開されているものがあり，日本医療機能評価機構のヒヤリ・ハット報告フォーマットには，フレームワークの中の項目がチェックリストのようにそろっている．これらを利用してデータベースを構築すれば，いろいろな使い方ができる．

RCA質問カード

米国退役軍人病院で開発されたRCA（根本原因分析）では，インシデントの背後要因を探る際，抜けがないように探索すること（なぜなぜ分析）が重要である．この「なぜなぜ分析」の過程で，背後要因の抜けがないように用意された質問項目をいう．

ImSAFER

SAFERはsystematic approach for error reductionの略で，ヒューマンファクター工学に基づき，医療現場で発生するインシデント・アクシデント事象を効果的に分析することを目的に開発された，体系的なヒューマンエラー分析手法．

例えば，新人看護師の起こしやすいヒヤリ・ハットは何かを検索すれば，共通要因が引き出され，対応策がわかることがある．また，あるヒヤリ・ハット事象が発生した場合，データベース化しておけば，報告には記載されていなくても，類似事象を検索するとその事象の重要な要因がわかったり，さらにその要因に焦点を当てて調査したりすることが可能となる．

　データベースはある程度の件数が蓄積されていないと，その力を発揮することはできない．ヒヤリ・ハットを収集するようにしておけば，データベース構築の時間と手間は大幅に削減される．

|3| フレームワーク型の分析方法の特徴

　フレームワーク型の分析手法を表3.2-2に示す．

表3.2-2　フレームワーク型の分析手法

影響レベル	内　容
4M-4E	要因を，Man（人），Machine（機械），Media（メディア），Management（管理）の四つのMで整理する．そして対策を，Engineering（工学），Education（教育訓練），Example（例示），Enforcement（強化）の視点で考える．もともとはNASAで始められたといわれている． 　対策のフレームワークに偏りがあるのが欠点で，例えば対策として手順の変更を考える場合に，この4Eではどこから発想すれば思いつくのかよくわからない．
SHELモデル mSHELモデル PmSHELLモデル （➡p.93，94参照）	もとはヒューマンファクター工学の説明モデルとして提案されたものが，分析のフレームワークとして使われるようになったものである．SHELではManagementがどこに入るのかがわからなかったため，後でmが加えられたのがmSHEL，さらに医療の特殊性から患者（P）が付け加えられたモデルがPmSHELLである． 　なお，現場ではフレームワーク型の分析手法がよく利用されているが，分析のプロセスで出てきた要因がどこに入るのかという分類に，多くの時間を費やしている例が多い．これは本末転倒である．このフレームワークは分類が目的ではなく分析の視座を示しているので，要因を抽出する，あるいは思いつくためのヒントを示していることにほかならない．したがって，だいたい関係すると思われるところに入れておけばよい．

■ 引用・参考文献

1) 柏木繁男. マン・マシン事故の分析と管理：事故要因の複合構造分析的研究. 労働科学研究所, 1975, 154p.
2) 渡部保夫監修. 目撃証言の研究：法と心理学の架け橋をもとめて. 北大路書房, 2001, 578p.
3) 種田憲一郎. RCA（Root Cause Analysis）とは. 医療の質・安全学会誌. 2007, 2 (3).
4) 前掲書3). p.260-265.
5) 河野龍太郎. 医療におけるヒューマンエラー：なぜ間違えるどう防ぐ. 医学書院, 2004, 174p.
6) 林喜男. 人間信頼性工学：人間エラーの防止技術. 海文堂出版, 1984, 283p.
7) 小倉仁志. なぜなぜ分析徹底活用術：「なぜ？」から始まる職場の改善. 日本プラントメンテナンス協会, 1997, 182p.
8) 石川雅彦編. RCA根本原因分析法実践マニュアル：再発防止と医療安全教育への活用. 医学書院, 2007, 175p.

9) 河野龍太郎. 医療におけるヒューマンエラー：なぜ間違えるどう防ぐ. 第2版. 医学書院, 2014, 190p.
10) Leplat J. et al. Analysis of Human Errors in Industrial Incidents and Accidents for Improvement of Work Safety. Accident Analysis & Prevention. 1984, 16 (2), p.77-88.
11) 電力中央研究所ヒューマンファクター研究センター. J-HPES実施手順書. 1990.
12) Sakuda, H. Enhancement Activities for Human Error Prevention at the Kansai Electric Power Company Nuclear Power Station. Safety Culture in Nuclear Power Operations. edited by Wilpert, B. Itoigawa, N.Taylor & Francis, 2001.
13) Paradies, M et al. Taproot : The System for Root Cause Analysis. Problem Investigation & Proactive Improvement. System Improvements Inc, 2000, 422p.

3 事故対策

1 リスク低減の考え方

　今日の多くのシステムは，専門知識をもった多数の人間と，目的を達成するために開発・設計された機械で構成されている．原子力発電システムや航空機は，複雑な機械と人間で構成されているため**ヒューマンマシンシステム**と呼ばれている．医療システムは，産業システムほど巨大で複雑な機械が中心となったシステムではないが，輸液ポンプ，シリンジポンプ，人工呼吸器などを使うことから，一種のヒューマンマシンシステムといえる．今後は高機能な医療機器が多数導入されること，さらに，オーダリングシステム，電子カルテシステムなどが使われていることを考慮すると，人間対機械と対峙的に考えるよりも，患者や人間を組み込んだ大きなシステムととらえるほうがよい．

　このようなヒューマンマシンシステムが安全に目的を果たすためには，安全確保のためのしくみが，まず，設計の段階で組み込まれていなければならない．次にシステムの運用にあたっては，システムを構成する人間と機械の品質が保証されなければならない．さらに，システムに内在する危険性を常に監視・予測し，必要な場合は事故やトラブルが発生する前に対策をとるしくみがなければならない．

1 設計時

　設計の段階で考慮しなければならないことは，予想される事故やトラブルを回避する方法をシステムに組み込むことである．その基本は，事故やトラブルの発生防止と拡大防止を，設計の段階で考えておくことである．

|1| 発生防止と拡大防止

　安全なシステムの考え方は，まず，事故やトラブルの**発生防止**である．そのためには信頼性の高い材料を使ったり，二重，三重の余裕のある設計をしたり，あるいは，定期的な点検をして故障やトラブルが発生しないようにする．万が一，故障やトラブルが発生した場合は，それを**拡大させない**ような構造やしくみにしておくことが重要である．発生防止と拡大防止は，あらゆるシステムの安全の考え方として共通である．医療においては，病気にならないようにする予防医学が病気の発生防止になる．また，病気になった場合にはできるだけ早く発見して治療を行い，致命的な状態にならないようにすることが病気の拡大防止になる．

|2| 人間特性

　設計時には，まず人間の特性を考慮しなければならない．例えば，原子力発電システムには「10分ルール」という考えがある．緊急事態の直後は人間の信頼性が一時的に低くなるという経験的，実験的事実から，事故やトラブルが発生した直後の10分間は人間の介入なしに事態が収拾できるよう，フールプ

plus α

ヒューマンマシンシステム

パイロットと航空機，運転員と発電プラント，運転手と自動車のように，人間と機械から成り立っているシステム．人間の得意とすること，機械が得意とすることが異なるため，両者をうまく組み合わせて，安全で効率のよいシステムを構築することが重要である．

plus α

システムを構成する機械

医療の場合は，薬剤や道具などといったモノもこれに含まれる．

ルーフ（➡p.112参照）といった工学的安全装置を備えておく，という考え方である．

また，航空機の操縦では，一連の操作を暗記に基づいて行う（人間の記憶に頼る）と操作が抜けたり，誤った操作をしたりといった危険性が高くなるという経験的事実から，チェックリストを使って機長と副操縦士の間で確実な操作を行わせるように義務付けている．

|3| 人間中心の設計

人間は生まれながらにいろいろな特性をもち，成長の過程でさまざまなことを学習する．人間の特性や学習してきた事柄は，教育や訓練をしてもなかなか変えることは困難であり，変えるのが不可能なものもある．そこで，まずエラー防止の基本として，人間の特性をよく理解し，システムを構築する場合には，これらの特性がマイナスに現れないように設計の段階から考慮しなければならない．

過去の事例のいくつかは，機械が人間の特性とうまく合致していなかったり，配慮が足りなかったりして事故が引き起こされた．例えば，スリーマイル島原子力発電所2号炉の事故では，運転員の誤判断を誘発したのは加圧器逃し弁の表示ランプであった．これを反省して，最新型原子力発電プラント制御盤では，運転員がシステムの状態を正しく理解できるように，人間特性を考慮した設計となっている．かつては先に機械が設計され，運転員はこれを使いこなすことを要求されていた．しかし，それには限界があることがわかり，近年では，人間特性に合致した設計が重要だと認識されるようになった．

医療システムにおいても同様に，可能な限り似た容器を使わない，類似した名称の薬品を同時期に採用しないなどの管理をしておかないと，見たいものを見る，聞きたいものを聞くといった人間の諸特性がマイナスとなって，認知や判断にエラーを引き起こす可能性が高くなる．したがって，積極的に人間の特性を理解し，エラーを引き起こさないようなしくみを組み込んでいく必要がある．これはヒューマンファクター工学の最終ゴールともいえる人間中心のシステムである．

2 運用時

|1| 人間と機械の品質保証

運用時において，ヒューマンマシンシステムが安全に目的を達成するためには，二つの条件が満たされなければならない．まず，使用する人間の能力の品質保証がなされなければならない．次に，機械の品質が保証されなければならない．

|2| 人間への要件

医療機器を使用する人間側は，二つの条件を満たさなければならない．まず，心身機能条件である．タスクを遂行するために必要な知覚レベルを満たしていなければ，その業務に就いてはならない．次に，機器を扱うのにふさわし

plus α

**スリーマイル島
原子力発電所事故**

1979年3月28日，アメリカのペンシルベニア州スリーマイル島原子力発電所で起こった．小さなインシデントが重なり，原子炉への冷却水供給が止まったことで，炉心溶融（メルトダウン）を起こす大事故となった．出口弁の片方の表示ランプ上に，注意札が覆いかぶさった状態になっており，運転員の誤判断を誘発したと報告されている．

いレベルの知識や技能が必要である.

図3.3-1の（a）は，いろいろな種類のシステムとユーザー，および必要とされる訓練のレベルの関係を示している．右にいくに従って専門的となり，必要とされる訓練のレベルが高くなっている．システムに応じて安全に機器を使うため，必要な訓練を受けなければならない．

図3.3-1の（b）は，筆者の考えた医療システムにおけるユーザーの訓練レベルである．

a 心身機能条件

高度な安全を要求される産業システムに従事する人間に対して厳しく要求されているものの第一が，心身機能条件である．例えば，航空機操縦の業務に就いているパイロットは，操縦業務を遂行するために必要な身体的基準を満たしていなければ，飛行業務を行うことはできない．航空法では，第31条で航空身体検査証明が必要であること，第33条で航空身体検査証明の有効期間が定められている．第1種航空身体検査は，感覚器官の機能と精神および神経系の条件が厳しい．

航空法に基づく身体検査に合格した者以外は，操縦の業務に就いてはならないという規定は極めて当然である．その理由は，期待される行動ができないと操縦に影響を及ぼし，墜落して大惨事になると予想されるからである.

一方，医療システムではこのような規定が明確ではない．診断行為では，五感をフルに使って可能な限り誤診のリスクを低減する必要がある．したがって，医療システムの従事者には普通より厳しい条件が必要であり，身体検査基準を設定すべきである．もし，身体検査基準を満たさない者が医療行為を行うことを認める場合には，満たさない項目に応じてその医療行為の範囲を制限すべきだと考える.

b タスク遂行能力条件

高い安全を要求される産業システムでは，筆記試験に合格しただけでは，実際のシステムで仕事をさせることはほとんどない．タスクを遂行するためのパフォーマンスを発揮できることが保証されない限り，安全を阻害する可能性のある作業はさせない．そのため，タスク遂行に要求される技能を明確にし，そ

(a) 一般社会のシステムにおけるユーザーの訓練レベル

システム	非常用	生活利便用	生活拡大用	専門職業用
例	非常口	電話テレビ	車レジャー船舶	プラント航空機
訓練レベル	直感	日常観察	使用訓練	使用訓練＋理解訓練
ユーザー	子ども・高齢者を含む一般人	一般成人	使用意思のある一般成人	職業人
知識レベル	better to know	need to know	must know	must know & understand

ライセンスが必要

(b) 筆者の考える医療システムにおけるユーザーの訓練レベル

システム	非常用	在宅用	病棟用	手術室用
例	非常口	体温計血圧計	シリンジポンプ輸液ポンプ	人工心肺装置
訓練レベル	直感	日常観察	使用訓練	使用訓練＋理解訓練
ユーザー	子ども・高齢者を含む一般人	一般成人	看護師医師	臨床工学技士医師
知識レベル	better to know	need to know	must know	must know & understand

ライセンスが必要

図3.3-1 **システムとユーザー，および必要とされる訓練のレベルの関係**

plus α
業務に必須の心身機能条件

例えば，色の変化によって検査結果の判断を行わなければならない場合，色の変化を識別できる能力が備わっていなければ，その業務を行うことは不可能である.

plus α
羽田沖墜落事故

1982年2月，機長が着陸直前にエンジンを逆噴射させ，滑走路手前の海に墜落した事故．事故後の精神鑑定で，機長は妄想性統合失調症と診断された.

の技能を習得した者だけが業務に就くことのできるしくみを備えている．パイロットの場合には，航空法第22条で航空従事者技能証明を規定し，タスク内容を制限し，細かく管理している．

これらの規定は，システムを運用する人間の能力が，ある一定の基準を満たしていると保証されなければ，安全な運用ができないという意味である．図3.3-1の（b）は機械の場合であるが，この考え方は医療における診断，治療などにも適用できる．

|3| 機械への要件

一方，機械は機能的要件を満たさなければならない．医療用機器は，設計どおりの品質が保証されなければ極めて危険な結果をもたらす可能性があるため，設計どおりのパフォーマンスを発揮しなければならない．そのためには，正しく設計・製造されるのは当然として，定期的な点検を実施し，使用する際に正しく作動することが保証されなければならない．同時に，使用環境の条件を満たす必要がある．どのような場所で使われるかを考慮し，機械を設計する時に想定された条件下で使用しなければならない．

設計時には，機械の安全な運用のため，人間のエラーを誘発しないような機器のインターフェース設計が考慮されなければならない．さらに，機器のメンテナンスでは，機器をメンテナンスする人間の能力要件が明確にされ，その作業を遂行できる能力のある人間だけがメンテナンスを実施できるしくみが必要である．

3 監視時

システムは常に変化している．手順の変更や機械の更新といった現場に直結した変化の場合や，そこで働く人の意識の変化，あるいは，システムを取り巻く経済的な変化もある．全く変化なしにシステムが運用されることはほとんどなく，常に社会的，技術的に変化しているのが普通である．

このため，高い安全を要求されるシステムでは，安全を脅かすと考えられる変化を小さな段階で把握し，顕在事象となる前に対策がとられる．近年では，組織的な問題についても事前に対策をとることが考えられている．前述のリーズンは，システムに内在する危険性を常に監視，予測し，必要な場合は事故が発生する前に対策をとるといった，安全を確保するための情報に基づくシステム構築の重要性を述べている[1]．

2 エラープルーフ

エラー対策には，製造現場でのエラー防止のための**フールプルーフ**[*]の研究[2]，それをプロセス産業に拡張した**エラープルーフ**の研究[3]などがある．これらは人間と機械のインターフェースや表示などの作業環境を改善して，エラーを防止しようとするものである．冒頭に説明したヒューマンマシンシステムにおけるリスク低減の方法は，主にマシン側の設計，運用といった人間特性

plus α
タスク
「作業」「学業」「仕事」などの意味．

plus α
品質保証のための条件
遮光や冷所保存が必要な薬の場合は，これが守られないと品質が保証されないことがある．

用語解説*
フールプルーフ
医療機器や器具を利用する人間がうっかりした行為を行っても危険な状態にならない工夫のこと．例えば，医療用ガスの接続部のピンの数が同じもの同士でないとつながらない，輸液ラインのコネクターに輸液用シリンジとつなごうとしてもサイズが違うのでつながらない，といった工夫を指す．

を考慮した考え方を示したものである．一方，**労働災害***防止では，**危険予知トレーニング**や**指さし呼称**などの人間側に働きかけるエラー防止対策がさかんに行われている．そのほか，組織を考慮したシステム安全の観点から事故防止の考え方が提案されている．

　そこで，それらを一つにまとめたエラー対策の考え方を紹介する．まず，戦略的エラー対策の考え方を説明し，次にそれをブレークダウンして，具体的な対策に結びつけた戦術的エラー対策の発想手順を説明する．

❶ エラーの発生防止とエラーの拡大防止

　ヒューマンエラーの関係した事故対策には 2 段階ある．この考え方は，システム安全の考え方と同じである．まず，エラーの発生そのものを防止するという「ヒューマンエラーの発生防止」と，エラーが発生した場合にそれが事故に結びつかないようにする「ヒューマンエラーの拡大防止」である．

│1│ ヒューマンエラーを発生させない

　ヒューマンエラーの発生防止の段階では，まず，エラーの絶対数を少なくすることを考える．これは，統計がそろっている航空機事故に例えるとわかりやすい．事故率は，航空機事故件数とフライトの数から求められる．

　（事故率：各フライトで墜落する確率）＝（航空機事故件数）÷（フライトの数）

　この式を変形すると，航空機の事故数は，以下のように表すことができる．

　（航空機事故件数）＝（フライトの数）×（事故率）

　エラーの数も同様に考えると，以下のように表すことができる．

　（ヒューマンエラーの数）＝（作業の数）×（各作業でエラーをする確率）

　したがって，エラーの数を減らすためには，①作業の数を減らす，②各作業でのエラー発生確率を低減するという二つの方策が導き出される．

│2│ エラーは避けられないという前提

　ヒューマンエラーの拡大防止の段階では，どんなにエラーの発生防止策をとっても，完全に対策できることは非常に限られており，ヒューマンエラーをゼロにするのは不可能か，極めて困難である．そこで，エラーは避けられないという前提で考え，たとえエラーを犯しても，それが最終的に事故やトラブルに結びつかないようにすればいい．そのためには，まず，エラーを早期に発見して修正作業を行えばよい．しかし，これも完全ではなく，ある確率で発見できない場合が出てくる．そのときは，被害を最小にするために備えるという対策が考えられる．よって，ヒューマンエラーの拡大防止は，①多重のエラー検出策を設ける，②被害を最小とするために備える，という 2 段階の対策が考えられる．

用語解説 *
労働災害

労災ともいう．労働者が業務中に受けた災害のこと．負傷，疾病，障害，死亡などを指す用語として使われる．広義には，職場外の通勤中の災害も含む．

plus α
指さし呼称

エラーを防止する方法として蒸気機関車の運転手が経験的に考案した「喚呼応答」に，車掌が「指さし」を付け足して生まれた．対象を指でさし，声を出して確認する．意図的に注意を向けることができるためにエラー防止に役立つことが実験により確かめられている．

plus α
ブレークダウン

どのような原理や考えで成り立っているか，分解すること．

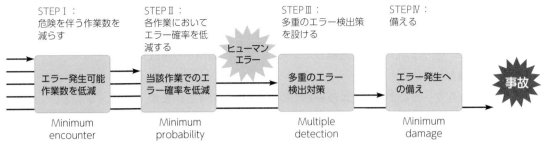

図3.3-2　戦略的エラー対策：4STEP/M

|3| 戦略的エラー対策の4Mと戦術的エラー対策の発想手順

以上の考察から，戦略的エラー対策の考え方は，図3.3-2のように，四つの段階に分解することができる．

このエラー対策の考え方を，戦略的エラー対策の4M，あるいは，エラー対策の4ステップのMと呼ぶことにする．この戦略的エラー対策の4Mをさらにブレークダウンすると，11段階の戦術的エラー対策の発想手順が得られる．図3.3-3は発想手順と具体的事例を示している．

2 労働安全の考え方

|1| 労働安全での労働災害の考え方

労働安全においては，工場や建設工事現場で働く労働者が災害に遭わないようにするため，あるいは被害を少なくするために，経験をベースにしたいろいろな考え方の対策がとられてきた．例えば，工場での労働災害は回転機械に指や手を挟まれたり，高所から転落したりするものが多い．これらの労働者の災害を防止する手法として発達してきた対策がある．

基本的な考え方では，**労働環境と人間行動**というとらえ方をする．もともと危険な箇所が存在している不安全環境があり，そこに労働者の不安全行動が重なったときに労働災害事故が発生するという考え方である．もともと存在している危険な箇所として，例えば，マンホールのふたが外されている状態は開口部があるため人が落ちる可能性があり，ふたが外されている状態そのものが危険である．また，柵がないプラットホームでは，足を踏み外せば転落してしまう．このように潜在的に危険な環境をいう．

潜在的に危険な状態の中で労働者が近道行動をした，両手で物を抱えていて前がよく見えなかった，着用がルールで決められているにもかかわらずヘルメットをかぶっていなかった等が重なったときに労働災害が発生するという考え方である．

|2| 本質安全化

不安全環境では，まず**本質安全化**を考える．例えば，歯車やベルトなどの回転体が露出している場合，そこに指や手を出すと挟まれたり押しつぶされたりして危険なため，まず，危険そのものをなくしてしまおうという考え方であ

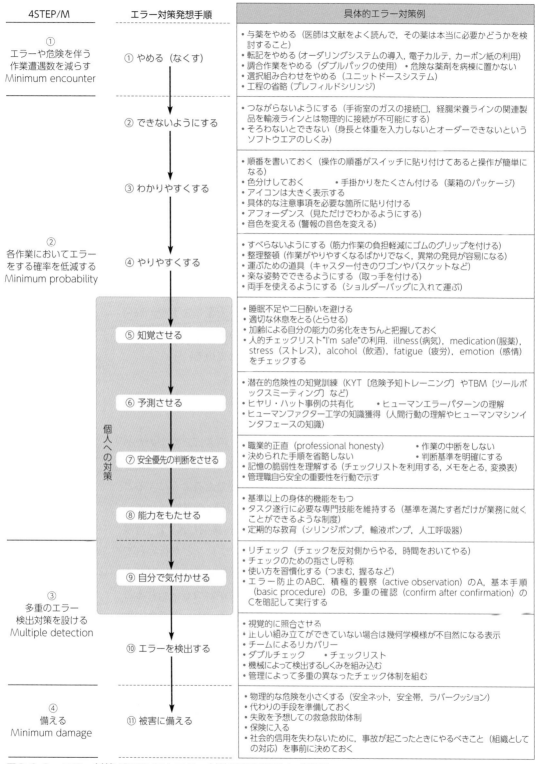

図3.3-3　エラー対策4STEP/Mとエラー対策発想手順および事例

る．手が入らないようにカバーをする，危険箇所への立ち入りが物理的にできないように柵をつけるといった対策が挙げられる．

　本質安全化が実現できない場合，ある操作手順でないと工具が使えないような構造になったフールプルーフや，表示を見やすくしたり，操作しやすくしたりして作業者がエラーを犯しにくい環境を考える．

　また，エラーは避けられないという考え方に基づき，たとえ人間がエラーを犯しても，それが災害に結び付かないようにすれば良い．労働災害の分野で多い災害は，高所からの転落事故である．エラーの拡大防止としてとられてきた対策に，転落防止索がある．転落防止索は，高所から足を滑らせても転落しないように腰のベルトに装着する索で，その索を支柱に引っかけるための金具が付いている．いわば，最初から落ちることを前提として準備している物である．さらに，移動時に転落防止金具を外した間に滑って転落するのを防ぐため，もう一つ金具が付いており，どちらかの金具が必ず作業者の体と接続状態を保つような構造になっているものもある．

　また，作業者が転落しても受け止められる強度の大きい安全ネットや，高所作業者が機材や工具を誤って落としても，下で働いている人や一般の歩行者に害を与えないことを目的とする安全ネットもよく利用されている．

|3| 人間側のエラー発生防止

　労働者の危険感受性を高めて，不安全行動をとらないようにするヒューマンエラーの発生防止への努力も行われている．

　まず，人間の不安全行動を抑制することが重要である．例えば，安全のためのルールがある．工場内では手をポケットに入れて歩かない，工場内の道路を横断するときは指さし呼称を義務付けて適切な注意配分ができるようにするといったルールである．さらに，行動に結びつけるための活動も実施されている．安全の重要性を理解し，危険感受性を高めるため，作業前に**KYT（危険予知トレーニング）**や**TBM（ツールボックスミーティング）**などが行われている．特に，TBM－KY（ツールボックスミーティング・危険予知）は班長を中心に現場で広く行われている．ただ，近年では安全活動がいつも行われることで慣れてしまい，当初の効果が低下しているのではないか，という懸念が現場の監督者の間で話題になっている．

3　人間中心の設計

　安全なシステムを実現するには，ヒューマンエラーはなぜ起こるのかを常に考えることが重要である．ヒューマンエラーは，人間が生まれながらにもっている特性と，人間を取り囲む広義の環境との相互作用により行動が決定され，その決定された行動が，ある許容範囲から逸脱したものである．このことから，ヒューマンエラー対策には次の考え方が重要である．

plus α

**KYT
（危険予知トレーニング）**

工事や製造などの作業に従事する作業者が，事故や災害を未然に防ぐことを目的に，その作業に潜む危険を予想し，指摘し合う訓練のこと．ローマ字表記のKiken Yochi Trainingの頭文字をとってKYTと呼ぶ．危険性の情報を共有することで，予測できる災害の発生を未然に防止させるしくみ．

➡ KYTについては，8章2節2項p.245参照．

plus α

**TBM
（ツールボックスミーティング）**

工事作業所において，その日の作業の内容や方法・段取り・問題点について話し合ったり，指示伝達を行う短時間のミーティング．工具箱（ツールボックス）に座って行うことがあるため，この呼び方になった．

|1| 人間の特性は変えられない

人間の生まれながらにもつ特性には，変えることが困難か，あるいは変えるのが不可能なものもある．生まれながらの人間特性を変える努力はあまり効果が期待できない．よって，対策は人間側ではなく，環境を変えるほうがずっと制御しやすい．また，本人の意識しない言い間違いや一時的に注意が逸（そ）れることを完全に制御するのは不可能である．

|2| 機械は後から設計される

人間の特性は生まれながらのものや，成長の過程で獲得されていくものであり，変えることは難しい．一方，人間を取り巻く作業場や機械は後から設計製作される．そうであるならば，無理に人間を変えるのではなく，作業場や機械を人間のもつ特性に合わせるという考えのほうが合理的である．

よって，働く環境を変えることをまず考えなければならない．ヒューマンファクター工学の説明モデルであるSHELやmSHEL，あるいはPmSHELLが表しているように，人間を中央に置いて，人間の特性に合致したシステムを構築すればよいことがわかる．これが人間中心の設計思想である．

|3| パフォーマンスが向上する

人間中心の設計であれば，機械は人間にとって見やすく，操作しやすいものとなる．人間にとって見間違いが少なく，操作間違いが少なくなり，さらに使いやすいため，作業効率を上げることも期待できる．一人の人間のパフォーマンスの向上と，品質の向上が期待できるのである．これはあらゆる産業で必要な考え方である．

3 リスクマネジメント

■ 災害の規模の階層性

|1| ハインリッヒの法則

リスクマネジメントにおいて広く利用されているモデルは，**ハインリッヒの法則**だろう．保険会社の安全技術者だったハインリッヒ（Heinrich, H. W.）は，多くの産業事故を調査した結果，1：29：300という法則を提唱した．この法則は，保険会社や公的機関への報告が必要となる大きな負傷事故1件の背景には，応急手当だけで済むかすり傷や打撲程度の負傷を伴う軽微な事故が29件あり，さらにその背後には負傷を伴わない事故が300件あることを表している[4]．小さな事故が中程度の事故を引き起こし，中程度の事故が大事故を引き起こすという因果関係を述べているわけではないが，事故の未然防止の観点から，インシデントを調査分析して，そこにある不安全状態や不安全行動を発見し，対策をとることが重要であるとされている．

|2| バードの法則

ハインリッヒの法則ほどは利用されていないが，**バードの法則**がある．ハインリッヒの法則と同じ経験則であり，比率と階層は1：10：30：600である．

plus α
ハインリッヒの法則

1：29：300の法則ともいう．大きな事故を防ぐには，小さな事故を防止することが重要であるという考え方を説明するために広く引用されている．

保険会社に勤務するバード（Bird, F. E.）は，約175万件の災害報告の分析を行い，1件の重大事故の背景には，10件の軽症事故，30件の物損のみの事故，600件の傷害も損害もない事故があると報告した[5]．

　重要なことは，この比率や階層数にあるのではない．大事故に至るには中程度の事故と取るに足りない小さな事象が発生しているという構造である．バードの法則は，ヒヤリ・ハットを集めて，小さな段階で対策をとり，大事故を防止しようという考え方の根拠を与えたという意味が重要である．

|3| エラーレジスタンスとエラートレランス

　ヒューマンエラー対策にはいろいろな考え方や言葉が提案されている．航空業界で広く使われていて，教育訓練に用いられているのが，**エラーレジスタンス**と**エラートレランス**である．エラーレジスタンスとは，エラーに対する抵抗力のことである．航空機でいえば環境の改善，教育・訓練の改善，人間中心の設計，使いやすい手順書やマニュアルなどが挙げられる．エラートレランスとは，エラーの許容度のことで，エラーが発生しても，影響を最小限にする考え方である．セルフモニター（操作後の確認，指さし呼称），チームモニター（相互モニターとアドバイス，コールアウト），警報システム，結果による気付きなどがある．

2 安全文化

|1| 組織事故

　人間の行動に影響する要因として，近年，特に取り上げられているのが，組織の影響である．高野は人間の行動の及ぼす要因として，**図3.3-4**のモデルを示している[6]．

plus α

安全文化

安全文化（セイフティーカルチャー）という概念は，1986年に発生したチェルノブイリ原発事故の原因調査と検討の結果から生まれた．調査にあたった国際原子力機関（IAEA）の国際原子力安全諮問グループ（INSAG）は，事故の原因を分析していく中で，この事故の根本的な原因は，現場の作業者や原子力発電所の運転にあたっている事業者，国レベルでの原子力の安全に対する考え方や意識そのものに問題があるのではないか，それは「文化」と呼べるほどの深さと広さをもっており，個人や組織，あるいは社会の意識や行動を左右しているのではないかとの疑問を呈したことから始まった．

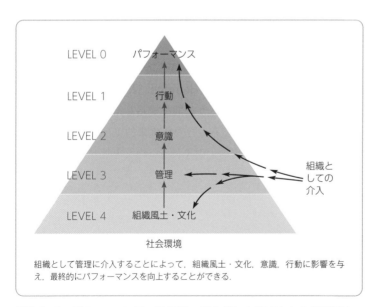

組織として管理に介入することによって，組織風土・文化，意識，行動に影響を与え，最終的にパフォーマンスを向上することができる．

図3.3-4　パフォーマンス（生産性・安全性）を頂点とした組織風土・文化，管理，意識，行動の関連構造図

組織事故とは，その影響が個人レベルにとどまらず，組織全体，あるいは社会にまで及ぶ事故を指す．組織事故は多くの場合，単一個人の独立した作業におけるエラーから起こるというよりも，システムにおける作業のつながりの不備から生じる．

|2| 組織の安全文化

　安全文化はどのようにすれば醸成できるのだろうか．果たして，文化という抽象的なものをわれわれは操作することができるのだろうか．

　この問題に解答を与えたのが前述のリーズンである．彼は「安全文化をエンジニアリングする（engineering safety culture）」という考え方で具体的な醸成方法を提案した．リーズンは安全を優先する考え方が浸透している組織を分析し，その要件をまとめ，安全文化の醸成には情報に基づく文化が不可欠であると強調している．すなわち，「多くの組織事故は現場で発生している問題が，組織のトップや経営層に十分に理解されていないために発生している．現場レベルで重要な情報が処理され，上司に情報が伝わらず，隠ぺいされる組織では，経営判断を誤る可能性が高くなる．どんな優秀な経営者でも正しい情報がなければ正しい判断は不可能である．情報がないと対策をとれないのは当然である．要求されるべきことは，**情報に基づく文化**（informed culture）である」としている[1]．これが実現されるには，トップの度量や影響力が極めて大きく，末端の社員や関連企業の社員までも巻き込むことが重要である．

|3| 情報に基づく文化を構成する四つの文化

　リーズンは情報に基づく文化を醸成するために，四つの文化を構築することが重要であると説明している．

❶報告し続ける文化：reporting culture

　まず，**報告し続ける文化**がなければならない．そのためには，組織のメンバーが良しあしにかかわらず，すべての情報を報告する必要がある．特に，現代のシステムはハード的にもソフト的にも非常に複雑で，多くの人間が関わって構成されているため，どこに問題があるのかがわかりにくい．情報に基づく文化を醸成するには，とにかく，報告され続ける文化でなければならない．

❷正義の文化：just culture

　報告し続ける文化が機能するためには，報告者や報告内容によって対応が違ったり，正しいことが正しく処理されなかったりしてはならない．このようなことがあると，有効な情報は報告されなくなる．そのために，**正義の文化**が構築されなければならない．正直に報告した者が損をする文化では話にならない．単純であるが，極めて重要な文化である．

❸柔軟な文化：flexible culture

　高信頼性組織では，状況に応じて組織編成を適時に変える文化が重要である．職務上の権限範囲と実務上の権限範囲は別物と考えるような組織が，信頼性が高い．特に，緊急事態にはリスクが高いため，組織上の地位の高い者が指

揮を執るのではなく，その状況で最も能力のある者が指揮を執るという柔軟性が必須である．緊急事態には時間的余裕はない．できる者が指揮を執るという**柔軟な文化**が必要である．

❹学習し続ける文化：learning culture

　組織自身も変化しており，組織を取り巻く環境も変化している．時にはうまくいかないこともあるだろうし，うまく処理した例もあるだろう．重要なことはその経験から学び，それを現在のしくみの中に取り入れていくことである．組織は学習し続ける必要があり，そのためには**学習し続ける文化**が根付いていなければならない．

　安全のレベルの高い組織をつくるには，これらの四つの文化が，組織のトップはもちろん，現場でも共有されていることが重要である．

❸ インシデント報告システム

│1│ なぜインシデントを集めるのか

　インシデントを収集する理由は，これまでの事故の構造や安全なシステム構築の条件を参照すればわかるだろう．ハインリッヒの法則では，小さな300件の段階で対策をとれば，中程度の事故を防止でき，中程度の事故を防止できれば，大事故を防止できる可能性があるといえる．

　航空業界では，特にアメリカを中心として**ASRS**（Aviation Safety Reporting System）がインシデントを収集することに成功している．このシステムが運用されている理由が，なぜインシデントを収集するのかの答えになっている．

　1974年12月1日11時ごろ，ワシントン・ダレス国際空港に着陸しようとしたトランスワールド航空514便がウェザー山の西斜面に墜落し，7人の乗務員と乗客85人全員が死亡した．原因はわかりにくい操作手順と管制承認の誤解から発生したものだった．ところが，事故の6週間前，全く同じような状況で事故になりそうなことが起こっていた．そのときは幸い途中で気付いて回避された．このインシデントは会社に報告され，連邦航空局には伝えられていたが，他の航空会社には伝わらなかった．もし，情報がトランスワールド航空に伝えられていれば，514便の事故は回避できた可能性が高かった．これがきっかけとなり，インシデントを積極的に収集して，事故を未然に防止しようという雰囲気が高まった．

│2│ インシデントを集めるしくみ

　当初，アメリカ連邦航空局（FAA）がインシデントを収集分析する組織を航空局内に設置したところ，航空関係者から大反対が起こった．連邦航空局はパイロットの資格審査や会社に行政指導などを行う権限があり，もし，自分の失敗を自ら報告すれば，処分されると懸念され，反対したのである．

　そこで，連邦航空局は，航空関係者の許認可の権限がないアメリカ航空宇宙局（NASA）にこの業務を委託して，ようやく航空関係者のインシデントを

収集することができるようになった．さらに，事前に報告すれば後で責任を問わない免責制度を導入したことで，非常に多くのインシデントを収集することができた．

|3| インシデントを集めるための条件

前述のように，インシデントを有効に収集するためには，うまく報告されるためのいくつかの条件がある．リーズンは，インシデントを収集するためには表3.3-1の条件が必要であると説明している．

情報がなければどんな優秀な人でも正しい対策をとることは困難である．インシデント報告システムは，あらゆる分野のリスク管理の基本である．

表3.3-1　**事象報告の量と質を決定する重要な五つの要因**

● 信頼感の醸成
　①懲戒処分に対する，現実的に可能な限りの保護
　②極秘性あるいは匿名化
　③報告を収集・分析する部門と，懲戒処分や制裁を行う部門の分離
● 報告させるよう促す
　④報告母体への迅速で，役立つ，わかりやすいフィードバック
　⑤容易に報告できること

■ 引用・参考文献

1) ジェームズ・リーズン．組織事故：起こるべくして起こる事故からの脱出．塩見弘監訳．日科技連出版社，1999，354p.
2) 中條武志ほか．作業のフールプルーフ化に関する研究：フールプルーフ化の原理．品質．1984，14（2），p.128-135.
3) 河野龍太郎．ヒューマンエラー低減技法の発想手順：エラープルーフの考え方．日本プラント・ヒューマンファクター学会誌．1999，4（2），p.121-130.
4) H.W. ハインリッヒほか．産業災害防止論．井上威恭監修，総合安全工学研究所編訳．海文堂，1982，306p.
5) 大島正光監修．人間工学の百科事典．丸善，2005，p.587.
6) 古田一雄編著．ヒューマンファクター10の原則：ヒューマンエラーを防ぐ基礎知識と手法．日科技連出版社，2008，214p.
7) 河野龍太郎．ヒューマンファクター工学からみた医療システムの安全性：他産業と医療のシステムの比較．看護管理．2002，12（12），p.946-952.
8) 原子力安全委員会．発電用軽水型原子炉施設の安全評価に関する審査指針．1990（2001年一部改訂）.
9) 岩城克彦ほか．ABWR型中央制御盤の開発．火力原子力発電．1991，42（11），p.1541-1547.
10) 河野龍太郎．「人間中心のシステム」の実現をめざして：東京電力ヒューマンファクター研究室．日本原子力学会マンマシンシステム研究連絡会報．1997，7.
11) 河野龍太郎．分かりやすい複雑さ：人間の認知特性を考慮したヒューマンマシンインタフェース．日本プラント・ヒューマンファクター学会誌．2000，5（1），p.15-22.
12) 芳賀繁．失敗のメカニズム：忘れ物から巨大事故まで．日本出版サービス，2000，196p.
13) 田辺肇．危険予知活動実践マニュアル：ゼロ災運動リーダー必携．中央労働災害防止協会，1984，191p.
14) 河野龍太郎．ヒューマンエラー防止への戦略．Emergency nursing．2003，16（10），p.902-906.
15) 河野龍太郎編著．ヒューマンエラーを防ぐ技術：エラー発生のメカニズムから，事故分析，具体的な対策まで．日本能率協会マネジメントセンター，2006，215p.
16) ANAグループ総合安全推進室．ヒューマンファクターズへの実践的アプローチ．改訂版．全日本空輸株式会社グループ総合安全推進室，2005，75p.
17) Accident Investigation Report NTSB-AAR-75-16.
18) Aviation Safety Reporting System. https://asrs.arc.nasa.gov/, （参照2023-10-30）.

ヒューマンエラー	社会的手抜き	なぜなぜ分析
自然な対応づけ（natural mapping）	権威勾配	現場保存
ヒューマンエラーメカニズム	リスキーシフト現象	インシデント分析
心理的空間	ヒューマンファクター工学	RCA
物理的空間	SHELモデル	4M-4E
CFIT事故	mSHELモデル	ヒューマンマシンシステム
人間特性	PmSHELLモデル	エラープルーフ
生理的特性	過誤強制状況	KYT（危険予知トレーニング）
認知的特性	時系列事象関連図	TBM（ツールボックスミーティング）
カクテルパーティー効果	ImSAFER	ハインリッヒの法則
期待聴取	スイスチーズモデル	インシデント報告システム
集団的特性	FTA（フォルトツリー分析）	

4 チームで取り組む 安全文化の醸成

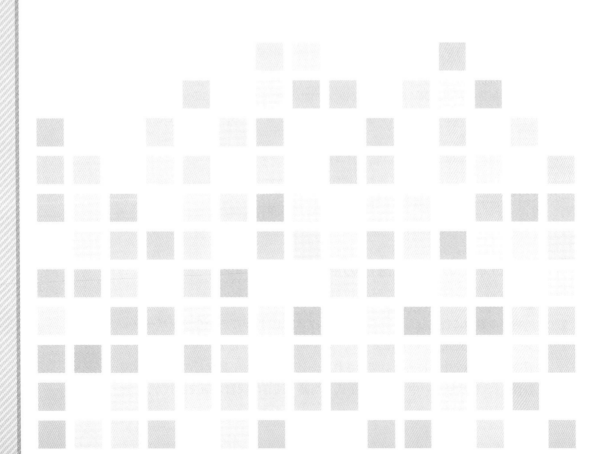

1 チーム医療の発展と課題

「チーム医療」という言葉は聞いたことがあるだろうか. もしかしたら, すでに, チーム医療が大切であると学んでいるかもしれない. それでは, チーム医療では具体的に, 発言, 行動, 態度として何が実践できるとよいのだろうか.

まずは, 「10の問い」を参考に, 自分なりに「チーム医療」について, 考えてみてはどうだろうか.

あらためて考えたい「チーム医療」10の問い

1　安全な医療の推進に, チーム医療, チームとしての協働は必要か. 看護師個人としての知識・スキル・経験を高めるだけで十分なのか.

2　チームとしての協働が必要だとすると, チームで何ができるとよいのか.

3　これは日本人なら皆ができて当たり前で, 訓練しなくても, 皆が「阿吽の呼吸」で仕事ができるのか.

4　私たちの職場では, 職種を問わず, チームとして協働できているか. なぜ, 職種によってはしばしば協働してくれないと言われるのか.

5　すでにチームとしてうまく協働している医療者は, いつ, どこで, どのように学んだのか.

6　協働できない仲間は, どうしてできないのか. 協働できるはずとして採用されたのではないのか. 採用された後に, 適切な指導はなされているのか.

7　チームスポーツでは個人技を高める訓練とともに, チームでもトレーニングを行うが, 医療者はチームとして訓練しなくても最適のパフォーマンスを発揮できるのか.

8　航空業界ではCRM (crew resource management) というコミュニケーションの訓練を行うが, 医療者は特別で, 訓練しなくてもチームとして協働できるのか.

9　患者・家族はチームの一員・パートナーなのだろうか.

10　エビデンスに基づいた治療やケアは推進されているが, チーム医療の実践はエビデンスに基づく必要はないのか.

1 日本でのチーム医療の展開

1 看護とチームナーシング

病院の看護に特化したチームナーシングは, 1949年ごろからランバーツェン (Lambertsen, E. C.) によって, アメリカのコロンビア大学・教育学部・看護教育学科を中心に研究が開始された. 1962年9月1日発行の雑誌「看護教育」(3巻9号) の中で塚本蝶子氏 (当時：国立病院管理研究所) が, 「管

理の概論－チームナーシング」と題して詳細を紹介している．冒頭に「チームナーシングの研究は，非常にさかんになってきた」「最も効果的な患者中心の看護を行うためには，看護要員をいかに組織したらよいか」などの記述がある．当時，看護職に限られた研究ではあるが，ようやくチームとしての協働についての検討が始まっていること，「患者中心」という言葉が使われていることなどは興味深い．

2 公衆衛生（保健師）とチーム医療

公衆衛生分野においても，保健師を含む多職種での協働の重要性が以前から指摘されている．

例えば，公衆衛生分野における人材育成を担ってきた国立公衆衛生院（現在の国立保健医療科学院に統合された組織の一つ）において，1961年から合同臨地訓練と呼ばれる，多職種による実習が行われていた．国立公衆衛生院の当時の年報によると，この研修は「共同作業，つまり，チームワークをもって，公衆衛生に関するチームアプローチの訓練を行うことを主たる目的とした」とある．また，そのチームは，医師，薬剤師，獣医師，保健婦，助産婦，看護婦，栄養士，ヘルスエデュケーターの各専門分野の受講生で構成されていた．

3 日本でのチーム医療のはじまり

|1| チーム医療の認識とその背景

チーム医療という言葉は，調べてみると1970年代から使われ始めたようである．例えば，1975年7月28日に国立病院管理研究所（現在の国立保健医療科学院に統合された組織の一つ）で開催された研究会において，「McMaster大学における医師と看護婦のチーム医療」と題し，医師のハワード・S・バロウズ（Howard, S. B.）教授が講演している．司会・通訳を行った紀伊國献三氏は，その講演録の冒頭で，「このところ，医療のあらゆる分野でチーム医療の声は高まる一方であるが，とにかく議論だけに終わりがちで，未だにその一歩をふみだしかねているのが，わが国の現状であろう」[1]と記している．これに先立ち同年7月5日には，ライフ・プランニング・センターの主催で「医療と教育に関する国際セミナー（パネルディスカッション）：よりよい医療提供のための医療担当者のチームワーク」（司会：日野原重明氏）も開催されており，チームとしての協働の重要性は当時から認識されていたといえる．

その背景として，第二次世界大戦以前には身分法のある職種は医師，看護師，薬剤師だけであったが，戦後まもなく，1950年代から1970年代はじめにかけて，診療エックス線技師（1984年廃止，診療放射線技師に統合），衛生検査技師（2011年に新規免許の交付廃止），作業療法士，理学療法士，視能訓練士が，次々に国家資格として誕生していることがある．また，国家資格ではないが，ソーシャルワーカーあるいはメディカル・ソーシャル・ワーカー（medical social worker：MSW）もすでに存在していた．医療現場ではさまざまな専門性が求められる一方で，それらの専門職の協働には課題があった

plus α
ヘルスエデュケーター

当時の国立公衆衛生院には衛生教育課程があり，大学卒業後，この課程で1年間学んだ後，地方自治体，保健所で衛生教育の専任職員として活躍した．アメリカなどでは人々の健康促進を支援する職種で，学校，医療機関などさまざまな場で活躍している．

plus α
紀伊國献三

1933年生まれ．日野原重明氏の勧めで病院管理の専門職として学び，病院管理研究所の創設時から研究員・主任研究官として，日本の病院管理の発展に貢献した．ライフ・プランニング・センター，笹川記念保健協力財団，筑波大学医学専門学群，国際医療福祉大学創設に携わるなど活躍し，2020年に亡くなった．

plus α
ライフ・プランニング・センター

1973年に日野原重明氏によって設立された財団法人．「一人ひとりが与えられた心身の健康をより健全に保ち，全生涯を通して充実した人生を送ることができるように共に歩む」を理念に掲げ，病院や訪問看護ステーションの運営などを行っている．

と考えられる.

2000（平成12）年ごろからは，複数の重大な医療事故をきっかけに，国内外で医療安全に関する危機感が高まった．2002（平成14）年には厚生労働省の医療安全対策検討会議において，「医療安全推進総合対策〜医療事故を未然に防止するために〜」がとりまとめられた．そして「医療安全を確保するための関係者の責務等」として，医療事故の多くがチームとしての課題であることから，「他産業における標準化や工程管理，チームによる取組や誤りを防ぐための手法などを参考に医療を見直す」「チームの一員として安全に医療を提供できる医療従事者を養成していく責務」「患者と医療機関やその従事者が情報を共有し，相互信頼と協力関係の下で医療が実施される中で，患者もまた医療安全の確保に貢献すること」などについても言及された．

また，厚生労働省は2010（平成22）年5月に「チーム医療推進会議」，同年10月にはその下にチーム医療推進方策検討ワーキンググループを設置している．さらに診療報酬においても，2010年から栄養サポートチーム加算，呼吸ケアチーム加算，2012（平成24）年からは精神科リエゾンチーム加算などが新設された．

2 グループからチームへ

これまで見てきたように，半世紀以上にわたって「チーム医療」が推進されてきた．これらの多くの取り組みでは多職種が集まり，まずは一つのグループとして活動することを推進しているが，必ずしもチームとしての協働が実現できているとは限らない．タックマン（Tuckman, B. W.）によると，グループからチームとなる過程には，①形成期（forming），②混乱期（storming），③統一期（norming），④機能期（performing）という四つの時期があり，グループとチームは異なると考えられている．これは多くの医療事故をきっかけに，事故の原因としてチームとしての協働に多くの課題があったことからも示唆された．

このことは日本だけに限らず，諸外国においても同様である．1999年には"To Err is Human"において，アメリカでは毎年，医療事故による死亡者が4万4千人から9万8千人発生していることが報告され，世界中に大きな衝撃を与えた（その後の研究では，多くて44万人が死亡していると指摘されている）．"To Err is Human"でも，事故への対応策の一つとして，チームとしてのトレーニングの必要性が指摘されている．

なぜチームトレーニングが必要か：患者家族からのメッセージ

スー・シェリダンさんと医療事故

アメリカに住むスー・シェリダンさんの息子のキャル君は，1995年3月に，年間5,500件以上の出産を扱う大病院で健康な男児として生まれた．生後間もないキャル君は黄疸がひどくなり，スーさんは医療者に心配だと何度も訴えた．しかし，医療者からは初めての子どもで心配しすぎだと言われ，取り合ってもらえなかった．キャル君は症状が悪化して入院したが，適切な治療がなされずに，後に典型的な重症の核黄疸*と診断された．20代になった現在でも，身体が不自由な生活を送っている．

その後の調査で，キャル君の入院時に病歴聴取と身体所見診察を担当した研修医が誤った血液型を記録し，親子の血液型不適合が見逃されていたことがわかった．

スーさんの夫であるパットさんも，1999年に医療事故の犠牲となった．パットさんは頸部に脊髄腫瘍が見つかり，優秀な専門医のいる病院で手術を受けた．執刀医は術中の病理診断で非定型紡錘形細胞腫瘍（atypical spindle cell neoplasm）を良性と判断したが，病理医は悪性を疑っていた．術後21日目に，病理医から悪性の滑膜肉腫（malignant synovial sarcoma）であるという最終報告書が出され，執刀医に送られたが，紛失してしまったのか，執刀医が目を通すことはなかった．

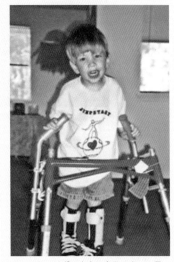

スー・シェリダンさんの息子のキャル君．核黄疸による脳性麻痺が残っている．

悪性腫瘍の診断は，パットさんにもスーさんにも，地域の担当医にも知らされることはなく，6カ月間放置された．脊髄腫瘍はその後，痛みを伴って再発し，7回の手術と9カ月におよぶ化学療法，数回の放射線療法の末，パットさんは亡くなった．

*核黄疸：ビリルビン脳症．血液中のビリルビン値が上昇し，新生児の脳の海馬，歯状核，視床，視床下部，淡蒼球，脳幹オリーブ核などが黄色くなる．重篤な場合は機能障害による死亡や重症の心身障害を生じる．

スーさんから医療者への訴え

これらの経験から，スーさんは医療者に次のように訴えている．

- 息子と夫を襲ったどちらのエラーも，単純だが恐ろしいシステムの不具合の例であり，コミュニケーションの破綻とチームワークの欠如によるものです．

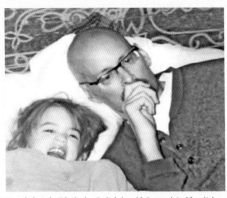

スーさんの夫であるパットさんと，娘のマッケンジーさん．パットさんは化学療法，放射線療法に苦しんでいた．

- 息子の治療は複数の段階を経ましたが，どの段階でも過誤の連続を止められませんでした．システム上の問題でした．夫と私もその一部です．ミスは1人の責任ではありませんが，もし誰かが誤診に気付き行動を起こしていれば，悲劇は防げたかもしれません．

- もしもシステムアプローチによる真の安全文化が実践されていたら．もしも私たち両親の意見が尊重されていたら．もしも医療スタッフが息子の症状を正しく理解していたら．

- 患者自身やその両親，家族も症状に気付くことができるし，何らかの異変があれば医療現場に伝えることもできます．

- もしも夫の腫瘍を検査した病理医が執刀医に電話して

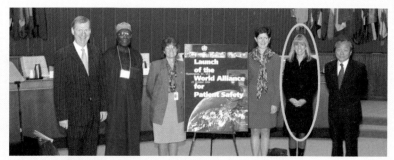

患者安全世界共同の設立時，右から二人目がスー・シェリダンさん

注意を促していたら．もしも，悪性腫瘍という病理報告が執刀医の手に渡っていたら．もしも，執刀医と病理医が最初の病理診断名を同じように理解していたら．

- 私たち家族の医療システムへの信頼は裏切られました．お願いです，決して諦めないで，医療現場を安全にしてください．情熱と危機感，誇りと希望をもって患者安全に取り組んでください．さまざまな障害があるかもしれませんが，患者の安全を最優先してください．一人ひとりの努力で現場を改善する変化を起こすことはできるのです．
- 実際に，私の家族が医療事故に遭ったころと比べれば，医療者と患者の連携は確実に強化されました．私自身も，光栄にも，患者安全を求める活動に参画し，変革を後押ししてきました．そしてWHOは，患者安全世界共同（World Alliance for Patient Safety）を設立しました．さらに，世界の患者の声に耳を傾け，患者の安全をより高めるべく研究や報告を行っています．
- あなたの言葉や変革を恐れない勇気，患者に害を与えない判断・決断，チームで医療に取り組もうとする意思が，患者が生きるか死ぬかを決める欠かせない要素なのです．患者の安全を高めるためには，医療システムの改革が欠かせません．医療チームの一員として，またリーダーとして，第一線で責任をもって行動し，患者のパートナーとなってください．あなたは一介のスタッフではなく，患者の安全を支える柱であり要なのです．患者の安全を守るために何ができるか考えてください．あなたの同僚や患者と協力すれば，きっと変化は起こせます．そして愛する家族や友人を危険から救うことができるのです．

❊ 考えてみよう：スーさんのメッセージからの学び

　スーさんが息子の事故について振り返る中で語った，「どの段階でも過誤の連続を止められませんでした．システム上の問題でした」とは，いわゆるスイスチーズモデル（➡p.99 図3.2-2）を想起させる．防げたかもしれないどのような段階があっただろうか．また，「夫と私もその一部です」との表現から，親として，もっと何かができたのではないかと，自分自身を責めている様子である．同様の言葉は，他の医療事故に遭った家族からもしばしば聞かれることがある．私たちは何ができるとよいだろうか．

　患者家族もチームのメンバーとして，また，医療者のパートナーとして，できることがある．患者家族に医療者のパートナーとなってもらうために，私たち医療者は何ができるとよいだろうか．

　医療現場では，ほとんどの治療やケアをチームとして提供している．しかし，優れた技術をもった医療者が集まっていても，チームとして機能しなければ，救えるはずの患者も救えないのではないか．チームとして協働するためには，何ができるとよいのだろうか．

2 チームSTEPPS：エビデンスに基づいた チームトレーニング

1 チームSTEPPSとは

　私たちはチームとしてどのように訓練するとよいだろうか．さまざまなチームのモデルが提案されているが，アメリカ連邦政府が国の事業として推進する，チームSTEPPS（ステップス）が有用である．チームSTEPPSは，チームとしてのよりよいパフォーマンスと患者安全を高めるためのツールと戦略（Team Strategies and Tools to Enhance Performance and Patient Safety）の略語で，医療の質・安全・効率を改善するエビデンスに基づいたチームワークシステムである（図4.2-1）．

　チームとして医療安全を推進するために，アメリカ連邦政府の組織であるアメリカ合衆国国防総省（DoD）と医療研究・品質庁（AHRQ）は，航空業界のCRM（Crew Resource Management），軍隊のオペレーションや原子力機関などのHROs（High-Reliability Organizations：高信頼性組織）におけるチームワークに関する研究をはじめとした二十余年にわたる科学的エビデンスを医療に応用して，チームSTEPPSを開発し，2006年に一般に公開した．公開後もその有効性が蓄積され，十余年にわたって国の事業として普及を推進してきた．チームSTEPPSはアメリカの他に少なくとも16カ国で取り組まれており，イギリスの団体からは，国際的に普及した医療分野のプログラムとして表彰されている．

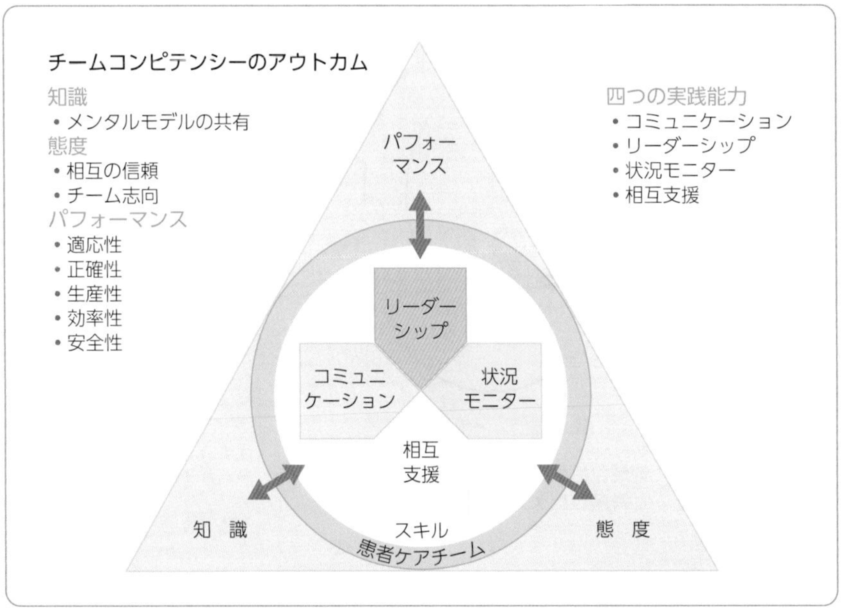

plus α

HROs （高信頼性組織）

軍隊のオペレーションや原子力機関など，リスクが高い組織においても不測の事態が発生せず，未然に防ぐしくみをもつ組織．①失敗から学ぶ，②単純化への抵抗，③オペレーションの重視，④復旧能力を高める，⑤専門知識の尊重という五つの特徴をもつ．

チームコンピテンシーのアウトカム

知識
・メンタルモデルの共有
態度
・相互の信頼
・チーム志向
パフォーマンス
・適応性
・正確性
・生産性
・効率性
・安全性

四つの実践能力
・コミュニケーション
・リーダーシップ
・状況モニター
・相互支援

パフォーマンス

リーダーシップ

コミュニケーション　状況モニター

相互支援

知識　　スキル　　態度

患者ケアチーム

図4.2-1　チームSTEPPSの枠組みとコンピテンシー

plus α

コンピテンシー

職務や役割において高い成果を発揮する人物の行動特性．業績直結能力や実践能力ともいわれる．医学分野を含め，能力評価や人材育成で活用されている概念．

また，**WHO患者安全カリキュラムガイド多職種版**には，医療安全を推進する上で必要なこととして，「第4章　効果的なチームプレイヤーであること」が設けられた．その内容のほとんどがチームSTEPPSから引用されている．

2 チームに求められる基本原理と実践能力

■1 チーム体制と四つの実践能力

チームSTEPPSは，エビデンスに基づいたチームトレーニングの方法であり，チーム医療の基本原理としての**チーム体制**と**四つの実践能力**（**コミュニケーション，リーダーシップ，状況モニター，相互支援**）を提案している．

すなわち，よりよいチームとして協働するためには，まずは患者・家族の課題やニーズに合わせて，院内外のさまざまなチームのメンバーが直接的，間接的に必要であると確認する（チーム体制）．患者・家族もチームのメンバーまたはパートナーと位置付け，協働するために，患者・家族も主体的に取り組めるチーム体制を構築する（図4.2-2）．

チームのメンバー全員が，チームの置かれている状況について同じように理解しているか（**メンタルモデルの共有**），チームが適切に機能しているかを，継続的にモニターする（状況モニター）．メンタルモデルとは，個々の経験などから個々人の中にある信念，固定観念（思い込み），印象など物事に対する理解や考えである．

チームの機能として弱いところがあれば，相互に支援する必要がある（相互

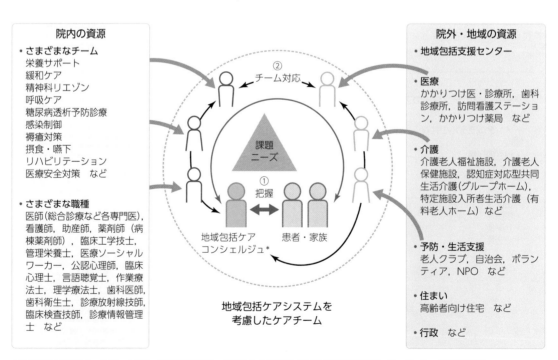

＊地域包括ケアコンシェルジュ：患者・家族の課題やニーズを最もよく理解している人物（看護師等），リーダーシップを発揮する．

図4.2-2　医療者と患者・家族が主体的に取り組めるチーム体制

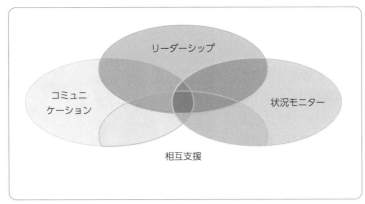

図4.2-3　四つの実践能力の相互補完

支援). その際に, 誰かがリーダーシップを発揮して, 限られた資源をどのように効果的に活用するかを決定する (リーダーシップ). これらすべてを実践するためには, さまざまなコミュニケーションが不可欠である (コミュニケーション).

2 四つの実践能力から得られるアウトカム

四つの実践能力は個々に独立しているのではなく, 相互に強く関連し合っている (図4.2-3). 医療チームのメンバーがこれらの実践能力を発揮することで, **知識**, **態度**, **パフォーマンス**の三つの側面からアウトカムが得られる. すなわち, 知識として患者ケアに関わる共通理解が得られ (メンタルモデルの共有), 態度として相互の信頼とチーム志向が生まれ, 最終的に, 適応性, 正確性, 生産性, 効率性, 安全性の面から, チームのパフォーマンスが向上する (➡p.129 図4.2-1).

3 チームSTEPPSの活用

チームSTEPPSは, 例えば, 患者の治療・ケアに関わる臨床だけでなく, 事務的な業務, 仕事以外の家族・友人との活動など, チームワーク (他者との協働) を必要とするあらゆる場面や, 組織を超えた連携 (病診連携, 病病連携, 地域包括ケアなど) にも活用できる.

以下にチームSTEPPSの基本原理について解説する.

1 チーム体制を整える

患者の課題・ニーズに合わせて必要なチームメンバーの参画を要請し, チームメンバーが患者のために「私たち」は何ができるとよいのか検討する. 個々のメンバーの役割, 連携および責任体制を明確にすることで, 最適な支援を提供するチーム体制を整えることができる. そのためには, 院内はもちろん, 院外・地域における人材を含む資源の把握が必要である. 大きな病院では30種類以上の職種が, 直接的または間接的にさまざまなチームに所属しながら, 患

格言1
「私」というより「私たち」と使っている割合が, チームの発展を示す最もよい指標である(ルイス・B・イルゲン)

者の治療やケアに関わっている.

　患者が退院すれば，患者の住む地域でさらに多くの職種が患者のケアや介護，生活支援に関わる.地域によって存在する資源は異なると考えられるため，地域の特性を生かしたチーム体制づくりができるとよい.また患者・家族もチームのパートナーまたはメンバーに含まれていることを確認し，参加と協働を促すことが求められる.

　真のチームとして協働するためには，ケアに関わるすべてのメンバーが患者の状況・チームの取り組みについて，メンタルモデルの共有をできている必要がある.メンタルモデルの共有ができていないと

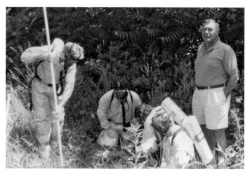

防護服を身に着けて作業しているメンバーの横に，半袖半ズボンで笑顔を浮かべる，のんびりした様子の男性がいる.同じ場所に居合わせながら，この場の状況の理解が異なっている.

図4.2-4　メンタルモデルの共有ができていない場合

（図4.2-4），患者に適切な治療やケアができないだけでなく，コミュニケーション不足等によって，医療事故が発生する.チームメンバー全員がチームトレーニング等を通じて，チームとしてメンタルモデルを共有し，よりよい協働を目指して学習していく必要がある.

2　リーダーシップを発揮する

　チームメンバーの役割を明確にし，指示や調整，作業の割り当て，チームメンバーの動機付け，資源（人，モノ，情報など）のやりくりを行い，チームのパフォーマンスが最適になるように促進する.具体的にはチームの活動（ブリーフ，ハドル，デブリーフ等）を行い，チームとして問題を解決する.各部署の長など，指名されたリーダーがまずは役割として発揮すべき能力であるが，スタッフ看護師など，他のチームメンバーも，状況に応じたリーダーシップを発揮すべきである.

格言2
やってほしいことを誰かにやってもらうには，その人がやってみたいと思うようにすることである（ドワイト・D・アイゼンハワー）

活用すべきツールと戦略

● ブリーフ（打ち合わせ）

　業務や処置の開始時に行う.退院支援，他の医療機関や介護保険サービスとの連携推進のためには，患者・家族との面談や多職種によるカンファレンスなどを，入院早期から行う.

● ハドル（途中協議，相談）

　業務の途中で，患者の急変やチームメンバーの都合がつかなくなるなど予定していなかった課題が発生した際，関係者を集めて協議し，状況認識の共有（メンタルモデルの共有）と業務の再配分等を実施する.

● デブリーフ（振り返り）

　業務が終了する際，短時間でよいので，①業務でうまくいったこと，続けるとよいこと，②改善すべきこと，③改善のために次の機会に実施できることなどを振り返る.ブリーフとともに，チームのよりよいパフォーマンスの向上につながる，最も活用すべきツールの一つである.

3 コミュニケーションを推進する

コミュニケーションは，手段（対面，電話，記録など）に関係なく，チームメンバー間で情報を効果的に交換する能力である．定型化されたコミュニケーション技術により，重要な情報を伝える．そして，伝えられた情報が適切に理解されているかを，追加確認と承認を通して確かめる．

格言3
コミュニケーションとは，その意図に関係なく，自分が送ったメッセージに対して相手から受け取る返事のことである（作者不詳）

活用すべきツールと戦略

● SBAR（エスバー）

患者の状態などに関して，即座の注意換起と対応を必要とする重要な情報を，効果的に伝達する方法．①Situation（状況：患者に何が起こっているか），②Background（背景：臨床的・社会的な背景は何か），③Assessment（評価：何が課題か），④Recommendation and Request（提案と依頼：解決するには何をすればよいか）の4項目を簡潔に伝える．4項目についてのメモを事前に用意するなどして，報告するとよい．③と④は，もし誤っている場合は批判するのではなく，指導・学習する機会とすることが重要である．

● コールアウト（声出し確認）

緊急時など，全チームメンバーに声に出して同時に伝える．

● チェックバック（再確認）

メッセージの発信者は，メッセージが意図したように受信者に伝わっているかを受信者からの復唱を聞いて確認し，受信者の理解が正しいかどうかを伝える．

● 確認会話

復唱する際に，同じ言葉で単にオウム返しするのではなく，違う言葉・表現で言い換え，聞き返して，内容が正しく伝わっているかを確認する．発信者は，自分自身が発信した表現と異なる言葉で表現されるため，受信者の言葉をより注意して確認する．

例：「○○病棟の鈴木一郎さん」 →「△△号室の鈴木一郎さん」

「13時からの検査」→「午後1時からの検査」

「半筒（はんとう）投与」→「2分の1アンプル投与」

「生年月日は7月5日（しちがつごにち）です」→「ナナガツのイツカですね」

「来週の水曜日」→「○月△日ですね」

● ハンドオフ（引き継ぎ）

引き継ぎを行う際は，伝えるべき項目を定型化し，チェックリストを作成するなどして漏れがないようにする．

4 状況をモニターする

患者とチームの置かれている状況について共通の理解を促進し，適切なツール・戦略を用いて正確に患者の状況およびチームのパフォーマンスをモニター

することで，共通のメンタルモデルを維持する．チームメンバーの行動を相互モニターし，お互いのニーズを予想・推測する．早めにフィードバックを行い，チームメンバーが自分自身で修正できるようにする．セーフティーネット（安全網）を構築し，お互いを気にかける．

格言4

細部に注意を払うことは最も重要なことの一つである（作者不詳）

活用すべきツールと戦略

● 状況認識

継続して周囲に目を向け評価し（状況モニター），身の周りで何が起きているかを知る．

● 相互モニター

他のチームメンバーの行動を気にかける．

● STEP（ステップ）

状況をモニターする際に必要な要素として，Status of the patient（患者の状況），Team members（チームメンバー），Environment（施設・設備・管理等に係る環境），Progress toward goal（目標に向けての進捗）の四つが提案されている．

● I'M SAFE チェックリスト

相互モニターと同時に，個々のチームメンバーの責任として，自身の健康を含めた自己管理も必要である．チェック項目として，Illness（病気），Medication（薬），Stress（ストレス），Alcohol and drugs（お酒と薬物），Fatigue（疲労），Eating and Elimination（食事と排泄）が挙げられる．

前述の自己管理に加えて，近年では，より積極的にチームメンバーの精神面も含めた健康（ウェルビーイング）を維持し，つらい体験への抵抗力や回復力（レジリエンス）を高める取り組みも始まっている．日々のポジティブな感情の経験・出来事（図4.2-5）を毎晩三つずつ記録したり，マインドフルネスな呼吸や歩行を実践したりすることなどが取り組まれている．これらは，欧米において大きな課題となっている医療者のバーンアウト（燃え尽き症候群）が医療事故の要因の一つとも考えられていることから，その対応策としても取り組まれている．

plus α

マインドフルネス

意識の質に関わることで，意識的に今この瞬間に，評価することなく，注意を向けること．個々人のレジリエンス，ウェルビーイングを高める活動として注目されている．

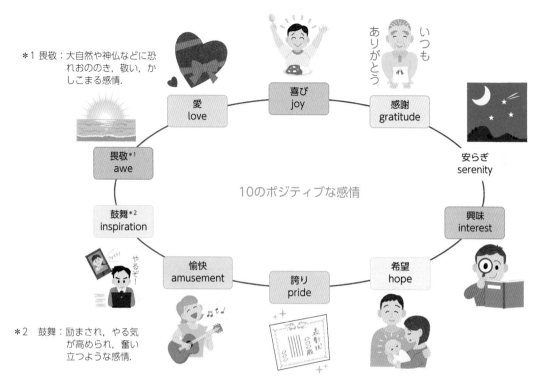

*1 畏敬：大自然や神仏などに恐れおののき，敬い，かしこまる感情.

*2 鼓舞：励まされ，やる気が高められ，奮い立つような感情.

10のポジティブな感情

愛
love

喜び
joy

感謝
gratitude

畏敬*1
awe

安らぎ
serenity

鼓舞*2
inspiration

興味
interest

愉快
amusement

誇り
pride

希望
hope

図4.2-5　10のポジティブな感情

5　相互に支援する

　他のチームメンバーのニーズを正確な知識を得て予想し，業務量の増加やプレッシャーが高まっている際には業務を委譲してバランスを保つ．活用できるチームメンバーを見極め，責任を委譲することにより作業配分の不具合を修正する．建設的および評価的なフィードバックを受けたり与えたりするとともに，対立を解決し，患者擁護や主張を行う.

格言5

鎖全体の強さは，その中の最も弱い環によって決定される（作者不詳）

活用すべきツールと戦略

● 業務支援

　相互に支援が積極的に求められ，提供されるように推進する.

● フィードバック

　チームのパフォーマンスを改善する目的で情報を提供する.

● 患者擁護（アドボカシー）と主張（アサーション）

　確固として，敬意をもって，是正措置を提案する.

● 2回チャレンジルール

　何かを相手に伝えようとして，最初に無視された場合，確実に聞こえるように，少なくとも2回ははっきりと声に出して述べる．相手のチームメンバーも認識しなければならない．結果が容認できるものでない場合には，より強力な行動をと

り，管理者や指揮命令系統を活用する．チームメンバーが重大な違反を感じたり，発見したりしたときは，すべてのメンバーが業務の中断を決定できるようにする．

● CUSまたは「心・不・全」

患者の安全などに関わる事項を伝える際に，「心配です，気になります（Concerned）」，「不安です（Uncomfortable）」，「安全の問題です（Safety）」のような具体的な表現を使って相手に伝える．

● DESCスクリプト

チームメンバーの間での対立を解決するための建設的な取り組みの一つとして，Ｉメッセージ（私は……と思う）を活用する．相手に伝える項目として，Describe（具体的なデータ・事実を提供し，問題となっている状況や行動を説明する），Express（その状況に対する懸念を表明する），Suggest（代案を提案し，同意を求める），Consequences（意見の一致を目指して，チームで決めた目標を基に，結論を述べる）がある．

3 エビデンスに基づいた協働の成果

この章で紹介した戦略・ツールは，表現は異なっていても，すでに当たり前のこととして実践されているものも少なくないかもしれない．しかし，多くの医療事故などの分析からは，当たり前のチームとしての協働ができていないことが示唆されている．国が地域包括ケアシステムを推進する際に，多くのチームメンバーの間で適切にメンタルモデルが共有されないと，医療事故などのリスクが高まることも懸念される．

チームSTEPPSを活用し，体系的な訓練に基づいたチームとしての協働（チーム医療2.0）によって，医療事故の減少だけでなく，医療者の満足度の向上，看護職の離職率の低下なども報告されている．また，職場の人数は変わらないのに，取り組んだ後で人手不足を感じる割合が激減したという報告もある．日本でも，チームSTEPPSの取り組みによって，エラーの減少，医療事故の防止，超過勤務時間の減少，職員間の情報の共有・協働の向上，より速やかな救急対応，組織の患者安全文化の改善などが報告されている．真のチーム医療が実践される組織は，患者・家族にとって安全な医療機関であるだけでなく，そこで働くすべてのスタッフにとっても，安心でき働きやすい職場づくりにつながる．これまでの個人志向から，チーム志向へのパラダイムシフトが求められている（図4.3-1）．

従来（個人中心）	今後（チーム志向）
• 単焦点的（臨床技能のみ） • 個人のパフォーマンス • 情報不足での意思決定 • チームワークの理解不足 • アンバランスな業務負荷 • 情報の保持 • 自己主張 • 個人としての向上 • 個人としての効率性	• 複焦点的（臨床技能とチームスキル） • チームのパフォーマンス • 十分な情報に基づく意思決定 • チームワークの明確な理解 • マネジメントされた業務負荷 • 情報の共有 • 相互支援 • チームとしての向上 • チームとしての効率性

図4.3-1　チーム・システム・アプローチのパラダイムシフト

　最後に，筆者がWHOで勤務していた時に学んだアフリカ（ナイジェリア）のことわざを紹介したい．

"If You Want To Go Fast, Go Alone．If You Want To Go Far, Go Together"
（早く進みたければ一人で行けばよい．しかし遠くまで行きたいならば，一緒に行こう）

　世界でも類をみない超高齢社会において，私たちの目指す安全な医療・介護の実現はまだまだ遠い目標かもしれないが，患者・家族も含む仲間と一緒に真のチームとして取り組めば，きっとその目標に到達できるのではないだろうか．

チーム医療に取り組む先輩諸氏からのメッセージ

● 微力でも　一致団結　大きな力

● 振り返り　笑顔で帰ろう　デブリーフ

● 声出して　同時に伝達　皆で確認

● おかしいな　自分の意見　言う勇気

● 再確認　ループを閉じて　忘れずに　メンタルモデル　確認しあう

● 危ないよ　その思い込み　違う目で　見る聞く感じる　話し合おう

● 心配だ　しっかり伝え　リスクゼロ　その一言が　患者を守る

■ 引用・参考文献

1) Howard, S.B. ほか. McMaster大学における医師と看護婦のチーム医療. 病院. 1975, 34（12）, p.88.
2) 前掲書1）. p.88-95.
3) 国立保健医療科学院医療・福祉サービス研究部訳・編. ポケットガイド チームSTEPPS 2.0+：エビデンスに基づいたチーム医療2.0. 第16版, 2022.
4) 種田憲一郎. チームSTEPPS：標準化されたチームとしての協働「チーム医療2.0」：エビデンスに基づいたチーム医療のすすめ. 月刊地域医学. 2019, 33（11）, p.23-28.
5) Agency for Healthcare Research and Quality. https://www.ahrq.gov/teamstepps/index.html,（参照2023-11-01）.

5 看護業務に関連する事故と安全対策

- 看護業務を行う際の環境の特徴とリスクを説明できる.
- プロセス型の事故と非プロセス型の事故について説明できる.
- 看護業務に関わる主な医療事故の種類を述べることができる.
- 看護業務に関わる主な医療事故の背景, 要因, 対策について説明できる.

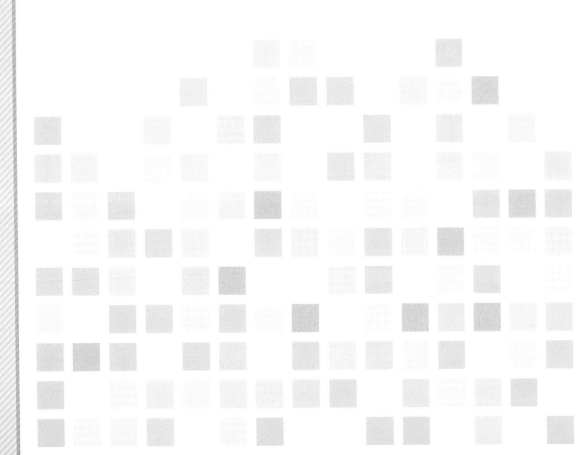

1 看護業務と事故発生要因

医療現場では，さまざまなエラーや事故が引き起こされている．「人は誰でも間違える」からこそ，間違えないようにできるしくみに改善していく必要がある．ミスをしやすい作業環境やミスが引き起こされてしまった状況を直視し，その防止対策について考えなければならない．

まず，看護師が看護業務を行っている現場の環境はどうなっているのか，その特徴は何かを述べる．そして，現場ではどんなエラーや事故が引き起こされているのか，事故の種類ごとにエラーが発生したプロセスおよび発生要因を，ヒューマンエラーの視点からとらえるとともに，それらの改善策について考える．

1 看護業務の特徴的な環境とリスク

どんな環境で看護業務が実施されているのか，看護に求められている安全性の実情を直視するために，**看護の現場に潜む危険性**を挙げる．

- 看護師は，いくつもの課題を同時に進行しなければならないことが多い．すなわち多重業務であり，作業が中断することも多くなる．
- 看護師は複数の患者を受け持ち，優先順位を考えて行動することが求められる．
- 看護師は時々刻々と変化する病状に合わせて，患者・家族・医療従事者など，複数の関係者へタイムリーに情報伝達することが求められる．しかも，情報は散在していて，それらをまとめていかなければならない．
- 看護業務は，時間が切迫する中での業務が多い．
- 看護師には気配りと機転が求められる．しかし，気を利かせたことによって事故を起こすことがある．
- 看護は継続していく業務であることから，引き継ぎでの伝達エラーが潜んでいる．
- 医療はチーム活動であり，チームには，エラーとなる要因が潜んでいる（他者への過信，権威勾配など）．
- 看護手順が標準化されていない部分がある（人によって手順が異なる，あいまいなど）．
- 看護師が現場で使用する医療機器，薬品，物品などの多くが，「注意して使用すること」に依存している現状がある．
- 看護行為にはルールが多い．
- 医療現場は，常に変動する環境下にある．

このように，看護業務は不安定要素の多い作業環境で行われている．こうしたリスクの背景を理解し，ヒューマンエラー対策や業務改善を進めていく必要がある．

医療・看護サービスは，やり直しがきかない（**不可逆性***）ことも多い．「ちょっと待って」「もう一度」「次の機会に」というわけにはいかない．また，常に状況が変化していくため，絶対的な治療や経過は存在せず，リスクが極めて高いことが特徴である（**不確実性**）.

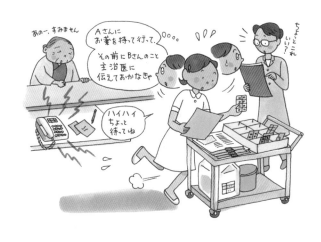

リスクは，不具合によって受ける影響，すなわち，患者が 被 (こうむ) る不利益の程度と，その発生する確率を掛け合わせた積で表される．リスクを減らすためには，患者にとって良くない事象を起こさないようにすることと，良くない事象が起こったときに患者の身体へ与える影響を大きくしないという，二側面の対策をとる必要がある．例えばアレルギー反応の場合，患者にアレルギー反応が起こらないように問診を十分行うとともに，もしアレルギー反応が起きた場合，その程度を少しでも軽く抑えられるように十分観察し，適切な対処を行う.

こうした医療・看護の特徴についてしっかりと認識することが，エラー，事故の要因やその対策を考える際に重要となる．そしてチーム医療が実践されている現代にあっては，事故防止をチーム全体で考え，実践することを忘れてはならない.

用語解説*

不可逆性

逆戻りできない，元に戻れないこと．たとえ治療しても治らない病状や組織の壊死などに対して用いられる．反対に，元に戻る場合を可逆性という.

2 人と人とのコミュニケーション

1 コミュニケーションとは

医療はチームで行うものであり，チームメンバー間のコミュニケーションが十分でないと，事故やトラブルが発生することがある.

コミュニケーションには**機能面**と**情緒面**があるとされる．機能面は，文字として表記できる事柄を正しく伝達することである．情緒面は感情に訴える側面であり，上下関係や，指示の伝え方（命令的，依頼的，要請的に言うか）で変化する．何かを伝えるという機能面での伝達は行われても，その緊急性や重要性が情緒面に伝わらないと，相手はいい加減な対応をしてしまうこともある．伝え方，タイミング，聞きやすい雰囲気が，安全におけるコミュニケーションエラーを減らす上での課題となる.

2 コミュニケーションエラーを減らす伝え方

a 伝え方

自分と相手が共通して理解できる言葉を使う必要がある．臨床では，医学や看護に独特の用語・言い回しが存在するため，注意する．相手が理解しやすい文章構造，指示方法で伝えることが求められる.

また，復唱は指示の確認に必須である．指示に疑問をもった場合には，その

表5.1-1　コミュニケーションツール

SBAR	電話などで情報を伝える際，状況（S），背景（B），評価（A），提案と依頼（R）の4項目で伝える．
2回チャレンジルール	患者の安全に関わる自分の主張が無視されたときは，少なくとも2回は繰り返して主張する．
CUS	患者の安全に関わる相手の行為に不審を感じたときには，相手に対して「気になります」「不安です」「安全の問題です」と躊躇せずに伝える．
コールアウト	重大な事態や緊急の事態に際して，チーム全員に同時に状況を伝える．
チェックバック	復唱する．
ハンドオフ (I PASS the BATON)	患者の引き継ぎ時の申し送り項目を標準化したもの．I（introduction：自分の名前），P（patient：引き継ぎ対象とする患者），A（assessment：患者の評価．現在の主訴，症状，バイタルサイン，診断），S（situation：現在の患者の状況），S（safety concern：患者に対する安全上の心配），B（background：患者のこれまでの背景），A（action：患者に対してとられた，とられる措置），T（timing：緊急性の時期），O（ownership：患者責任の所在），N（next：患者に今後予想される事態）を指す．

➡SBARについては，1章1節2項p.19参照.

疑問を必ず言葉にして発するべきである．

　『WHO患者安全カリキュラムガイド多職種版』では，チーム医療の向上を目指すプログラムとしてチームSTEPPSを紹介している．コミュニケーションエラーをなくすために有用なコミュニケーションツールを表5.1-1に示す．

➡チームSTEPPSについては，4章2節p.129参照.

b タイミング

　タイミングは，①割り込まない（相手が何かに集中しているときには割り込まない），②相手が行為を始める前（特に注意すべきことや相手の行為への疑問などは，相手が行為を始める前に言う），③自分が行為を始める前（チーム作業においては，自分が行為を始める前に，必ず「今から○○始めます」と自分と周囲へ宣言する），④状況の共有と更新（チームで作業をする場合には，状況の共有を随時行う）の4点に注意する．また，緊急時には中心的な人が，変更のある内容をチーム全員に大声で宣言することで状況認識が更新される．

c 聞きやすい雰囲気

　効果的なコミュニケーションのテクニックを身に付けていても，チーム内の雰囲気が悪ければ十分なコミュニケーションは成立しない．例えば，権威勾配があると言いたいことも言えなくなってしまう．

　チームは達成すべき目標をもつ集団であり，まとめ役である責任者（リーダー）が存在する．リーダーとそれ以外のチームメンバーは，求められている目標に向けての立場に基づき，それぞれの役割を発揮し協働することで，良い職場風土が築かれ，目標となる安全に近づくことができる．

3 原因と結果分析の重要性

　エラーや事故は結果であって，原因または要因ではないといわれている．発

生した結果をしっかりと見据えて，なぜそのようなことが発生したのかを探っていくこと，すなわち発生要因を見つけ出すことが重要である．

要因は複数あり，**直接要因**，**間接要因**がある．さらに，**潜在要因**や**背後要因**など，目に見えない要因を探ることも大切である．こうした要因を層別しているのが，**PmSHELLモデル**である．PmSHELLモデルを念頭に置くことで，要因をくまなく抽出できる．

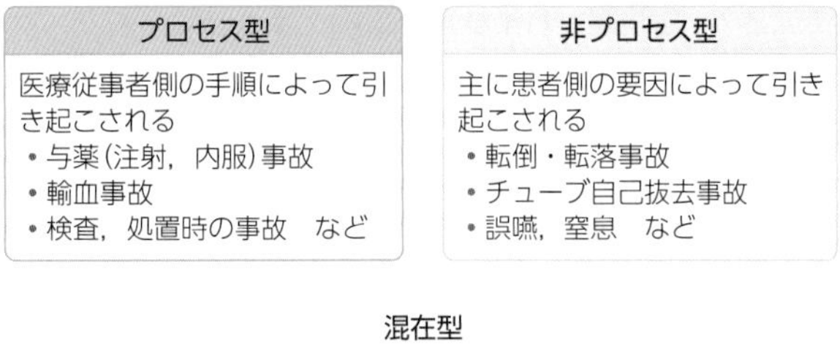

私たちが現場で経験する事故（インシデントやアクシデント）は，実に多種多様である．例えば，注射・内服の与薬事故のような医療従事者によって引き起こされる事故を**プロセス型の事故**，転倒転落事故のような患者側に主な要因がある事故を**非プロセス型の事故**という（**図5.1-1**）．

プロセス型の事故には一定の手順がある．しかし，非プロセス型の事故は，患者自身が有する要因に大きく影響を受ける．双方とも事故が発生した場合，**何が起こったのか**（結果系），**なぜ起こったのか**（要因系）という状況をしっかりと見極めなければ，事故後の対策を適切に導き出すことはできない．事故の要因を抽出することは現状をより深く把握することであり，事故事例を分析し，改善への対策を図る上で最も重要となる．

プロセス型	非プロセス型
医療従事者側の手順によって引き起こされる ・与薬（注射，内服）事故 ・輸血事故 ・検査，処置時の事故　など	主に患者側の要因によって引き起こされる ・転倒・転落事故 ・チューブ自己抜去事故 ・誤嚥，窒息　など

混在型

図5.1-1　プロセスの視点からみた事故の種類

➡PmSHELLモデルについては，3章1節3項p.94参照．

2 誤薬と与薬事故：分析と対策

1 背　景

1 誤薬と与薬事故

誤薬とは患者に誤った薬剤（種類，量，時間，方法）を投与することであり，薬剤の取り扱いを間違った結果である．**与薬**とは，医師の処方に基づき薬剤を投与することで，情報（指示内容）を理解・把握して，薬剤を用いて作業を行うプロセスととらえる．与薬エラー・事故はこのプロセスで，**情報，薬剤，作業のいずれかの誤り**によって発生する．与薬事故とは薬剤を扱うプロセスで発生した事故のことであり，その結果として誤薬がある．誤薬というと，「A薬とB薬を取り違え患者に与薬した」と解釈されがちであるが，注射薬の注入速度を間違えた，薬が正しく取り扱われなかったなど，結果としての誤薬も範疇に含め，与薬事故として論じていく．

2 与薬業務とチームの協働

注射薬や内服薬を患者に与薬するプロセスで起きる与薬事故は，どの医療機関においても高い割合で慢性的に発生している．与薬業務は，患者を治療する

表5.2-1　危険薬（ハイリスク薬）とすべき薬剤群

a. 注射用カテコラミン	k. 抗悪性腫瘍薬※
b. テオフィリン※	l. 抗不整脈薬※
c. 注射用高濃度カリウム塩※	m. ジギタリス※
d. 注射用カルシウム塩	n. 麻酔用筋弛緩薬
e. 注射用高張食塩水	o. 麻薬類
f. 注射用硫酸マグネシウム	p. 注射用ベンゾジアゼピン系薬剤
g. 注射用血液凝固阻止薬（ヘパリン等）※	q. 免疫抑制薬※
h. 経口用血液凝固阻止薬（ワルファリンカリウム等）※	r. 抗てんかん薬※
i. インスリン※	s. 精神神経用薬※
j. 経口血糖降下薬※	t. その他（注射用血管拡張薬，PG製剤，膵臓ホルモン薬※，抗HIV薬※等）

※ 診療報酬でのハイリスク薬（平成26年度現在）

厚生科学研究・厚生労働科学研究. 危険薬の誤投与防止対策. National Demonstration Project JAPAN：医療のTQM実証プロジェクト. http://www.ndpjapan.org/material/NDP_BP_HAD.pdf. （参照2023-11-01）.

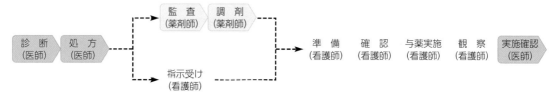

図5.2-1　一般的な与薬業務の流れ

ために有効な薬剤を取り扱う業務である．しかし，その薬剤の取り扱いを間違えると，患者の生命に重大な危険を及ぼすことになる．こうした，患者に重大な危険を及ぼす可能性のある薬を，危険薬（ハイリスク薬）※という（表5.2-1）.

　医療機関における与薬業務は，医師による診断・処方に始まり，薬剤師による調剤を経て，看護師による患者への与薬実施，与薬後の観察で終了する一連のプロセス業務である（図5.2-1）．このプロセスには，医師，薬剤師，看護師といった複数の専門職が関わり，それぞれが高度な知識や技術を活用して作業を実施している．与薬業務は難しい業務であるといえる．看護師は与薬業務の最終実施者となることが多く，自分たちで誤薬に気付けなければ，間違えたまま与薬が実施されてしまう．安全に与薬（業務）を行うためには，医師や薬剤師とのチーム作業，協働が必須である．薬剤には一般名と商品名があり，区別がつきにくいものや間違いやすいものが多いため，医師の指示を間違いなく実施していくには，薬剤師の専門的な知識による判断と情報の共有が欠かせない．

3　与薬業務を複雑にする要因

　患者は年齢，性別，体重，病状の程度などが異なることから，その患者固有の薬剤が選択されるだけでなく，刻々と変化する患者の状態，あるいは検査値の変動に応じて，薬剤の種類や量が変わっていく．これが，与薬業務を複雑にしている．さらに，医学の発展，技術開発の進展によって，多くの新薬が医療現場に導入されている．こうした先発医薬品とともに，**後発医薬品（ジェネリック医薬品）**※の導入もあいまって，現場で使用する薬剤は多種多様である．

用語解説※
危険薬（ハイリスク薬）
一般的に危険薬（ハイリスク薬）は，誤った投与の仕方をした場合に，患者の健康状態に対し死亡を含めた深刻な影響をもたらしうる薬剤と定義されている．

用語解説※
後発医薬品（ジェネリック医薬品）
新薬の特許期間が満了し，有効性と安全性が確かめられた後に売り出される医薬品．欧米では一般名（generic name. 成分名のこと）で処方されることが多いため，ジェネリック医薬品と呼ばれている．2005年以降，新たに申請する後発医薬品の名称は，一般名＋剤形＋規格＋会社名に統一されている．

与薬業務にはこうしたもろもろの困難さ，複雑さがあることから，人的ミスが誘発される確率は高い．急性期病院では，医療事故のうち約3分の1を与薬事故が占めると報告されている．医療事故を減らすには，まず与薬事故の低減を目指して取り組むことが望ましい．

2 注射事故の内容と要因分析

与薬事故の要因の一つに薬についての知識不足が挙げられるが，薬そのものについてはここでは論じない．安全な与薬業務にポイントを置いて述べる．

1 生命への影響が大きい注射事故

与薬方法は用いる薬剤によって，注射薬，内服薬，外用薬，点眼薬等に分類される．事故の背景に共通点はあっても，与薬方法や患者への関わり方に違いがあり，事故の発生経緯や要因は異なるため，注意したい．

注射は早く効果を得られる反面，副作用の出現も早く，誤薬をすると生命に影響する場合もある．注射方法の一つに静脈注射があり，点滴とワンショット（注射器による注入）がある．ワンショットを行うことで生命を脅かす薬剤では，ワンショット（急速静注）禁とされている．場合によっては患者が死亡する．

注射業務は，プロセスとして医療者の行う手順が決められており，標準化されているが，その中で事故が発生しているのも事実である．

2 注射事故の分析

|1| 要因

A病院の看護師による注射業務で発生した事故309件を「標準」の観点で分析した（表5.2-2）．この表によると，注射事故の約7割は注射業務における作業方法の問題によって発生している．この既定の作業方法（ダブルチェックなど）が一定の確率でミスを誘発していると考えられる．

次に，実際の注射事故を分析したところ，注射事故にはそれほど多くのパ

コンテンツが視聴できます（p.2参照）

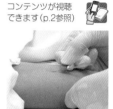

●静脈内注射〈動画〉

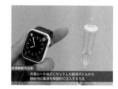

●点滴静脈内注射〈動画〉

5

看護業務に関連する事故と安全対策

表5.2-2　**A病院における注射事故の作業管理上の問題**

ミスの発生状況	作業管理上の問題	件数	割合（％）
Ⅰ．標準が確立していなかった	1. 標準化の問題	17	5.5
	2. 標準の技術的問題	1	0.3
	3. 標準書管理の問題	0	0.0
Ⅱ．作業者は標準に従って作業していなかった	4. 教育の問題	32	10.4
	5. 訓練の問題	6	1.9
	6. 動機付けの問題	25	8.1
Ⅲ．作業者は標準に従って作業していた	7. 作業計画の問題	13	4.2
	8. 作業方法の問題	214	69.3
	その他	1	0.3
	計	309	100.0

例1

事例 A	事例 B	結 果
看護師経験年数：8年目 病　棟：東 事故の概要：朝食前，X氏にヒューマリン®R 8単位を注射する予定が，実施しなかった． ミスの内容：朝食前にX氏に注射があることを記憶していたが，忘れた．	看護師経験年数：4年目 病　棟：西 事故の概要：夕食前，Y氏にヒューマリン®R 8単位を注射する予定が，実施しなかった． ミスの内容：夕食前にY氏に注射があることを記憶していたが，忘れた．	事故当事者である看護師，看護師の経験年数，発生時間帯，被害患者は異なるものの，事故の概要とミスの内容は同様である．

例2

事例 C	事例 D	結 果
看護師経験年数：3年目 病　棟：北 事故の概要：W氏にソルデム®を100mL/時で点滴する予定が，250mL/時で落ちてしまった． ミスの内容：腕を伸ばしたり曲げたりさせながら速度を設定しなければならないが，しなかった．	看護師経験年数：26年目 病　棟：南 事故の概要：Z氏にラクトリンゲル®を100mL/時で点滴する予定が，250mL/時で落ちてしまった． ミスの内容：Z氏に点滴を行っていたことを忘れてしまい，点滴開始後一度も訪室しなかった．	事故当事者である看護師，看護師の経験年数，発生病棟，薬剤名，被害患者，ミスの内容はすべて異なっているが，事故の概要は同様である．

図5.2-2　注射事故の事例

ターンが存在するわけではなく，同様の事故が繰り返し発生していることがわかった（図5.2-2）．同様の事故が慢性的に発生しているのは，個人に起因する問題ではなく，与薬業務の作業方法に問題があるためだと考えられる．

では，そうした問題点の要因（事故の要因）には，どのようなものがあるだろうか．一般化したエラー要因について抽出し，それに対応するミスを示す（表5.2-3）．事故の概要は同じでも，要因はさまざまだとわかるだろう．

| 2 | 事故の発見

与薬事故が起きてしまった場合には，早期に発見して患者に適切な処置をする必要がある．与薬事故が発生してから事故が発見されるまでの時間を調査したデータでは，事故発生直後までに発見できた事例は，全体の約1割しかなかった．注射業務における作業の中に，ミスを発見できる機構（**異常検知機構**，ダブルチェック等）を設ける必要がある．

あわせて，表5.2-4の結果を事故発見者との二次元表で示す（表5.2-5）．ここから，事故の当事者が事故を発見する割合は35％ほどで，残りの65％は他者が発見していることがわかる．全体の約1割は，患者自身やその家族が事故に気付いている．この結果からも，注射業務の中にミスを発見できるシステムを設ける必要があるといえる．

plus α

ワンショット（急速静注）禁の代表的な薬

以下の薬剤は必ず希釈すること．
• 塩化カリウム注射液
• L-アスパラギン酸カリウム
• 10％塩化ナトリウム注射液
• アプリンジン塩酸塩
• ドブタミン塩酸塩注射液
• ドパミン塩酸塩注射液

plus α

カリウム製剤投与間違い撲滅キャンペーン

カリウム製剤は，投与量や投与方法を間違うと不整脈や心停止など重大な事象を引き起こすため，ハイリスク薬とされている．カリウム製剤に関する事故防止対策はこれまでにも講じられてきたが，事故が減らないことを受け，2017年に日本看護協会と日本病院薬剤師会が共同で「カリウム製剤投与間違い撲滅キャンペーン」の広報をした．

表5.2-3　エラー要因の分類

エラー要因	エラー要因の概要	ミスの内容	該当例
❶情報の散在	必要な情報が一カ所にまとまっておらず，それぞれ別の場所にある．	やり忘れ（抜け）	• 指示書と注射箋の内容が異なっており，間違えているほうを見て誤薬となった． • 変更が口頭のみで伝えられ，注射箋には反映されていなかったため，不要な投薬を行ってしまった．
❷情報の伝達，表示方法	記載された情報の文字，表現，レイアウトなどがわかりにくい． 聞き間違える．	やり間違い	• 注射箋の字が薄くて，指示を見誤ってしまった． • ワークシートのレイアウトが悪く，メモしていた与薬の実施を見落としてしまい，無投薬となった． • 口頭での指示を聞き間違えた．
❸知識のバイアス	情報を認知する際，すでにある知識や記憶が影響を与える．		• 受け持ち患者に普段と違う指示が出ていたが，いつもどおりだろうと思い込み，指示書を見誤った．
❹記憶への依存（記憶のバイアス）	事前に得た情報を一定時間記憶していたが，時間の経過とともに記憶が薄れる，なくなる．	やり忘れ（抜け）	• 与薬の指示を頭で記憶していたが，忘れてしまい無投薬となった． • 与薬を実施した看護師が与薬の記録を残しておらず，他の看護師がまだ実施していないものと思い込んで与薬し，重複与薬となった．
❺出現頻度の低い情報	あまり出現しない情報であるため，その情報が出現したときに認識力が低下しやすい．	やり間違い	• 受け持ち患者に普段と違う指示が出ていたが，いつもどおりだろうと思い込み，指示の違いに気付くことができなかった．
❻複数の選択肢	選べる対象が複数ある．		• 異なる薬剤が二つ並べて置いてあり（もしくは薬袋に入っており），誤って別の薬剤を手に取ってしまったため，誤薬となった． • 指示書の内容の解釈が二通りでき，誤った解釈をしてしまい，誤薬となった．
❼類似作業の繰り返し	似たような作業を繰り返して行い，実施すべき回数を間違える．		• 与薬カートに薬をセットしているとき，各セルに一つずつ入れなければならない薬を，誤って二つセットしてしまった．
❽作業の中断	途中まで行った作業をなんらかの理由で中断する．	やり忘れ（抜け）	• 患者の点滴をつなぎに行こうと思ったとき，たまたま他の患者に呼び止められ，対応していたら，点滴をつなぎに行くことを忘れてしまった．
❾逸脱の日常化	多くの場合，正しいやり方で行わなくてもミスにつながりにくいため，効率的なやり方がやがて日常的に行われるようになる．		• 点滴の滴下調整を定期的に行わなければならないのに，普通は調整に行かなくてもそこまで速度にズレが生じないためチェックに行かなかったところ，早く滴下してしまった． • ダブルチェックをしなくても普通は間違えていないため，ダブルチェックを怠ったところ，誤薬となった． • 与薬カートにセットされている薬をそのまま与薬すれば普通はミスにならないため，指示書を確認せず，セットされていた薬を与薬したところ，指示書には中止と記載されていた．
❿付随的作業の不徹底	主体的に行うべき作業に付随した作業を行う際，主体的な作業に注意がいってしまい，付随した作業への注意力が低下しやすい．		• 点滴をセットしに行ったが，ポンプのスイッチを入れ忘れ無投薬となった． • 点滴をセットしに行ったが，針がちゃんと刺さっていないことに気付かず，無投薬となった． • BSチェック*は行ったが，インスリン注射を忘れてしまった． • 点滴をつなぐことに主眼を置いていて，速度調節がおざなりになってしまい，早く滴下してしまった．
⓫外見の類似	対象物の色，大きさ，形状などが似ている．	やり間違い	• 患者の外見が類似しており，患者を取り違えた． • 薬剤の外見が類似しており，薬を取り違え誤薬となった．
⓬名前の類似	対象物の名前，音感が似ている．		• 患者の名前が類似しており，患者を取り違えた． • 薬剤の名前が類似しており，薬を取り違え誤薬となった．

＊BSチェック：blood sugar. 空腹時血糖値測定.

表5.2-4　B病院における医療事故発見時間

発見時間	事故発生前	発生直後	発生勤務帯内	次勤務帯内	次々勤務帯内	24時間以上	計
件数	7	27	187	65	12	11	309
割合（%）	2.3	8.7	60.5	21.0	3.9	3.6	100.0
累積（%）	2.3	11.0	71.5	92.6	96.4	100.0	―

表5.2-5　B病院における事故発見者と発見時間のクロス集計

発見時間／発見者	当事者	他看護師	医師	患者・家族	合計	割合（%）
実施前	4	3	0	0	7	2.3
実施直後	14	6	4	3	27	8.7
発生勤務帯内	88	72	4	23	187	60.5
次勤務帯内	0	63	0	2	65	21.0
次々勤務帯内	0	11	0	1	12	3.9
24時間〜	3	8	0	0	11	3.6
合計	109	163	8	29	309	―
割合（%）	35.3	52.8	2.6	9.4	―	100.0

3　注射事故への予防対策

■1　注射事故を予防するための作業方法改善のアプローチ

　与薬事故防止対策として，作業方法の改善が有効だとわかった．改善のアプローチとしては，既定の作業方法が誘発するミスの発生確率を下げることと，もしミスが発生しても，早期にそのミスを検知できるシステムを設けることの2点が重要である．具体的な対策を，表5.2-3のエラー要因ごとに解説する．

❶情報の散在への対策

　複数の情報が散在し，最終的に何をどう実施するかの指示としてまとまっていないことが問題である．カルテ内のあちこちに指示がある，ワークシートや帳票類などいろいろなものを見ないと注射指示の最新情報が得られないような状況を改善し，情報の一元化を図る．また，指示が中止・変更された場合，作業を行う人に中止・変更の情報が迅速に伝わるしくみを考える．

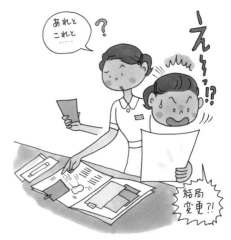

❷情報の伝達，表示方法への対策

　口頭での指示はエラーを誘発する要因となるため，極力避ける．しかし，患者の急変時や夜間など医師がその場にいないときは，やむなく口頭で指示を受けることもある．そうした場合の対応方法を決めておく．院内共通の口頭指示聞き取り用紙を使用し，決められた手順に

沿って指示を受ける．転記は，書き間違いや読み間違いが発生しやすいため，極力避ける．注射指示では表示薬名を明確にするため，一般名と商品名が混在しないような取り決めや，略語などの表記方法を院内で標準化しておく．

❸知識のバイアス*，❹記憶への依存（記憶のバイアス）への対策

看護師が自分の頭の中にある知識や記憶に頼って判断しないよう，自らが実施しようとしている注射作業について，指示を確認してから実施する習慣をつける．指さし呼称を行い，自分自身の確認行動とする．記憶に頼らず，目に見える形にしておく必要がある．メモをとることや作業中の札を使用することも一つの工夫である．

❺出現頻度の低い情報への対策

日ごろはあまり使用しない注射薬や注射方法の場合，正しい作業方法が一目でわかるような注意の明示や，スタッフ間で聞き合える環境をつくる．

❻複数の選択肢への対策

うっかりミスにつながるような薬の保管方法や，複数の解釈ができるような情報の伝達をしない．迷わずに作業ができるようにする．

❼類似作業の繰り返しへの対策

単調な作業がいくつも，長時間にわたって続かないようにする．

❽作業の中断への対策

例えば注射を混注しているときに，他の割り込み作業が入らないようにし，中断する際は作業中の札を置く．一患者一トレーを徹底する．

❾逸脱の日常化への対策

行わなければならない作業を飛ばしてやっても問題にならなかったことから，つい省略してしまうことがないように，業務チェックや監査を行う．確認行動の不徹底でやるべきことができなかった，あるいはしなかった要因を解明し，改善していく．

❿付随的作業の不徹底への対策

やるべきことはしたが，それが不徹底でいい加減であったことへの対策を意味する．❾とほぼ同様の対策だが，❾はやるべきことをしなかった場合を示す．

⓫外見の類似への対策

対象物を視覚でとらえた場合，類似していると間違えてしまうため，視覚上の区別をする．特に薬の容器（アンプルやバイアル）の大きさや形，色（遮光容器）は酷似しているものが多いため，はっきりと区別できるようなラベル表示が必要である（図5.2-3）．薬効が異なる薬剤が同一の形状の容器であったため錯覚し，取り間違えた例は多い．

⓬名前の類似への対策

名称を文字で書き表したり口頭で発音したりした場合，類似している名称は間違いやすい．同じ薬剤名でも濃度の異なるものは，先に濃度を表記するなど，明確に区別する．

用語解説*
バイアス

bias．斜め，またはゆがみや偏りを意味する．広義には，偏見や先入観，思い込みのような，考え方等が偏っていることを示す．

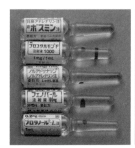 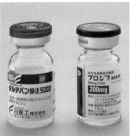 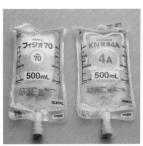 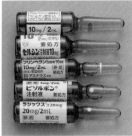

改善策として，①薬剤使用時の警告の記載されたカードや，それに順じた説明書（リスインダー）の添付，②規格が異なる表示をわかりやすくするため，文字の大きさやデザインの変更がなされている．

図5.2-3　外見の類似した薬剤の例

例えば，かつてリドカイン（キシロカイン）には2％と10％の薬液があった．救急で不整脈の患者が来院し，医師が緊急処置をしようとして「キシロカイン半筒」と口頭指示を出したところ（この場合は2％を静脈注射で使用する），希釈して点滴で使用すべき10％キシロカインと間違えて看護師が準備し，静脈注射された患者が死亡する事故があった．現在は10％の製剤は製造中止となり，あらかじめ希釈された点滴製剤が販売されている．これは，危険薬に対する究極の対策であるが，医療者の業務改善対策のみならず，薬については製造メーカーとの協働対策も重要である．

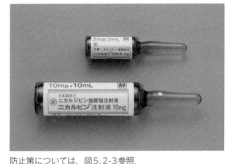

防止策については，図5.2-3参照．

図5.2-4　規格違いの同薬剤の例

メーカーで間違いの防止策がなされた実例を図5.2-4に示す．

2　確認作業：六つのRightとダブルチェック

❶から⓬の項目を挙げてその対策について述べたが，全体を通して根底にあるのは**確認作業**である．与薬実施時の確認行為には**六つのRight**（正しさ）といわれる項目がある．①**正しい患者**，②**正しい時間**，③**正しい薬**，④**正しい用量**，⑤**正しい用法**（**経路と方法**），⑥**正しい目的**である．特に⑥の目的を考えることで誤薬のリスクを回避できる．目的とは，何のために使用するかであり，例えば鎮静，鎮痛，昇圧，インスリン投与という内容になる（図5.2-5の「使用する薬剤に○をつける」項目を参照）．

現場では**ダブルチェック**やチェックリストの使用，指さし呼称の実施などを励行している．しかしダブルチェックは，チェック方法と実施の目的の詳細を明確にしていないと，ダブルチェックそのものが形骸化してしまうことがある．具体的なダブルチェックのための役割行動として，**二人が何をどのようにチェックするのかを明確にする**必要がある．ダブルチェックとは，それぞれが100％の確認をすることが重要であり，相手に依存しないことの徹底が大切である．注射業務フローにおけるダブルチェックの方法と，注射薬の準備段階でのダブルチェックの記録用紙について参考例を示す（図5.2-5，図5.2-6）．

ID　　　　　　　　　　**注射薬のダブルチェック確認表**

部署名			
平成　　　年　　　月　　　日			

下記薬剤使用時は、このチェック表を用いてダブルチェックを行い、記入後は師長へ提出。
使用する薬剤ごとに1枚、この確認表を使用する。

※表の□にはレ点を、空欄にはサインを記入する。
■部分は記入不要

使用する薬剤に○をつける	①麻薬　②抗がん剤　③ヘパリン　④KCL　⑤向精神薬　⑥昇圧剤　⑦降圧剤 ⑧不整脈治療剤　⑨筋弛緩剤　⑩鎮痛剤　⑪鎮静剤　⑫その他（　　　　　） ⑬インスリン（標準スライディングスケール使用時は記入不要）

確認事項		注射箋		薬剤		麻薬箋		指示簿	
		必須				麻薬使用時		レスキュー時	
		A	B	A	B	A	B	A	B
1R	患者名	□	□	■	■	□	□	□	□
2R	日付・時間	□	□	■	■	□	□	□	□
3R	薬剤名	□	□	□	□	□	□	□	□
4R	投与量・流量（mg、ml） ＊には実際を記入、ダブルチェックしサインする　注射箋	＊		＊		□	□	□	□
	サイン					□	□	□	□
5R	投与経路（末梢・CV） 方法（静注、混注、IV、IM、SC） ＊には実際を記入、ダブルチェックしサインする	＊				□	□	□	□
6R	使用目的 ＊には実際を記入、ダブルチェックしサインする	＊				□	□	□	□
最終サイン （A：実施者　　B：確認者）		■	■						

ベッドサイドで確認	ネームバンド確認サイン（実施者）	

看護安全委員会　医療安全推進室

図5.2-5　注射準備段階でのダブルチェック用紙（一例）

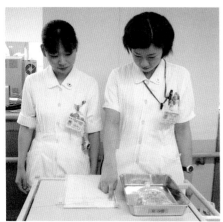

二人で同時に注射指示書（伝票）から始め、注射伝票の内容と薬剤を交互に同じ視点で指さし呼称をしながら確認し合う方法（ダブルチェックの一方法則）.

**図5.2-6　注射業務フロー上のダブル
チェック**

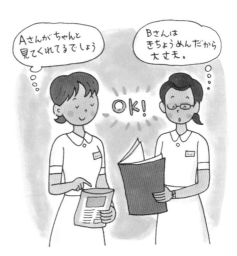

●●ダブルチェックの落とし穴●●

与薬事故防止対策の例：KCL

　与薬事故防止対策の一例として，高濃度カリウム製剤であるKCL（塩化カリウム製剤）の剤形を紹介する．この薬は急速静注すると死亡事故を招く薬剤である．そのため，テルモ社では剤形へのエラープルーフ化を行い，急速静注ができないしくみにした（図）．

　このプレフィルドシリンジ型カリウム製剤はキット化されており，専用針が同梱されている．シリンジ先端が外ネジタイプの特殊形状であり，専用針のみ嵌合（軸と穴がはまり合う）可能である．しかも，プラスチックの材質と形状が，看護師がいつも取り扱っている点滴セットの輸液側へ刺す注入針と同じつくりになっており，専用針を刺す部位を間違えにくくしている．

　また，仮に間違って静脈ルートの側管に接合して注入しようとした際には，シリンジの押し子を押しても中間の注液口から薬液が外にもれ，体内には注入されないしくみとなっている．患者安全に向けたヒューマンエラー防止策の優れた工夫の一つといえる．

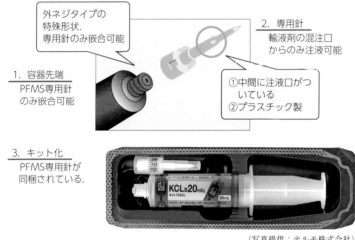

　1. 容器先端
　　PFMS専用針
　　のみ嵌合可能

　外ネジタイプの
　特殊形状.
　専用針のみ嵌合可能

　2. 専用針
　　輸液剤の混注口
　　からのみ注液可能

　①中間に注液口がついている
　②プラスチック製

　3. キット化
　　PFMS専用針が
　　同梱されている.

（写真提供：テルモ株式会社）

※プレフィルドシリンジ：薬剤がすでに充填されている注射器

図　プレフィルドシリンジ型カリウム製剤の特徴

4 種類と剤形，投与方法および管理

1 種類・剤形

　薬は注射薬，経口薬（内服薬），外用薬に大別される（図5.2-7）が，薬効をはじめ，剤形や包装，表示，デザインによる類似がある．注射薬の剤形は，アンプル，バイアル，点滴ボトル，キット製剤，プレフィルドシリンジと多様であり，経口薬にも，錠剤，散剤，水剤，トローチ舌下錠等がある．外用薬としては，点眼薬，点鼻薬，坐薬，腟剤，吸入薬，軟膏剤，ローションなどがある．

　薬品の類似には，①名前の類似，②色・剤形の類似，③複数規格（濃度・用量）があり，薬の選択段階で取り違えを防止する対策としては，物の区別化

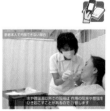

●経口与薬〈動画〉

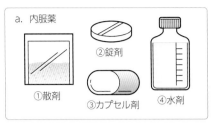

a. 内服薬
①散剤
②錠剤
③カプセル剤
④水剤

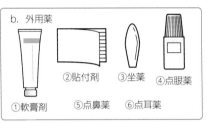

b. 外用薬
①軟膏剤
②貼付剤
③坐薬
④点眼薬
⑤点鼻薬
⑥点耳薬

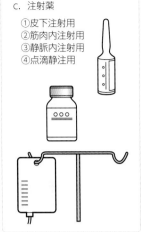

c. 注射薬
①皮下注射用
②筋肉内注射用
③静脈内注射用
④点滴静注用

図5.2-7　適用方法による医薬品の分類

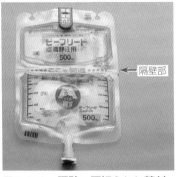

隔壁部

図5.2-8　隔壁で区切られた薬剤

を図ることが重要である．例えば，似た物を隣接させて置かない，異なる物であることを強調する表示を行うなどである．

2 投与方法

インスリン製剤やヘパリン等の抗凝固薬，急性循環不全改善薬など，投与前に検査を行い，その検査値によって投与量を決めるような，投与に当たって注意が必要な薬剤がある．そのため，検査の実施や検査後の投与を忘れたり，投与量の判断を誤ったりすることがある．

隔壁で区切られた薬（図5.2-8）の混和忘れ防止，薬液の配合変化防止として，投与方法の注意（投与前後に生理食塩水を流す，単独のルートを使用する），薬液溶解時間と溶解方法への注意，注射方法の限定（筋肉注射，皮下注射のみの薬品），薬剤と医療機器の相互作用への注意（輸液セットの材質として，PVCフリー，フィルターへの吸着）などがある．また，臨床では注射器に薬液が充填されているプレフィルドシリンジが多く使われている．これらについて，各施設で取り扱いの標準化を確立し，リスクを回避する必要がある．

与薬には看護師が介入する．与薬は，用法・用量を理解した上で，正しく実施しなければならない．薬物投与後の副作用に注意し，観察を行うことも看護師の役割である．抗菌薬の実施前の皮内テストは，危険があるため，現在では廃止されている．そのため，①事前の既往歴の十分な問診と薬剤アレルギー歴の確認，②投与開始直後からの十分な観察，③アナフィラキシーショック*に対する救急応援体制（図5.2-9）や救急カートの整備は極めて重要である．特にエラーが生じやすい薬剤を表5.2-6に示す．

3 薬剤の管理

薬の保管は清潔に扱うのはもちろん，医薬品添付文書*の指示に従って冷所保管や遮光，使用期限に留意するなど適切に扱い，事故を防がなければならな

plus α

PVCフリー輸液セット

ポリ塩化ビニル（PVC）製の輸液セットを用いると，フィルターに薬剤が吸着したり，可塑剤のジエチルヘキシルフタレート（DEHP）が溶け出したりする薬剤がある．そのような薬剤にはPVCフリーのものを使用する．

用語解説 *

アナフィラキシーショック

生体内にアレルゲンが侵入することで急激に生じるⅠ型アレルギー．末梢血管拡張，循環不全，呼吸困難などの病態を生じ，生命の危機を招く恐れもある．薬物アレルギーのほか，蜂に刺されたり，そば・ピーナッツなどの食品を摂取したりしても起こる．

用語解説 *

医薬品添付文書

薬機法によって，医薬品に必ず添付するよう定められている文書．用紙サイズ，記載項目と順序が統一され，適応症や副作用情報などが随時追加される．

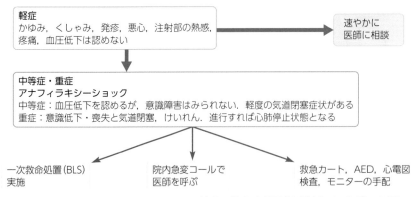

図5.2-9　アナフィラキシーショックに対する救急応援体制(薬剤アレルギーの例)

表5.2-6　特にエラーに注意すべき薬剤

インスリン製剤	50単位0.5mLの専用注射器を使用. 低血糖症状に注意
抗がん薬	抗がん薬の血管外漏出に注意
造影剤	コンパートメント症候群*に注意
麻薬	「麻薬及び向精神薬取締法」で規制されているため，通常の薬剤とは取り扱いが異なる. 使用後の空アンプル，使用後残液，途中で未使用になった薬剤を廃棄してはならない

＊骨折や打撲により出血や浮腫が生じて，筋区画（コンパートメント）の内圧が上昇し，細動脈が閉塞することで，筋組織の虚血による筋壊死や神経障害を生じること.

い．現在では，薬剤部で点滴のミキシングを行っている．病棟配備薬の種類や定数は必要最小限とする．

5 内服与薬業務の特徴と注意点

　内服与薬業務と注射業務はいずれも与薬業務だが，それぞれ違いがあるため事故要因や問題点が異なり，対策の立て方も異なる.

1 内服与薬業務の特徴

①基本となる与薬時間帯がある．ほとんどは四つの時間帯（朝・昼・夕・眠前）に投与される.

②薬が何日分かまとめて病棟に届けられる.

③同じ薬が比較的長期にわたり処方されることが多い.

④薬の種類・数が多い．内服では四つの時間帯について何日分かの業務を集約することができるが，注射では不可能である．反対に，数日分の薬が病棟にあるため，内服では同じ薬の二重投与，あるいは不要な薬の投与（中止になっていたが投与してしまった）といった事故が発生する.

⑤同一病院内でも，病棟ごとに業務における作業方法が異なる場合がある．内服薬の投与ミスは注射事故より危険度が低いことから，病院全体で問題視されることが少ない．そのため作業方法についても定められておらず，病棟独自の手法で行われていることが多い．病院全体での標準化が進んで

いないことが，事故が減らない一因になっており，特に配薬忘れは後を絶たない．

⑥看護師管理と患者管理の二つの方法がある．患者が薬を自己管理している場合，本人が誤った薬を飲んでしまったなど患者側の要因による事故もある．これはプロセスの改善では難しく，患者自身の内服自己管理をアセスメントしていくことが必要である．

2 その他の注意点

入院に際しては，患者の持参薬を使用することがある．おくすり手帳，薬剤情報，紹介状等を参考にして患者の服用情報を把握する．

近年は，経管栄養チューブから薬を注入する際，錠剤を粉末にせず，簡易懸濁法という，微温湯で懸濁し液状にして注入する方法も行われている．粉末にした場合に起こる飛散が少ないのが特徴である．

経管栄養チューブへの注入には，血管ルートへの誤注入を防止するため，色付き内筒のカテーテルチップのシリンジを使用する．カテーテルチップのシリンジは，通常の注射器とは注入口の型状が異なる．

➡カテーテルチップについては，p.189 図5.11-3参照.

ユニットドーズシステムの与薬カートを用いた対策

薬情報を可視化したユニットドーズシステムの与薬カートは，内服業務のエラープルーフ化を図ることのできるツールで，配薬忘れ防止と看護師業務負荷の軽減を図ることができる（図）．

導入前の作業方法	
	与薬時間になったら，指示書から指示を確認し，ある一定期間の薬が入った薬袋から必要な薬だけを取り出す．
	指示書に記載された情報を確認し，人間が情報を記憶する（理解する）．
	複数の薬から必要な数の薬だけを選択する．

導入後の作業方法	
	一定期間の薬が処方された時点で，仕切りで4列×7列（4列：朝・昼・夕・眠前，7列：1週間の曜日）に分けられたトレーのある与薬カート（写真参照）に，薬を1回分ずつに分けて保管する．
	何時にどの薬を与薬するのかという情報を，与薬カート内の薬が表してくれる．与薬カートが人間に代わり情報を記憶する（受け取る）．
	1回に与薬する分量に薬が小分けされているため，一度に確認するべき情報量が減り，情報処理負担が軽減される．

与薬カート
薬の情報が可視化できる

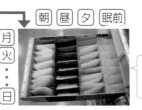

朝 昼 夕 眠前

月
火
⋮
日

与薬カート内の引き出し．薬を1回分ずつに分けて保管する

図 ユニットドーズシステムの与薬カート

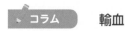 **コラム** **輸血**

　輸血療法とは，血液中の各成分（赤血球，血小板，タンパク成分，血液凝固因子など）の不足や機能が低下したときなどに，その成分を補充する治療のことをいう．

　輸血療法で使用する，ヒトの血液や組織などを原料として製造した治療薬（血液製剤や血漿分画製剤など，遺伝子組み換え製剤も含まれる）を**特定生物由来製品**という．

血液製剤：献血から得られた血液を成分別に製剤にしたもの．赤血球製剤，血小板製剤，新鮮凍結血漿．

血漿分画製剤：血液中から細胞を除いた血漿成分を精製したもので，アルブミン製剤，免疫グロブリン製剤，凝固因子製剤，アンチトロンビン製剤，フィブリノゲン製剤，ハプトグロビン製剤など．

項　目	実施内容	
①輸血についての説明・輸血同意書の取得	説明・同意項目	①輸血療法の必要性 ②使用する血液製剤の種類と使用量 ③輸血に伴うリスク ④副作用・感染症救済制度と給付の条件 ⑤自己血輸血の選択肢 ⑥感染症検査と検体保存 ⑦投与記録の保管と遡及調査時の使用 ⑧その他，輸血療法の注意点
②血液型の検査	・ABO型 ・Rho（D）型抗体 ・不規則抗体スクリーニング検査	
③血液型検査の記録	検査結果は患者本人にも知らせる．	
④輸血の申し込み，交差適合試験の依頼	血液型検査時に採血したものとは別の検体を提出する． ＊血液製剤の保管方法 　・赤血球・全血の保管温度は2〜6℃の輸血専用の保冷庫で保存． 　・新鮮凍結血漿は−20℃以下で保存． 　・血小板濃厚液は20〜24℃（室温）で水平振とうしながら保存．	
⑤血液製剤の受領	・使用する時まで病棟に持ち出さない． ・血液製剤の受領時，払い出し者と受領者は，交差試験適合票，血液バッグ，添付伝票を声を出して照合・確認する．	
⑥輸血前の確認	・交差適合試験適合票と輸血バッグとカルテを，二人以上で声を出して照合・確認する． ・血液製剤を輸血セットに接続する． 　＊新鮮凍結血漿は融解後3時間以内に使用する． ・輸血前のバイタルサインの測定（体温，血圧，脈拍，可能であればSpO$_2$）および患者観察を行う．	
⑦輸血実施直前	・患者に実施の説明をする． ・患者照合（患者に氏名を名乗ってもらう，ネームバンド等での確認），血液型，適合票に輸血開始時間を記入して，輸血を開始する．	
⑧投与中	・輸血開始後，5分間はベッドサイドを離れず観察する． ・意識の清明な患者：血管痛，不快感，胸痛，腹痛など． ・意識障害のある患者：呼吸・循環動態，尿の色調，術野等からの出血状態． 　→異常があった場合は，直ちに輸血を中止する（発熱，蕁麻疹，アレルギー症状）． 　　輸血セットを交換して生理食塩液または細胞外液類似輸液剤の点滴に切り替える． 　　15分後，再度観察する．	
⑨輸血終了後	・輸血終了時刻，副作用の有無および内容を記録する． ・製剤の製造番号を記録する． ・患者の観察をする．	
⑩後片付け		

3 患者取り違え（誤認）：分析と対策

1 背景と要因

　患者を取り違えることはあってはならない．にもかかわらず，医療現場での患者取り違えは発生しており，あらゆる医療行為の場面に及んでいる．ここでは，患者取り違えが生じる背景とその要因について見ていく．

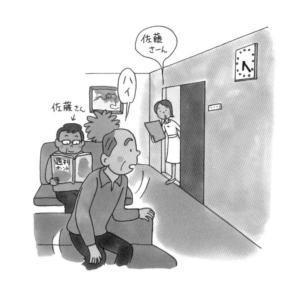

　検査・手術を別の患者に実施してしまった，左右を間違えて処置・手術をした，検査の検体を取り違えた，診察室への呼び入れを間違えて異なる処方が出され服用してしまったなどは，いずれも医療行為のスタート時点で患者特定に失敗している．患者確認は医療行為の前提となる最も基本的なことであり，医療者は患者確認の責任があることを銘記すべきである．

　医療者が氏名を呼ぶと，患者は自分かどうかわからなくても「はい」と返事をしてしまいがちである．特に，呼ばれることを期待しているときには，自分が呼ばれたと思い込みやすくなるという人間の認知特性がある．医療者は返事があったからといって，患者特定ができたと思ってはならない．患者の反応のみに依存するのではなく，医療者側がもつ患者情報と照合して確認することが重要である．

2 対　策

1 問いかけ，ネームバンド等による確認

　患者確認では，医療者が患者の氏名を呼ぶのではなく，「お名前を名乗ってください」と問いかけ，患者自身に名前を言ってもらい，医療者がもっている患者情報と照合して確認することが勧められている．これは，患者の医療参加の一つの形でもある．

　発声障害や認知症，意識障害などによって，患者が自ら名乗れない場合もあることから，入院患者にはネームバンドを装着してもらうなど，氏名の照合確認ができるものを身に着けてもらう．医療現場では，**ネームバンド**による本人確認の徹底や，ID番号のバーコード化による照合が進んでいる（図5.3-1）．また，照合の精度を高めるために，患者を同定する指標は一つではなく二つ用いることとされている．これは，患者氏名（フルネーム）のほかに，ID番号，生年月日，住所などのうち二つを併せて確認することである．医療者側からの

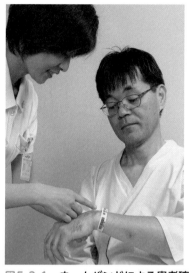

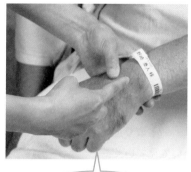

意識清明な患者には，「お名前をフルネームでお願いします」と声をかけ，聞いた名前をネームバンドを見て確認する

図5.3-1　ネームバンドによる患者確認

能動的なコミュニケーションで，ルールにのっとり，医療者がもつ患者情報を声に出して伝え合い，確認する．

2 タイムアウトの実施

このほか，手術・検査など侵襲的行為を行う際の**タイムアウト**の導入が進められている．これは，患者や部位の左右間違いによる誤認手術や検査を防止するために，それぞれがその時行っている作業の手を止めて集合し，みんなで確認作業を実施することである．タイムアウト時には執刀医，麻酔科医，看護師が，カルテ，ネームバンド，マーキング（事前に左右の部位を区別し，手術する側に印を付けておく）等を基に，患者氏名，手術部位，術式について発声，指さし，署名等による複数の方法で確認作業を行う．

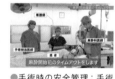

●手術時の安全管理：手術安全チェックリストの活用〈動画〉

患者確認の責任を忘れず，確認行動を必須とする教育，訓練，そして現場での実施，評価を継続していかなければならない．

4 針刺し：分析と対策

1 背　景

1 針刺しとは

針刺しとは，患者の血液・体液が付着した注射針が，誤って患者以外の人や医療者に刺さった事故である．

注射や採血行為では，針の使用は必須である．針は鋭利な危険物であり，医療者はその取り扱いに注意を払ってきたが，いまだに，ふとしたことから針刺

し事故は起きており，血液感染を起こす事例がみられる．

　例えば，医療者が血管留置針を使用して患者に血管ルートを確保した際，病室の床に留置針の穿刺針を落とし，後で拾おうとして忘れてしまった．針が落ちていることに気付いた患者が，看護師に渡そうと思いティッシュペーパーにくるんで台の上に置いておいたところ，面会に来た他の患者の家族がこれに触れて針刺しをしてしまった．血管留置をした患者はB型肝炎の患者であり，その穿刺針には血液が付着していたという事例などがある．医療者の不注意が，第三者を巻き込んだ医療事故を招くことになる．

2 エピネット

　針刺し事故が起こった原因を追究し，適切な予防策を導き出すためには，針刺しの原因を正確に把握し，発生段階や発生場所，器材の使用目的などとのクロスチェック*解析を行う必要がある．

　EPINet（エピネット）は，針刺しや切創などの血液・体液曝露を記録し追究する標準的な方法を提供するために，アメリカで開発されたシステムである．コンピューターシステムを含むサーベイランスシステムとして，世界中で活用されている．日本では，エピネット日本版として1996年からエイズ拠点病院における針刺し・切創損傷調査の報告書として用いられた．1999年以後は，旧厚生省研究班から職業感染制御研究会がエピネット日本版サーベイランスとして活動を引き継ぎ，100以上の施設が参加を表明している．

2 対　策

　針刺しの対策の柱は二つある．一つは，看護師をはじめとする針を使用する医療者の針の取り扱い方手順の周知と教育訓練，もう一つは，針刺し防止の安全装置および血液曝露防止機能付き機器の使用である（図5.4-1）．

　取り扱い方の原則は**リキャップ***をしないことである．そして使用後の針をそのまま持ち歩かないために，廃棄ボックス（図5.4-2）を設置することを義務付け，使用直後に針を廃棄ボックスへ投入する．そのためには廃棄ボックスの整備と，針を使用した際の手順化の明示が必要である．

　安全装置付き機器の使用は日本では義務付けられてはいないが，安全装置付き機器使用の検討・移行は各施設で進められている．アメリカの国立労働安全衛生研究所（NIOSH）は，安全装置付き静脈留置カテーテル針の使用で，静脈留置カテーテル挿入に関連した使用後の針刺し事故を83％程度減少させたという研究結果をはじめ，安全装置付き機器の使用が針刺し予防策として有効であると報告している．アメリカでは2000年に，針刺し安全防止法が連邦法（州法よりも優位性が高い）として制定され，安全装置付き機器の検討と導入が義務付けられた．

　日本版エピネットを活用して継続的にサーベイランスを実施していくことで，導き出した予防策の有効性を評価できる．さらに，その実施と評価に基づ

用語解説 *
クロスチェック

複数の資料を照らし合わせて調査すること．または，複数の方法で検証すること．

plus α
EPINet

Exposure Prevention Information Network．針刺し・切創報告書，血液・体液汚染報告書と，データを入力・解析するコンピュータプログラムで構成されている．

plus α
サーベイランスシステム

サーベイランスはチェック，監視するという意味．チェックおよび監視システムのこと．

用語解説 *
リキャップ

注射器から一度外したキャップを，使用後の針先に再び装着すること．医療従事者がリキャップする際に，誤って使用済みの注射針を自分に刺すことで感染症に感染する，針刺し事故の原因となっている．

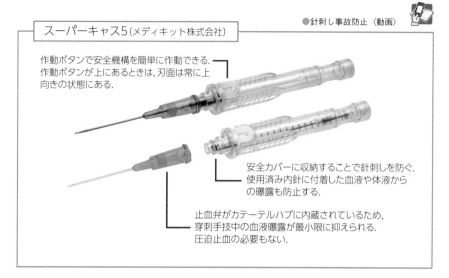

スーパーキャス5(メディキット株式会社)

作動ボタンで安全機構を簡単に作動できる.
作動ボタンが上にあるときは,刃面は常に上
向きの状態にある.

安全カバーに収納することで針刺しを防ぐ.
使用済み内針に付着した血液や体液から
の曝露も防止する.

止血弁がカテーテルハブに内蔵されているため,
穿刺手技中の血液曝露が最小限に抑えられる.
圧迫止血の必要もない.

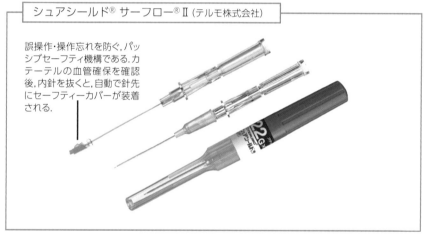

シュアシールド® サーフロー®Ⅱ(テルモ株式会社)

誤操作・操作忘れを防ぐ,パッ
シブセーフティ機構である.カ
テーテルの血管確保を確認
後,内針を抜くと,自動で針先
にセーフティーカバーが装着
される.

図5.4-1　針刺し事故防止機構付き留置針

いた教育,マニュアル改訂を行うことで,針刺し防止システムが
進展していく.

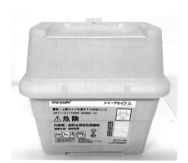

図5.4-2　廃棄ボックス

5 転倒転落：分析と対策

1 背景

1 転倒転落とは

転倒とは，自分の意思に反してバランスを崩してしまい，足底以外の身体の一部が地面または床についた状態，**転落**とは，高低差のあるところから転がり落ちることと定義される．英語圏では転倒と転落を区別する言葉はなく，いずれも"falls"である．

転倒転落事故は，要因が主に患者側にある非プロセス型の事故であり，その性質および対策アプローチ法はプロセス型の事故（与薬事故など）とは異なる．事故発生には，医療者は直接的な介入をしていない．例えば，医療者が見ていない時に，大きな物音がしたので駆けつけたら患者がベッドから転落していた場合や，ベッドから降りて歩こうとして転倒した場合がある．もちろん，医療者がそばにいたにもかかわらず，検査台やストレッチャーから転落した，ベッドから車椅子への移動介助中に転落したというように，医療者の介助スキルに問題がある場合もある．しかし転倒転落事故の9割以上は，医療者が直接見ていないところで発生しており，ここではそうした事例を中心に述べる．

2 転倒転落事故の深刻さ

転倒転落事故は医療施設のみならず，介護施設においても深刻な問題となっている．転倒転落事故の特徴として，以下のものがある．

①高齢化や認知症の増加によって，発生件数が非常に多い

②事故発生時および事故後に当事者である患者に及ぼす心身への影響が大きく，一過性ではなくその後の生活の「質」を根底から崩してしまう

③効果的な対策が見いだせない　など

患者・家族など医療受容側と，医療提供側双方にとって，転倒転落事故がもたらすデメリットは計り知れない．具体的なデメリットを以下に挙げる．

①患者が外傷や骨折などの身体的影響を受け，最悪の場合，寝たきりや死亡につながる

②患者に転倒後不安症候群*が出現し，ますます足腰の筋力が低下して，社会復帰ができなくなる

③転倒転落事故が発生することで，患者や家族にケア上の不信感を与える

④医療関係者自身（チーム全体として）も落胆しジレンマにさいなまれる　など

用語解説 *
転倒後不安症候群
転倒を経験した人が，転倒に対する強い恐怖感をもち，活動能力の低下を起こす要因がないにもかかわらず，歩行や日常の活動に支障を来す状態．

5

看護業務に関連する事故と安全対策

161

また，転倒転落事故は患者が動くことで発生するため，事故を防ぐ手段として**抑制**が行われることがある．しかし，抑制は患者のQOLを低下させることにもつながり，転倒の危険を増やす可能性もある．抑制は急性期治療や精神科領域，療養型のケアにおける特徴的な要素（生命維持のため挿入されたチューブ類を，意図せず自己抜去しないように，また，自傷や暴力を防ぐため等）を含んでいる．難しい場面はあるが，患者の人としての尊厳を守ることに十分配慮し，廃止の方向で検討する必要がある．

日本医療機能評価機構事故防止事業部の2019年の調査報告によると，日本における転倒転落事故の実態として，全医療事故に対する転倒転落事故の発生数は全体の約5分の1となっており，2010年ごろの約4分の1と比べれば減少傾向にある．危うく転倒しそうになったという経験はすべての人がもっており，転倒転落事故はほとんどの人が遭遇・経験する可能性がある．転倒転落によって死亡や障害残存となる事例も発生している．死因の多くは頭部外傷による外傷性脳出血である．転倒転落事故そのものはゼロにはできないが，有害事象（アクシデント）となるような頭部打撲や骨折は限りなくゼロに近づけていきたい．

2 要 因

非プロセス型の転倒転落事故の防止には，プロセス型の事故のように医療者の改善努力のみでは効果は望めない．患者や家族を巻き込んだ上で，さまざまな要因を考慮し，転倒転落防止の療養環境を整備することが重要となる．

■1 転倒転落事故の危険要因

転倒転落事故の危険要因（リスクファクター）には，大きく**内的要因**と**外的要因**の二つに分けられるが（**表5.5-1**），ここでは内的要因について述べることとする．

転倒転落事故の原因となる頻度の高い疾患を**表5.5-2**に示す．病型によって症状，あるいは重症度，治療法が異なるため，各病型について理解する必要はあるが，ここでは詳細は省略する．こうした内的要因は，患者自身が有している要因（患者要因）であり，病態や患者の特徴を転倒転落事故発生の危険要因として適切にアセスメントすることが重要となる．

転倒転落事故レポートから，事故に影響を与えていると考えられる患者の危険要因45項目に関して，数量化Ⅱ類による分析を行った結果，事故を起こす危険性を高める要因として，14項目を抽出したという研究結果がある（**表5.5-3**）．この転倒転落の要因となる14項目をもとに，アセスメントシートを作成することができる．患者の状態を把握することで，事故の危険性の予測が可能になる．

リスク要因となる薬物についての注意も必要である．添付文書に副作用とし

plus α

数量化Ⅱ類

質的な要因によって質的な外的基準を予測・判別する方法．

表5.5-1　転倒転落事故の内的要因と外的要因

内的要因	①感覚要因	深部感覚障害，視覚障害，前庭障害　など
	②高次要因	注意障害，睡眠障害，意識障害，記憶障害，学習障害，認知障害　など
	③運動要因	筋力低下，全身持久力低下，協調性障害，骨関節機能障害，心肺機能低下　など
外的要因	①住環境や補助具，衣服などを含めたあらゆる環境要因	ベッド本体の高さ，ベッド用サイドレール・手すりオーバーベッドテーブル，床の状態，明るさ，廊下の手すり車椅子，ポータブルトイレ，杖，スリッパ，衣服の状態　など
	②ケア方法などのスタッフ教育や管理要因	ナースコール，介助方法，看護師の見守り，付き添い　など

表5.5-2　転倒転落事故の原因として頻度の高い疾患

運動障害	〈脳梗塞〉ラクナ梗塞，アテローム血栓性脳梗塞，心原性脳塞栓症〈神経変性疾患〉パーキンソン病，進行性核上性麻痺
高次脳機能障害	失語症，半側空間無視

表5.5-3　事故の危険性を高める要因の14項目

①平衡感覚障害	⑧頻尿
②筋力低下	⑨判断力・理解力低下
③車椅子，杖，歩行器使用	⑩貧血
④ふらつき	⑪手術後
⑤自由に動ける	⑫トイレまで歩行距離がある
⑥認知症状	⑬ナースコールを押さないで行動しがち
⑦睡眠導入剤	⑭目立った行動がある

て転倒の記載がある薬物も多い．副作用として精神機能を障害する薬物の症状には，眠気，ふらつき，注意力低下，失神，めまい，せん妄など，副作用として運動機能を障害する薬物の症状には，失調，脱力，筋緊張低下，パーキンソン症候群などがあり，いずれも転倒リスクがある．不眠に多用されているベンゾジアゼピン系睡眠薬は転倒の原因になりやすく，不眠のタイプに応じた睡眠薬の選択や，筋弛緩作用が少ない睡眠薬の選択が必要である．多剤併用による影響で，副作用発現のリスクが高くなる場合があることや，服用だけでなく減量や中断で起きる離脱反応がリスクになることにも注意したい．

　抗凝固薬を服用していると，転倒転落後に出血性の重大な影響をもたらすなど，多くの薬物は転倒転落のリスクや内在する要因となりうる．転倒に薬物が関連する場合は，薬剤師を含めた医療チームでアセスメントすることが肝要である．

2 転倒転落事故発生のメカニズム

　転倒転落事故は，内的（患者個別の要因と患者の行動要因），外的の二つの要因の不適合によって発生すると考えられ，内的要因は適切に把握し，外的要因は積極的に改善を進めていく必要がある．図5.5-1に示すとおり，転倒転落

plus α

アテローム血栓性脳梗塞

脳の太い動脈に動脈硬化が起こり，血栓が発生して血管が詰まることで発症する．また，頸部の太い動脈である頸動脈に動脈硬化が発生しても，アテローム血栓性脳梗塞となる．脳梗塞の中でも近年，増加傾向にある．

plus α

心原性脳塞栓症

心臓で発生した，あるいは心臓を経由した血栓が脳の血管まで到達し，閉塞して生じる脳塞栓．突発性で，片麻痺や意識障害を伴う重症例が多い．

plus α

進行性核上性麻痺

脳の特定部位（基底核，脳幹，小脳）の神経細胞が減少し，転びやすい，下方が見づらい，認知症，話しづらい，飲み込みづらいなどの症状がある．40代以降に出現し，歩行障害や転倒が頻繁にみられる．

plus α

ベンゾジアゼピン系睡眠薬

最も多く使われている睡眠薬．重篤な副作用が少ないといわれるが，催眠作用，筋弛緩作用，抗不安作用，抗痙攣作用があるため，転倒の原因になりやすい．

plus α

離脱反応

抗不安薬や鎮静薬の服用を中断すると，振戦やせん妄など，アルコール離脱症状に似た反応が生じることがある．

図5.5-1　転倒転落事故の発生概要

の発生要因は一つではなく複数存在し，それらが影響し合って事故が発生している．そのため，発生状況についての詳細な情報が必要となる．詳細な情報を得るための，転倒転落事故報告書（書面）の一例を紹介する（図5.5-2）．この報告書は，右上に転倒事故発生時の絵を描くことで，発生状況を一目で把握できるのが特徴である．また，アセスメント項目に沿った内的要因と外的要因について記入でき，事故の予測性についても記入できるようになっている．現在は電子カルテでの報告が多い．

3　対　策

　多くの病院で行われている転倒転落事故防止対策として，**アセスメントと事故防止対策の立案と実施**という一連の流れがある（図5.5-3）．転倒転落事故防止対策は，医療者側がチームとして対応していくことが何よりも重要である．

1　アセスメントの実施

　図5.5-3の対策①のアセスメントの目的は二つある．一つ目は患者の転倒転落の危険性を予測し，把握すること，二つ目は，転倒の危険性のある患者を抽出し，重点的に事故防止策を実施するべき対象を明確にすることである．転倒転落事故では患者のもつ危険要因によって，起こりうる事故が異なる．そこで，事前に患者の危険要因を把握し，その患者が起こす可能性のある事故を予測して，防止対策を考える．

　また，多くの転倒転落事故が，患者が一人でいたとき，つまり看護師がそばにいなかったときに発生している．一人の患者に一人の看護師が常についていれば，事故を防げる可能性は非常に高くなる．しかし，それは現実的には難しいため，転倒転落事故を起こす可能性の高い患者をスクリーニングし，特に危険な患者に対して対策を講じる必要がある．

　アセスメントシートの一例を図5.5-4に示す．「特徴」の項目が，患者がもつ危険要因となる．アセスメントシートは患者状態の把握のみならず，患者の情報を看護計画の手がかりとして病棟内で共有する目的もある．また，患者状態の変化によって転倒転落の危険性も変わってくるため，入院1日目，3日目，7日目など日を決め定期的に，状態の変化時にアセスメントを実施していく．

転倒・転落事故報告書

【報告者】

氏名　　　　所属　　　　職種　　看護師　　　　年　　月　　日

【患者】

氏名	男・女　　　歳　入院日　　　年　　月　　日
疾患名	□手術後(　)日目　□発熱中である　□貧血をおこしている
発生日時	年　月　日　時　分(8~16　16~0　0~8)
発見日時	年　月　日　時　分(8~16　16~0　0~8)　入院病室(　号室)
既往歴	□初めて転倒・転落した(疑い)　□転倒・転落したことがある(　回目)　以前起こした事故(　)

【転倒・転落時】

外傷　1. なし　2. あり(部位:頭部　四肢　体幹)　3. 程度(軽度　中等度　重度)
(程度:打撲・擦り傷・内出血・内出血:中等度~重度 裂傷・骨折頭蓋内出血・意識障害:重度)

場所　転倒・転落した場所(　)

【内因的ハイリスク要因(患者側要因)】

意識レベル	□清明　□混濁(　)
運動機能障害	□麻痺がある　□しびれ感がある　□骨・関節異常がある　□ギプスまたは装具装着中である(　)　□足腰の弱り・筋力の低下がある(　)
感覚	□視力障害　□聴覚障害　□平衡感覚障害(　)
認識力	□正常　□不穏　□判断力・理解力の低下がある(　)
活動領域	□枕使用　□車椅子・歩行器を使用　□ふらつきがある　□移動に介助が必要である　□完全に寝たきりである　□寝たきりだが手足は動かせる
薬物	□鎮痛薬　□睡眠薬　□精神安定薬　□抗パーキンソン病薬　□下剤　□降圧・利尿薬　□化学療法薬(約　時間前服用)　患者の行動に影響が(ある　ない)　患者の行動にどのような影響があるか(　)
排泄	□ポータブルトイレ　□ベッド上介助　□膀胱留置カテーテル　□側近介助　□車椅子トイレ　□自室トイレ　□頻尿がある　□尿・便失禁がある　□自立　□その他(　)
病状段階	□リハビリテーション開始時期　□訓練中(　日)　□病状が(回復　悪化)している時期
患者の特徴	□ナースコールを押さないで行動しがちである　□ナースコールを認識できない・使えない　□何ごとも自分でやろうとする　□環境の変化(入院生活・転)に慣れていない
その他	(　)

【患者への事故前対策】

□危険を予測していた　□危険を予測していなかった
どのような危険を予測されたか(　)

患者に対してどのような対策をとっていたか(　)

アセスメントシート　□使用　最近の実施日　月　日　危険(　)　□未使用

【事故のきっかけとなる患者の行動】

□ポータブルトイレへ移る　□トイレ使用中(部屋・車椅子)　□柵乗り越え　□柵のすき間を通る
□歩行中　□物を取ろうとして　□不明
□その他(　)

【事故の経緯(どのようにして事故が起こったのか)図も含めて】

図を入れることで状況をイメージしやすくなる

ベッドと床は40cmくらい／なし／スリッパあり

【外因的ハイリスク因子(環境因子)】

□床が濡れていた　□コードに引っかかる　□段差　□点滴スタンド使用中　□靴下着用　□暗い
□ポータブルトイレの位置　□ストッパーがかかっていた(ベッド・車椅子)　□オーバーテーブルですべる
□その他(　)

ベッド柵	□使用していない　□スライド式ベッド柵使用中(　本)　□はめ込み式ベッド柵使用(　本)　□使用していたが降りていた　本降りていた(　)　固定していたか・固定の方法(　)
安全ベルト	□していない　□していない　□していた　どのように(　)
離床センサー	□使用していない　□使用していた　□使用していたら防げる事故であった　□使用していても防げない事故であった
事故発見前に介護者がいたか	□看護師がいた　□家族がいた　□誰もいなかった　状況(　)　その他(　)

【対応後の患者の状況】

家族への連絡　□済　□未

その後の対応　　　　　　　　　　　　　CT撮影　□あり　□なし　X線撮影　□あり　□ない

生命の危険性　□きわめて高い　□高い　□低い
(医師確認)　□回復　□可能性あり　□悪化している時期

【患者への事故後対応】

事故を起こさないためにはどうしたらよいか(管理・環境・看護上からの対策)

(報告者記入)

(管理者記入)

対策の妥当性　□対策は妥当であった　□対策は妥当ではなかった

係長　　　　　　　師長
　　　　　　印　　　　　　　　印

図5.5-2　転倒転落事故報告書の一例

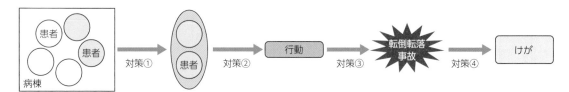

	目　的	具体的な対策例	
対策①	病棟に入院している患者の中から，事故を起こす危険性が高い患者を抽出する	アセスメントシート	
対策②	危険な患者の行動を，未然に防止する	ベッド用サイドレール・手すり，車椅子ベルトなど	未然防止の対策
対策③	行動を起こしても，その行動を医療スタッフが察知し，事故が発生しないようにする	離床センサーなど	
対策④	事故が発生しても，患者への影響度を低減させる	緩衝マットなど	影響緩和の対策

図5.5-3　転倒転落事故防止対策の流れ

② 事故防止対策の立案・実施

アセスメントの結果に応じて，事故防止対策を立案する．事故防止対策の立案ツールとして，転倒転落事故防止標準看護計画や対策表（表5.5-4）を作成し，活用している病院もある．これは，図5.5-3の対策②～④に該当する．

転倒転落事故防止標準看護計画の「床上」についての参考例を紹介する（図5.5-5）．床上という場面で用いられたものであり，看護計画の観点から，観察計画（OP），ケア計画（TP），教育・指導計画（EP）に従って対策が記載されている．このほかには，「廊下」「車椅子」「排泄」といった場面での標準看護計画が作られている．

病棟で行っている物的対策として，**離床センサー**や**床センサー**，**低床ベッド**や受傷緩和のための**緩衝（かんしょう）マット**などの活用がある．ベッドに内蔵されたセンサーが患者の動作情報（起き上がり，端座位，離床，見守りの4段階）を検出してナースコールで知らせる，離床キャッチ機能付きベッドも開発され，使用されている（⇒p.170 図5.5-6）．

また，患者自身に物品を安全に使用してもらうため，図5.5-7（⇒p.170参照）のようなリーフレットを作成し，注意喚起している．

③ 転倒転落防止ケアのポイント

ａ 疾病の特性とその人の生活行動を知る

医学的な視点で患者の生活環境をとらえる必要がある．まずは，患者の疾患を理解し，疾患の特性を知る．神経難病や認知症など，特徴的な疾病についての勉強会を開催する．また，その患者の生活行動を把握する．五つの基本ケアである，起きる，食べる，排泄する，清潔にする，活動するについて，普段どのように過ごしていたのかを知る．

患者自身の立場で，患者は何に困っているか，何がしたいのか，なぜ立ち上

plus α

離床センサー

人の体重圧の微妙な変化を検知し，受信機へ信号を送る検知センサー．ベッド上での起き上がりや移動をいち早く感知し，知らせてくれる．マットレスの下に敷いて起床を感知するもの，ベッド横の床に敷いておき，体重がかかると知らせるもの，接続する配線をなくした無線タイプのものなどがある．

plus α

低床ベッド

寝台が低くつくられた，または低く調整できるベッド．万一転落しても，通常のベッドよりも衝撃を抑えることができる．

plus α

見守り

離床してからベッドに戻ってくるまでの時間を測定する．認知症患者などに対して有効といえる．

*査定日は入院・転入時，2～3日目（生活に慣れたころ），術後2日目，1週間後（患者の特徴なども把握できるころ），
　その後1週間ごと，事故発生時，その他状態変化時，術後2日目に行う.
　ただし，意識レベルJCSⅢ200-300，四肢麻痺（MMT1以下）の患者には実施しなくてよい.
*各分類で一つ以上チェックがあれば，評価スコアの得点となる.

分 類	特 徴	評価スコア	患者評価 入院時 /	2～3日目 /	1週間後 /	/	/
年 齢	65歳以上，9歳以下	2	☐	☐	☐	☐	☐
認識力	認知症症状がある / 不穏行動がある / 判断力，理解力，記憶力の低下がある / 見当識障害，意識混濁，混乱がある	4	☐☐☐☐	☐☐☐☐	☐☐☐☐	☐☐☐☐	☐☐☐☐
薬 剤	以下の薬剤のうち一つ以上使用している 睡眠安定剤，鎮痛剤，麻薬，下剤，降圧利尿剤，抗凝固剤	4	☐	☐	☐	☐	☐
患者特徴	ナースコールを押さないで行動しがちである / ナースコールを認識できない，使えない	4	☐☐	☐☐	☐☐	☐☐	☐☐
	目立った行動を起こしている / 何事も自分でやろうとする	2	☐☐	☐☐	☐☐	☐☐	☐☐
	環境の変化（入院生活，転入）に慣れていない	1	☐	☐	☐	☐	☐
病 状	38℃以上の熱がある / 貧血がある / 立ちくらみ（起立性低血圧）を起こしやすい	3	☐☐☐	☐☐☐	☐☐☐	☐☐☐	☐☐☐
	手術後3日以内，ドレーン類が挿入されている	2	☐	☐	☐	☐	☐
	リハビリ開始時期，訓練中である / 病状・ADLが急に回復，悪化している時期である	1	☐☐	☐☐	☐☐	☐☐	☐☐
既往歴	転倒転落したことがある	2	☐	☐	☐	☐	☐
感 覚	平衡感覚障害がある	2	☐	☐	☐	☐	☐
	聴力障害がある / 視力障害がある		☐☐	☐☐	☐☐	☐☐	☐☐
運動機能障害	足腰の弱り，筋力の低下がある	3	☐	☐	☐	☐	☐
	麻痺，しびれがある / 骨，関節異常がある（拘縮，変形）	1	☐☐	☐☐	☐☐	☐☐	☐☐
活動領域	ふらつきがある	3	☐	☐	☐	☐	☐
	車椅子，杖，歩行器を使用している	2	☐	☐	☐	☐	☐
	自由に動ける	2	☐	☐	☐	☐	☐
	移動に介助が必要である / 寝たきりの状態であるが，手足は動かせる	1	☐☐	☐☐	☐☐	☐☐	☐☐
排 泄	尿，便失禁がある / 頻尿がある（昼8回以上，夜2回以上） / トイレまで距離がある / 夜間トイレに行くことが多い（夜2回以上）	3	☐☐☐☐	☐☐☐☐	☐☐☐☐	☐☐☐☐	☐☐☐☐
	ポータブルトイレを使用している / 車椅子トイレを使用している / 膀胱内留置カテーテルを使用している / 排泄には介助が必要である	1	☐☐☐☐	☐☐☐☐	☐☐☐☐	☐☐☐☐	☐☐☐☐

危険度Ⅲ：20～44点……転倒転落をよく起こす
危険度Ⅱ：10～19点……転倒転落を起こしやすい
危険度Ⅰ：1～9点……転倒転落する可能性がある

合 計					
危険度					
看護計画修正・変更	有・無	有・無	有・無	有・無	有・無
サイン欄					

*危険度Ⅱ以上，または薬剤・認識力・病状にチェックされた患者は，看護計画を立案する.

武蔵野赤十字病院　看護安全委員会

図5.5-4　転倒転落アセスメントシート

5
看護業務に関連する事故と安全対策

167

表5.5-4　転倒転落事故防止対策とその効果がわかる対策表

		対　策	効　果
（事前対策）対策②		ベッド用サイドレールの使用	ベッド用サイドレールの使用を検討することで，ベッドからの転落を防ぐ．
		排尿誘導（特に夜間）	患者の排泄を先回りして誘導することで，一人で排泄する危険が小さくなる．
		移動，排泄介助	排泄，移動の介助をすることで，患者が一人で行うことの危険が小さくなる．
		ナースコールの指導	移動介助が必要な患者にナースコールの指導をし，看護師を呼ぶことで介助ができる（ただし，認知症患者への適応は不可）．
		ナースコールの位置，長さ	ナースコールを置く位置や長さを検討することで，患者が使いやすくなるようにする．
		巡回・監視の徹底	患者が行動を起こそうとしていないか，病室を頻回にまわる．
		ベッド用手すり（スイングアーム，介助バー）の使用	患者のベッドからの立ち上がり動作をしっかりと支援する．
		薬剤の使用の制限	睡眠薬等を使用したことで，患者のふらつき等を起こさせないようにする．
		車椅子安全ベルトの使用	安全ベルトをすることで，車椅子から勝手に立ち上がったり降りたりすることを防ぐ．
		ストッパーの確認	ストッパーをすることにより，車輪が動かないようにする．
		車椅子ずり落ち防止	三角形のマット等を敷くことにより，車椅子からのずり落ちを防ぐ．
		履物の調整	すべりにくく，脱げにくい履物を使う．
		ケア方法	事故に至らないよう，予測性を考えたケアを行う．
		ナースステーション近くの部屋	ナースステーションの近くの部屋にすることで，患者の行動をいち早く察知する．
		ドア，カーテンを開ける	ドアやカーテンを開けておくと，患者の行動に気付きやすい（プライバシーに配慮する）．
		障害物の除去	歩行中につまずかないよう障害物の除去をすることで，事故を防ぐ．
		環境整備（廊下の床など）	床濡れのような歩行の障害になる環境の整備をすることで，事故を防ぐ．
		足元灯をつける	夜間に行動を起こしても危なくないように電灯をつける．
（直前対策）対策③		離床センサーの使用	患者の背中がベッドから離れるとナースコールが鳴る．
		床センサー，赤外線センサー	患者がセンサー設置場所を通過すると鳴る．
		車椅子の位置	患者の目に入らない場所に置き，利用するときは必ず介助する．
		ポータブルトイレの位置	
（影響緩和）対策④		緩衝マット	ベッドから転倒してもマットを敷いておくことで，ケガの影響度を小さくする．
		低床ベッド	ベッドと床との高低差を小さくし，転落によるケガの影響度を小さくする．

がるのか，今の病状（障害）による生活上の問題点について考える．加えて，高齢者の入院においては，老年症候群やせん妄の発生リスクについて留意する必要がある．

　転倒転落事故が起こった後の対応として，重大なけがを見逃さないことが重要である（➡p.171 表5.5-5）.

b 転んでも大けがをしない環境（物的対策）づくりをする

　病状や生活上の変化に合わせたタイムリーな環境調整が必要である．日々，安全な環境が整っているかを考え続ける．病床での環境における安全とは大けがをしないことであり，生涯にわたるけがのリスクを下げる環境づくりをす

床上

♯　必要な安静度が守れず、ベッドからの転落などの事故を起こす危険がある

看護目標

　残存機能の向上を図りながらも、必要な安静度が守れ、転落などの事故を起こさずに過ごせる

観察

1．意識障害の有無・程度（ジャパン・コーマ・スケールもしくはグラスゴー・コーマ・スケールを用いて評価）
2．麻痺の有無・程度（徒手筋力テストを用いて評価）
3．患者のADL
4．ナースコールの認識の有無
5．ナースコールの位置
6．体動の状況
7．体動のきっかけとなることの有無（排泄・音・その他（　　　　））
8．夜間の入眠状況の把握
9．生活リズムの把握
10．ベッド周囲の環境

ケア

☐　1．ナースコールは、常に手元にセットする
☐　2．ベッドの高さを一番低くする
☐　3．ベッド用サイドレールを（　　）点使用する ： サイドレールの固定（有・無）・ジョイントの使用（有・無）
☐　4．センサーを使用する： 種類（　　　　　　）場所（　　　　　　　）
☐　5．ベッド用手すり（スイングアーム介助バー）を設置して立ち上がり動作をしっかりと補助する
☐　6．オーバーベッドテーブルを、ベッドから降りにくくする為にベッドサイドに設置する：固定（有・無）
☐　7．ベッド用サイドレールの隙間を、布団、枕などで埋める
☐　8．ベッドを壁につける：（右・左）側
☐　9．必要時最小限の抑制をする（身体抑制を必要とする患者の看護参照）
☐　10．（　）時間ごとの巡視と体動のきっかけとなる出来事時の巡視
☐　11．ベッド横に緩衝マットを敷く：（右・左）側
☐　12．低床ベッドにする
☐　13．看護師の目の届きやすい位置のベッドにする
☐　14．カーテンは常に開けておく
☐　15．家族の要望を聞き、ケアに取り入れる

教育

☐　1．患者、家族に安静の必要性を説明する
☐　2．起き上がりたいときにナースコールを押すように説明する
☐　3．抑制やセンサーが必要なときには、抑制する旨を家族・患者に説明する
☐　4．家族へ患者の安静度の理解や現在の体動状況を伝え、患者の現状の共通認識をもつ
　　　　→（　　　；実施日）に、（　　　　；説明した相手）に対して説明済み（　　　　；実施者）
☐　5．抗凝固剤を内服している患者には、転落後出血の危険について説明する

武蔵野赤十字病院 看護安全委員会 作成・改訂

図5.5-5　転倒転落事故防止標準看護計画の参考例

〈写真提供：パラマウントベッド株式会社〉

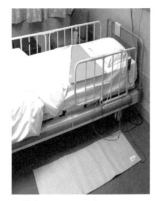

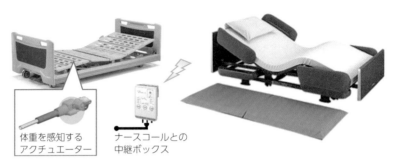

体重を感知する
アクチュエーター

ナースコールとの
中継ボックス

離床センサーと床センサー　　　　センサー内蔵ベッド　　　　　低床ベッドと緩衝マット

図5.5-6　病棟での転倒転落防止対策の例

●転倒転落防止策② 〈動画〉

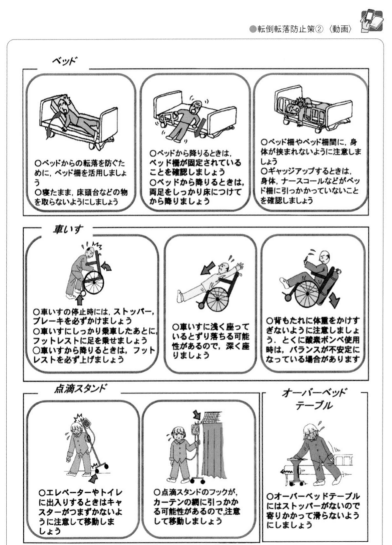

武蔵野赤十字病院　看護安全委員会

図5.5-7　入院時に渡しているリーフレット

表5.5-5　転倒転落事故で注意すべきけが

骨　折	大腿骨近位部骨折では，認知症患者などで痛がらないことがあるため注意する
頭蓋内出血	①急性硬膜下血腫 • 判断力が低下した患者のベッドからの転落に多い • 夜勤帯でのベッドからの転落事例では，やや遅れて意識障害が出現するケースにおいて，睡眠中と誤認することがある • 出血傾向（血液疾患，抗血小板薬内服，がん末期など）に注意する ②慢性硬膜下血腫 　認知症，尿失禁，歩行障害が三大主症状である．特に認知症様症状で出現するケースでは，認知症の悪化と誤認することがある

る．KYTによる危険予測の感性の向上が役立つ．

　また，患者・家族と一緒に環境をつくる．転倒転落事故は患者要因が大きく影響しているため，患者・家族の理解と協力を得るために最大限の努力をする．

◉ 安全を担保するためにチームでその人をみる

　看護師個人の実践能力に任せるのではなく，チームで対応するためのしくみ（システム）が必要である．チーム内の情報の共有化を図り，患者の問題点やケア方法を振り返り，考える．知らない，守らないスタッフが一人でもいると，リスクの穴があいてしまう．プロセスアプローチによるケアの実践として，チーム（ケアする人全員）でその人をみる．

介護ベッドの事故

　介護ベッド用のサイドレールや，手すりのすき間で首を挟むなどによる死亡や，重傷を負う事故が，2007年度から2012年10月31日までに計63件（うち死亡32件）発生した．

　2009年にJIS規格の改正により安全基準が強化され，事業者や関係省庁から注意喚起が行われた．消費者庁は，2012年に在宅での介護に携わっている人を対象に意識調査を行った．調査の結果，これまでの事業者や行政からの注意喚起が，実際の在宅介護者（サンプル数3,578人）の半数以上に伝わっておらず，伝わっていたとしても危険性を感じず，対策も講じていない介護者が多いことがわかった．

　調査結果を受け，消費者庁，厚生労働省および経済産業省の三省庁は連携してこの問題の周知に力を入れた．サイドレールへの身体の挟み込み事故の防止については，業界団体である医療・介護ベッド安全普及協議会による安全使用マニュアルの普及や，JIS規格改定による製作が行われている．

6 誤嚥：分析と対策

1 背景と要因

誤嚥とは，食物や水分，胃液などが誤って気管や気管支に入ってしまうことをいう．ここでは，誤嚥を起こしやすい患者要因（内的要因）および外的要因について考える．

1 誤嚥の内的要因

誤嚥は転倒転落と同様に，非プロセス型の事故であり，内的要因としての患者状態のアセスメントが重要となる．まず，患者の**むせ**について，よく観察する必要がある．むせは，気管の中に食物や液体が入ったとき，それを排出しようとして起きる咳反射である．むせは誰でも経験しているが，頻度や程度が大きくなると誤嚥となって問題視される．

誤嚥性肺炎*は，誤嚥した唾液や胃液に含まれていた細菌が肺に流れ込み，炎症を起こす肺炎である．高齢者では，誤嚥性肺炎を繰り返して病状が悪化し，予後不良となりやすい．肺炎は高齢者の死亡原因の上位であることからも，特に高齢者において誤嚥は問題となる．

誤嚥で常に誤嚥性肺炎が発症するわけではない．誤嚥性肺炎はその人の栄養状態や年齢，免疫力や気管・気管支へ異物が入ったときの防御機構と関係している．防御機構とは，嚥下反射（食物の食道・胃への搬送機構であり，気道内への食物の侵入を防ぐ働き）や咳反射（気道内に侵入した異物を外に出す働き），気管支の上皮細胞の線毛運動（異物を粘液・線毛輸送系で気道から外に送り出す働き）のことである．

2 誤嚥の外的要因

誤嚥の外的要因として，食事形態と食事介助の方法がある．食物が硬ければ強い力で何回も咀嚼するし，軟らかければ弱い力で咀嚼する．歯だけでなく，舌と口蓋でつぶすこともある．液体はそのまま飲み込む．これは，食物には物理的な性質があり，咀嚼することで変形し，変形の状況によって人は食物の状態を判断しているといわれている．そのため，食事形態は重要なポイントであり，咀嚼機能の低下した人には，食事形態や調理方法を変更する必要がある．咀嚼において義歯は重要だが，不適合なものでは意味がなく，義歯を誤嚥した事例もある．その人に合った義歯を使用する．

誤嚥で重大な問題となるのが，食塊が気道に詰まって気道が閉塞する**窒息**であり，生命の危険を招く．呼吸時と嚥下時の咽頭の様子を図5.6-1に示す．

2 対 策

誤嚥の対策は大きく分けて，①食事形態，②患者の食べ方と食事の介助のしかた，の二つが考えられる．

---

plus α

嚥下障害と原因

嚥下障害とは，食物を噛んだり飲み込んだりする機能が障害されることを指す．嚥下障害の症状として，食物を飲み込みにくくなったと感じる嚥下困難や誤嚥が生じる．
【主な原因】
①器質的原因：舌炎，扁桃炎，咽頭炎，喉頭炎，食道炎など．
②機能的原因：脳血管障害，脳腫瘍，パーキンソン病など．
このほか認知症，神経性食欲不振症などがある．

用語解説 *

誤嚥性肺炎

細菌が唾液や胃液と共に肺に流れ込んで炎症を起こす肺炎．高齢者の肺炎の70%以上が誤嚥に関係しているといわれている．再発を繰り返す特徴がある．耐性菌が発生し，優れた抗菌薬治療が開発されている現在でも治療困難なことが多く，高齢者の死亡原因となっている．

➡嚥下困難と食事については，ナーシング・グラフィカ『臨床栄養学』4章および『栄養代謝機能障害』3章を参照.

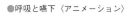
●呼吸と嚥下〈アニメーション〉

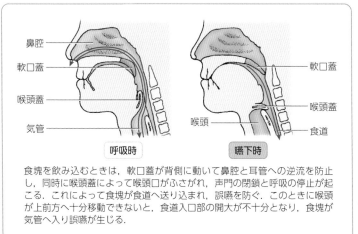

食塊を飲み込むときは，軟口蓋が背側に動いて鼻腔と耳管への逆流を防止し，同時に喉頭蓋によって喉頭口がふさがれ，声門の閉鎖と呼吸の停止が起こる．これによって食塊が食道へ送り込まれ，誤嚥を防ぐ．このときに喉頭が上前方へ十分移動できないと，食道入口部の開大が不十分となり，食塊が気管へ入り誤嚥が生じる．

図5.6-1　呼吸時と嚥下時の咽頭

①食事形態では，調理の工夫や食材選びによって主食，副食を咀嚼機能に合わせたものにする．食べやすいよう具材を軟らかく調整する，一口大にするなどして，誤嚥を防ぐための嚥下困難食をつくる．水分でむせる場合には，とろみをつけてゼリー状にする．

②患者の食べ方と食事介助のしかたでは，患者の意識状態，認知の程度の把握とともに，患者の嚥下障害の程度や状況，食事摂取のしかた（体位など）について，十分な観察を行う．その評価に基づき食事介助の方法を考え，整える．食事中の見守りは極めて大切であり，誤嚥や窒息にすぐに対処できることが必須である．また，誤嚥予防のための訓練を作業療法士と連携して行う．

7 異物遺残：分析と対策

1 背景と要因

異物遺残とは，体内に異物が残置されたことをいう．主に手術時に発生している．異物とは，手術中に使用したガーゼや機器類である．術野を直接見ているのは術者であり，術野を閉じる前に術野にガーゼや機器類を残していないか目で見るだけでなく，手で触って確認することは術者の責任行為である．術者によるチェックに加えて，手術介助の看護師による**ガーゼカウント**が行われている．これも確認行為の一つであり，術者による確認行為と看護師による確認行為のダブルチェックがなされる．

こうした確認行為が漫然と行われていると，遺残に気付くことができない．また，ただ確認するというだけでは防止の手段にはならない．術者および介助

を行う看護師がどのような場面でどのような確認の分担をしていくのか，その手順の詳細を明確にする必要がある．

　看護師がカウントしている針やタオルなど以外の遺残もある．鏡視下手術で使用する機器のネジなどが緩んで術野に落ちることもある．鏡視下手術のように，手で触れて術野を確認することができない場合は，より注意深いチェックが必要となる．

　こうした確認行為がスムーズに行われるようになるには，ガーゼカウント方法の標準化と，教育・トレーニングが必要になる．また，確認行為というパフォーマンスが，他者の目からもわかるようにすることが重要である．

2 ガーゼ等遺残の防止対策

防止対策のポイントを以下に示す．

- 術者や介助者の記憶に頼らず，ガーゼ，タオル（厚くしたガーゼ）等のカウントは誰の目にも見えてわかるように工夫して可視化する．
  - ガーゼの動きをプロセスとして追えるように記載する．
- 患者の体内に持続的に配置する物品（ガーゼ，タオル，綿球など）は，その存在部位を記載する．それら以外の特殊なものは，各科でリストアップする必要がある．
  - 医師，器械出し看護師，外回り看護師が声出しでのコミュニケーションを図り，共有することが大切である．
- 体内深部にタオルを挿入する場合は，原則として鉗子の付いたひも付きタオルを用い，鉗子は体外に出した形で挿入する．ガーゼはX線造影糸入りのものを使用する．
- タオルおよびガーゼカウントの方法とタイミングを標準化する．
  - ガーゼ，器械カウントは適宜行うべきだが，手術創を閉じる直前には必ず行う．
  - 手術創は術者と器械出し看護師が一緒に同じ創を見ているので，両者が重複してカウントすることを防止するため，役割分担を明確にする．さらに，目視による確認ではなく，手で触れたもののみをカウントする方式にする．
- 閉創時の確認は医師と看護師のダブルチェックで行う．
  - 医師と看護師による口頭での確認後に閉創する．
  - 使用する物品ごとのカウント方法を具体的に定める．
- 次のような場合には，麻酔覚醒前に術野のX線撮影等を行い，遺残を確認する．
  - タオル，ガーゼのカウントが合わない場合．
  - 医師および看護師のいずれか一方，もしくは両者が，確認の必要を認めた場合．

8 皮膚障害：分析と対策

1 背景と要因

皮膚障害とは，皮膚構造（図5.8-1）の連続性が途切れた状態，および正常な皮膚生理機能が低下した状態と定義されている．皮膚障害を原因によって分類すると，①**生物的障害**，②**物理的障害**，③**生理的障害**，④**構造的障害**，⑤**内的障害**となる．皮膚障害の原因は一つだけでなく，相互に関連していることが多い．

また，患者にとって皮膚障害は痛みを発生させ，外観を損なうという身体的苦痛と精神的苦痛を与える．ひいては，将来的に社会的苦痛につながることも考えられる．こうしたことが医療行為の中で発生し，患者に無用の苦痛を与えるのは問題である．皮膚障害を原因①～⑤ごとに，医療事故の側面からとらえてみる．

❶生物的障害　虫，細菌，ウイルスなどが原因となる．院内感染を考える．

❷物理的障害（表5.8-1）　外傷，熱傷，褥瘡，そのほか物理的な要因によるものである．看護師が医療行為や看護行為を患者に提供する際に，物理的な要因による皮膚障害を発生させることがある．例えば，ベッド用サイドレール，手すり，車椅子，シーネなどの医療機器，テープなどの衛生材料，清拭や足浴，温湯での洗浄などの看護行為，電気毛布やあんか（湯たんぽ），不適切なマットレスなどが挙げられる．

肺塞栓症予防のために用いられている**弾性ストッキング**や**弾性包帯**による皮膚障害もあり，十分な観察を怠った，サイズが合っていなかった，着用方法が適切でなかったなどが原因で発生する（図5.8-2）．医療行為や処置，ケア時のずれや摩擦で皮膚の表皮が真皮や皮下組織から分離して生じる**裂傷をスキンテア**という．高齢者では，皮膚が弱く裂けやすいために多くみられる．

また，テープを剝がす際の皮膚障害も日常的に発生している（図5.8-2b）．物理的な原因だけではなく，患者の皮膚の脆弱性（ぜいじゃく）との相互関連性はあるものの，ほとんどの皮膚障害は看護師の知識・技術の向上で回避できる．近年では，皮膚保護剤や剝離の負担を軽減するシート等の優れた製品が開発されており，それらを有効に活用する．

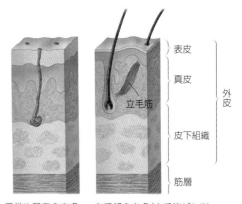

手掌や足底の皮膚　　有毛部の皮膚（立毛筋がある）

図5.8-1　皮膚の構造

表5.8-1　主な皮膚障害（物理的障害）の種類

- 血管外漏出による皮膚障害（抗がん薬などの血管外漏出による皮膚潰瘍）
- 弾性ストッキングや弾性包帯の圧迫による皮膚障害
- テープの固定方法や剝離方法が要因となる皮膚障害
- 車椅子やベッド用サイドレール，手すりなどが要因となる皮膚障害
- 手術器具による皮膚障害（電気メス使用時の熱傷）
- 医療器具の圧迫や摩擦などによる皮膚障害
- チューブ類の圧迫が要因となる皮膚障害
- おむつによる皮膚障害
- 低温熱傷
- 放射線被曝

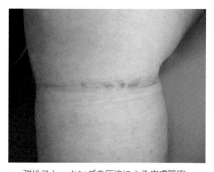

a. 弾性ストッキングの圧迫による皮膚障害

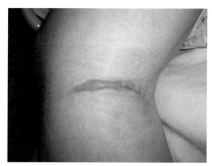

b. テープ除去時の表皮剥離による皮膚障害

図5.8-2　皮膚障害の例

表5.8-2　血管外漏出のリスク要因

要　因	リスク
針刺し部位が足背または手背の静脈である	足背または手背の静脈は静脈炎や静脈血栓を生じやすく，漏出のリスクが高い．これらの部位は皮下組織が少なく，漏れによって局部組織の圧力が高くなり血流が阻害され，壊死が生じやすいと推定されている．
患者が高齢者や乳児である	高齢者や乳児の血管は弾力性が乏しく，圧迫に弱いことから漏出しやすい．また，漏出の訴えがはっきりしないことも少なくない．
患者に片麻痺や頸椎損傷がある	麻痺側の血管や頸椎損傷などで筋肉の運動が障害されている患者に点滴を行った場合，浮腫を来しやすく，静脈炎や漏出などの痛みを感じないため，症状の悪化を起こしやすいといわれている．
患者に意識障害がある	自覚症状（痛み，腫れ）を訴えることができないため，発見が遅れて大量の漏出を招く恐れがある．
患者が咳や嘔吐をしている	留置針が血管内に正しく留置されていても，咳，嘔吐等の動きで針先が血管壁を貫通する恐れがある．
就寝時も点滴している	寝返りなどの体動で，留置針がずれて漏出を起こす恐れがある．漏出後の処置が遅れてしまうことがある．
輸液ポンプを使用している	漏れがあった場合でも，簡単には注入が止まらない．ある程度の組織圧に達するまで輸液が継続されるため，組織壊死が生じやすい状況を招く．
多剤（抗がん薬，抗生剤など）を混注している	炭酸水素ナトリウム液・抗がん薬（細胞毒性作用），抗生剤（静脈炎惹起）の混注があった場合，それらの薬剤の作用で漏出のリスクが高くなる．漏出した場合にはそれらの薬剤による組織傷害作用の恐れがある．

大塚製薬．輸液による血管外漏出皮膚傷害：予防のための輸液管理．2008年3月改訂，資材記番号：ZAA4408B02（4472）KKを参考に作成．

　ほかに，**低温熱傷**がある．通常なら起こるはずのない温度で起こる熱傷のことで，接触部の温度が44℃であれば約6～10時間で低温熱傷が生じるといわれている．電気毛布や湯たんぽなどの使用による一定温度の持続と，患者側の要因として糖尿病による知覚鈍麻や意識障害，なんらかの原因による知覚麻痺などがある場合に，低温熱傷を生じやすい．

　薬剤の**血管外漏出**にも注意する必要がある．薬剤が血管外に漏出すると皮膚障害が重篤化しやすい．早期に適切な処置を行わないと重大な皮膚障害（**皮膚壊死，皮膚潰瘍**）を発症するため，医原性疾患を生じないよう，患者の安全を守る必要がある．血管外漏出のリスク要因について**表5.8-2**に示す．

❸**生理的障害**　皮膚の乾燥などが原因で正常な皮膚の働きができなくなった場合に起こる皮膚障害である．

❹**構造的障害**　真皮の肥厚や表皮の菲薄化，皮膚結合力の脆弱化，毛細血管の

拡張や低血管分布などの構造的な異常が原因となり，皮膚障害が発生することもある．

❺**内的障害**　患者側の疾患や身体機能に大きく影響を受けて生じる．

2 対 策

　医療者が提供する技術と患者側の有する要因などに左右されて皮膚障害は発生する．②物理的原因による皮膚障害で述べたように，皮膚障害のほとんどは，ある程度予防できるものである．ここでは，末梢静脈輸液の血管外漏出の予防について述べる．

❶**輸液内容**　事前に輸液成分（配合剤も含む），浸透圧等のチェックを行う．

❷**穿刺部位**　固定しやすく柔軟な血管留置針を使用するとともに，軟部組織に乏しく直下に腱・神経などが存在する部位の穿刺を避ける．下肢静脈は静脈炎や深部静脈血栓症*を生じやすく，下肢からの点滴には特に注意が必要である．

❸**血管確保**　確実に血管内に針が留置されていることを逆血*で確認する．

❹**観察**　透明テープを使用することで，漏出の徴候（発赤，紅斑，浸潤，腫脹）をわかりやすくし，頻回に観察する．漏出を認めた場合は，直ちに投与を中止して患肢を挙上し，温湿布（血管拡張による漏出液の吸収促進）を行う．痛みの除去などの初期治療に続いて，専門医による治療を行う．

　また看護師の基本的技術として，テープ類の愛護的な剝離技術，テープの種類とそれぞれの特徴についての知識，適切なテープの固定方法などに習熟する．患者の既往歴などさまざまな情報をキャッチし，全身状態の観察を怠らず，起こりうる皮膚障害を予測していくことが大切である．患者を全人的にアセスメントし，エビデンスのある医療行為・看護行為を提供することで，皮膚障害を未然に防いでいきたい．

> **用語解説*　**
> **深部静脈血栓症**
> 下肢や上腕などの静脈に血の塊ができる疾患．同じ姿勢を長時間続けることで生じやすい．エコノミークラス症候群とも呼ばれる．血栓が血流に乗って肺動脈に詰まると，肺塞栓症という重篤な病態になる．

> **用語解説*　**
> **逆　血**
> 点滴や静脈注射を行う際，針を刺した後，チューブに血液が逆流してくること．

9 医療機器のトラブル：分析と対策

1 背景と要因

⬛ 医療機器のトラブルの例

　医療機器は，医療の高度化に伴い開発・改良が進み，ますます多種多様化し，複雑化している．医療機器の精度の向上は，治療効果を上げていくことに通じるが，反面，医療機器は不具合を起こす．また，医療機器を取り扱う人間が未習熟なまま使用して事故を引き起こすこともある．

　看護師が最も頻繁に使用する精密機械といえば，**輸液ポンプ，シリンジポンプ**である．これらは，薬剤を患者の体内に正確に注入するための医療機器だが，操作方法を間違えると薬剤の過量投与となって生命の危機を招くこともあ

る．輸液ポンプ，シリンジポンプに関する事故の例を以下に示す．

事例

事例1　再確認忘れ
看護師がポンプの流量設定を確認せずに，抗不整脈薬を医師の指示した16倍の流量で注入した．この薬剤の投与前に別の薬剤を投与しており，流量設定を変更しないまま投与した．

事例2　輸液セットの取り違え
輸液ポンプを一時停止した．その後，点滴スタンドに取り付けた輸液ポンプの位置を動かした際，二つの薬剤の輸液セットが交差していたことに気付かず，降圧薬と輸液の値を逆に入力して，輸液を再開してしまった．

事例3　複数のポンプを数人で設定した
3台の輸液ポンプを一時停止し，担当看護師が血管に点滴針を挿入した．この患者には4人の看護師が関わっていて，担当看護師以外の看護師が再び輸液ポンプを作動させた．5分後，強心剤の流量設定が通常の約160倍になっていたのを見つけ，停止した．

事例4　流量誤設定
シリンジポンプで鎮静薬を投与した．6mL/時に設定したつもりだったが，担当の看護師が薬液を更新し，残量が少ないことを示すアラームが鳴って気付くまでの35分間，流量を示す設定が106mL/時になっていた．

2　医療機器のトラブルの状況

a　輸液ポンプ，シリンジポンプの精度の向上と適正な使用

　これらの事例は，いずれもポンプによる危険薬の過量投与（**フリーフロー**）である．

　輸液ポンプ，シリンジポンプに関する事故防止対策として，厚生労働省は製造メーカーに対し，2003（平成15）年にポンプの構造・機能に関する事項と適正な使用に関する事項について，防止対策の内容を通知した．これを受けて，機械の製造段階での改善，開発が進められた．厚労省通知の条件を満たしたポンプには，**医療事故対策適合品**のマークが付与されている．

　機械の精度は著しく向上したものの，その後の事故内容を見ると，安全対策が施されていない機器（アラーム機能がない機器等）の使用や，耐用期間を超えての使用などによってトラブルが生じている実態もある．看護師の操作ミスだけでなく，機械の保守管理に関わる要因も散見される．事例のような，患者が重篤状態になる報告は少なくなってきているものの，インシデントは一定数発生している．

b　輸液ポンプ，シリンジポンプに関する事故の発生過程

　ポンプ事故の発生過程を見ると，看護師の操作ミスが圧倒的に多い．その要因は，確認不足や知識不足，失念である．次いで，ポンプとの関連での周辺機器回路（ルート）の扱いや操作ミス，ポンプ使用中の観察不足となっている．輸液ポンプ，シリンジポンプをベッドサイドで扱うのは主に看護師であるた

plus α
医療事故対策適合品
医療事故対策の基準に基づいて，医薬品医療機器等法により製造販売認証・承認を取得し，医療事故対策適合マーク評価委員会から適合マーク（日本医療機器テクノロジー協会が定めた業界の自主マーク）の貼り付けが適切と判断された医療機器．安全性基準が設定された医療機器について，医療事故防止対策品であることが，医療現場において容易に見分けられるようになった．

●医療事故対策
適合品〈動画〉

め，事故報告は看護師によるものがほとんどである．安全に機器を使用するためには**臨床工学技士**[*]の関与と，機器の定期点検および使用前点検が欠かせない．

生命維持管理装置である人工呼吸器，生命監視装置である各種モニター類，その他の医療機器についても，これらの機器に関与する回路，チューブ等の周辺の医療機器は多種多様である．使用・操作方法，特徴，注意点はそれぞれの取り扱い説明書を十分に参照する必要がある．

2 対 策

医療機器をめぐる事故防止対策は，大きく二つが考えられる．一つは人間側への対策，もう一つは機械側への対策である．

1 人間側への対策

第一に，機械を正しく扱えるようになることである．そのためには，機械の作動原理などを理解し，機械の知識と操作技術をもつことが必要である（図5.9-1）．教育と訓練によって，安全に使用できる操作手順を習得する．知らないまま，できないままでは絶対に使用してはならない．

教育訓練では実技演習は必須であり，基本的な操作法を身に付ける．さらに，トラブルシューティング[*]として，急なアラームへの対応，問題の発見と対処，患者急変時はすぐに機器を設置して薬剤注入を開始するなどの演習を行う．慌てている場合でも誤操作をしないよう，十分に訓練しておきたい．輸液ポンプのアラームが鳴ったときの対処法を図5.9-2に示す．

誤操作を防ぐために，ポンプ運用手順を作成し，運用手順に沿って操作を実施する．手順の中では，ポンプ取り扱い時のチェックリストの使用を推奨する．チェックリストの確認行為が形骸化（けいがい）しないようにしたい．

輸液ポンプ，シリンジポンプ使用時の注意点（図5.9-3，表5.9-1，図5.9-4）と最終確認チェックリスト（表5.9-2，表5.9-3），および輸液ポンプ，シリンジポンプをベッドサイドで複数台使用している例を示す（図5.9-5）．

2 機械側への対策

医療機器の介在する医療事故防止対策の基本の考え方は，人間側への対策と同じである．異なる点として，施設内でポンプの機種が多数混在することを避ける．機種の混在が原因

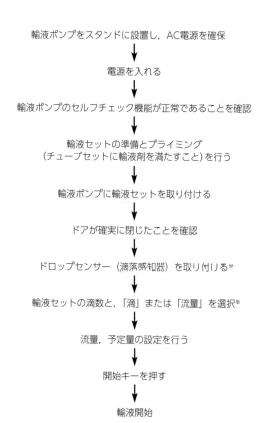

図5.9-1 **輸液ポンプを安全に使用するための基本的操作の流れ**

輸液ポンプをスタンドに設置し，AC電源を確保
↓
電源を入れる
↓
輸液ポンプのセルフチェック機能が正常であることを確認
↓
輸液セットの準備とプライミング（チューブセットに輸液剤を満たすこと）を行う
↓
輸液ポンプに輸液セットを取り付ける
↓
ドアが確実に閉じたことを確認
↓
ドロップセンサー（滴落感知器）を取り付ける※
↓
輸液セットの滴数と，「滴」または「流量」を選択※
↓
流量，予定量の設定を行う
↓
開始キーを押す
↓
輸液開始

※ポンプの種類によっては不要

●アラームが鳴ったときの対処法〈動画〉

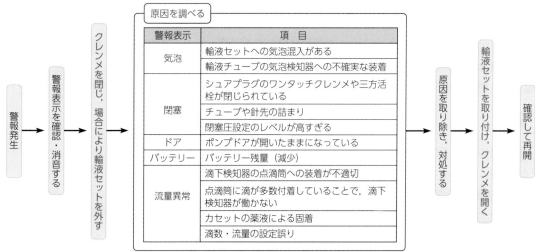

警報表示	項　目
気泡	輸液セットへの気泡混入がある
	輸液チューブの気泡検知器への不確実な装着
閉塞	シュアプラグのワンタッチクレンメや三方活栓が閉じられている
	チューブや針先の詰まり
	閉塞圧設定のレベルが高すぎる
ドア	ポンプドアが開いたままになっている
バッテリー	バッテリー残量（減少）
流量異常	滴下検知器の点滴筒への装着が不適切
	点滴筒に滴が多数付着していることで，滴下検知器が働かない
	カセットの薬液による固着
	滴数・流量の設定誤り

図5.9-2　輸液ポンプのアラームが鳴ったときの対処法

●輸液ポンプ・シリンジポンプの取り扱い〈動画〉

準備時
・定期点検はされていますか？
・ポンプを輸液スタンドに取り付けるネジはきちんと固定されていますか？
・赤コンセント（非常用電源）に挿していますか？

輸液中
・点滴刺入部の観察（腫脹，発赤，疼痛など）
・ボトル（シリンジ）から刺入部まで，ルートを手でたどり，適切に輸液されているか確認しましょう．
・積算量とボトル（シリンジ）残量の確認をしましょう．
　※機械を過信せず，自分の目で確かめましょう．

点滴をしたまま，移動するとき
・バッテリーはありますか？
・帰室まで，輸液残量はありますか？

ポンプは精密機械です．ぶつけたり落としたりしないよう，取り扱いには十分注意しましょう．

図5.9-3　輸液ポンプ，シリンジポンプに共通する注意点

で起きた事故事例がある．機種を統一することで使用手順や教育を統一でき，無駄が減り，リスクも回避できる．耐用期間を踏まえ，同一機種に切り替えていくことを推奨する．

　ポンプの点検を怠ると，有害事象が発生する危険が高くなる．使用前，使用中，使用後の日常点検と定期点検を必ず実施する．機器の点検は臨床工学技士の業務だが，日常点検でどのようなことを行っているのか看護師も知っておく必要がある．使用前点検は安全性の確保を行うための点検で，外観の異常と作動の異常を発見するものである．また，機械のアラームを適正に設定し，医療

表5.9-1　輸液ポンプ使用時の注意点

●チューブを装着する前に，セルフチェックを機能させる．

輸液セットのチューブは装着せずにドアを開けた状態で電源を入れ，セルフチェック確認をする．

●クレンメ*の位置：クレンメは必ずポンプの下にすること．

ポンプ上側にクレンメを付けると，気泡対処時や閉塞時の内圧解除の際，フリーフローが生じる危険性がある．

●ポンプへのチューブ装着は確実に！

流量誤差，ノンフロー（流れない）が生じる危険性がある．

●ポンプを2台以上使用するときは縦列でなく，並列でスタンドに設置すること．

●チューブをポンプから外すときは，まずクレンメを閉じる．

フリーフロー（過剰注入）防止：クレンメを閉じないままポンプドアを開けると，一気に注入されてしまい，危険！

●1日に1回チューブの位置をずらすこと．

同一部分を長時間，ポンプのフィンガー部にセットしていると，チューブが押しつぶされ流量誤差を生じる要因になる．

●シリンジポンプの位置：患者の心臓の高さと同じ高さにシリンジポンプを設置する．

サイフォニング現象*1を防止するため．患者とポンプの高さが違いすぎると，高低落差によって自然に注入されてしまう．

●シリンジを確実にセットする．

サイフォニング現象を防止するため．シリンジが固定されていないと，シリンジが自動的に動き，サイフォニング現象を起こす危険がある．

●プライミング*2を行い，デッドスペースをなくす．

内筒とポンプ本体に隙間（デッドスペース）が生じると正しい量が投与されないため，投与前に早送りをしてデッドスペースをなくす．

●必ず手でルートをたどり，確認をする．

三方活栓（シュアプラグ）が止まっていて薬液が流れない場合，アラームが鳴るまでに流量1mL/時では2時間以上かかることがある．

●三方活栓やシュアプラグによる閉塞アラームが鳴った場合，過剰な圧のかかった薬液を除去してから開放する．

ボーラス注入*3を防止するため．
急に三方活栓（シュアプラグ）を開放すると，薬液が一時的に過剰投与（ボーラス注入）されて危険．

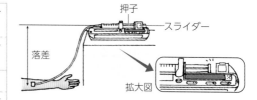

押子　スライダー

落差

拡大図

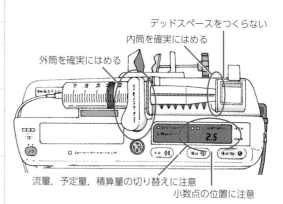

デッドスペースをつくらない
内筒を確実にはめる

外筒を確実にはめる

2.5

流量，予定量，積算量の切り替えに注意
小数点の位置に注意

*1　シリンジポンプが患者より高い位置にあり，シリンジの押子がなんらかの原因で固定されていない時，落差で薬液が大量注入される現象．落差が少なくても極端な陰圧により起こる可能性がある．
*2　始動に備えて準備すること．点滴のプライミングとは，点滴チューブ内に点滴液を満たし，血管を確保した留置針にすぐに接続できるように準備することを指す．
*3　短時間で薬物を投与すること．急速静注，ボーラス投与ともいう．反対の対処は持続静注，持続投与．

図5.9-4　シリンジポンプ使用時の注意点

表5.9-2 輸液ポンプ最終確認チェックリスト

	チェック項目	チェック内容	声出しチェック
1	氏名	ネームバンド 注射箋	「患者氏名○○様」
2	刺入部	腫脹・発赤	「腫脹・発赤→なし」
3	薬液名	輸液ボトル 注射箋	薬液名（　　　　　　）
4	薬液量	薬液量・残量	輸液量（　　　　）mL
5	ポンプ設定値	輸液セット滴数 予定量 流量	（　　）滴/mL用 予定量（　　）mL 流量（　　）mL/時
6	クレンメ ワンタッチクレンメ 三方活栓	位置 開放	クレンメ→下方にあり ワンタッチクレンメ→開放 （三方活栓→開放）
7	ライン	折れ曲がり ポンプ装着状況	折れ曲がり→なし ライン→はめこみ
8	コンセント	非常用に接続 ACバッテリー表示	赤コンセントに接続 ACバッテリー表示点灯
9	開始	開始ボタン 動作インジケータ	動作インジケータ点滅 （緑）
10	滴下状態	滴下筒 検知器作動	滴下時→センサー点滅

表5.9-3 シリンジポンプ最終確認チェックリスト

	チェック項目	チェック内容	声出しチェック
1	氏名	ネームバンドと注射箋	「患者氏名○○様」
2	刺入部	腫脹・発赤	「腫脹・発赤→なし」
3	薬液名	シリンジと注射箋	薬液名（　　　　　）
4	薬液量	シリンジ内薬液量・残量	（　　　　　）mL
5	シリンジポンプの高さ	患者の寝ている高さ	高さは適切
6	シリンジポンプ設定値	流量	流量（　　　　）mL/時
7	スリット・スライダー設定	フランジ部・押子部を溝に入れる	フランジ・押子→挿入
8	プライミング	「早送り」して密着	フランジ・押子→密着
9	ライン ワンタッチクレンメ 三方活栓	ライン＆ワンタッチクレンメ （＆三方活栓）開放	閉塞なし， ワンタッチクレンメ開放（三方活栓開放）
10	コンセント	非常用に接続／ACバッテリー表示	赤コンセントに接続／ACバッテリー表示点灯
11	開始	開始ボタン／動作インジケータ	動作インジケータ点滅
12	作動状態	動作インジケータの点滅	動作インジケータ点滅中

者自身のアラームへの感度を高めておくことも重要である．アラームは危険性を音や光で教えてくれるものであり，安易な設定変更や停止は危険である．

　さらに重要なこととして，つい機械のほうにばかり目がいってしまい，一番

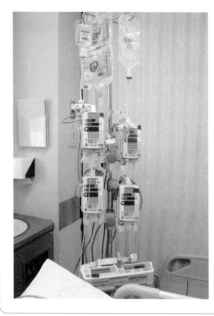

ポンプ類を複数台使用していると，輸液ラインも複数になる．そのため，ラインが絡まったり引っ張られたり，交差したりして誤接続などのトラブルが発生しやすい．

図5.9-5　輸液ポンプ，シリンジポンプを複数台使用しているところ

大切な患者に目が行き届かなくなっては本末転倒である．人工呼吸器でアラームが鳴って機械の不具合を調べることに注意が向いていたところ，実は患者の状態が急変していたという場合もある．機械は患者のために使用しているものであることを忘れてはならない．

10 検査，処置時のトラブル：分析と対策

1 背　景

検査や処置に伴うトラブルや事故事例には何があるだろうか．列挙してみる．

- 浣腸時に，カテーテルの先端で腸壁を破ってしまった．
- 膀胱留置カテーテルで尿道を損傷した．
- 人工呼吸器使用中の患者に痰の吸引処置をした後，人工呼吸器の回路を接続し忘れた．
- 機械類のモニターアラームの音がうるさいと，不用意に止めてしまった．
- MRIの磁場に金属類を持ち込み，金属類が飛んでMRIの装置に吸着した．
- 入浴時に永久気管孔へフィルムドレッシング材を貼り付け，窒息状態となった．
- 電気メスを使用した際，薬剤（消毒用エタノール）に引火した．
- 手術や検査前の禁食時に配膳してしまった．
- 酸素ボンベを窒素のボンベと間違えて接続した．
- 採血時に検体容器を間違えた．

・採血時および点滴施行時に神経障害が発生した.

こうしたトラブルや事故事例を知っておくことで, リスクの発生を未然に防ぐことができる.

特に, 看護師が日常的に行う血管穿刺（採血, 点滴施行時）に伴うリスクに着目する. リスクとしては, ①神経損傷, ②静脈と動脈を間違えたことによる動脈穿刺, ③血管迷走神経反射（VVR）, ④針刺し損傷による血液感染, ⑤血液への曝露がある.

①の神経障害には, 神経以外の組織損傷である反射性交感神経性ジストロフィー（RSD）と, 神経組織の損傷によるカウザルギー（灼 熱痛）がある. これらは, 針の刺入といった外傷によって, 交感神経が過敏に反応して出現する持続性の疼痛と血管運動異常を伴い, 皮膚・筋肉・骨などの萎縮を来す難治性の疼痛症候群である.

2 対　策

血管穿刺時の注意と対策について記す. 採血, 静脈注射において, 穿刺部はどこを刺しても安全といえる部位はない. そのため, 適切な穿刺部位を確認してから行う. 推奨部位は, 橈骨茎状突起から10〜12cm以上離れた中枢側（橈側皮静脈）とされているが, 成人で12cmまでの範囲は神経と血管の交差が多いため危険とされている.

刺入の禁忌部位として, 透析のシャント側がある. また, 原則として刺入を避ける部位は, 腋窩リンパ節郭清をしている患側上肢, 循環障害のある四肢麻痺側, 炎症や感染が生じている部位である.

静脈針留置後の留意点としては, 圧痛, 紅斑, 発赤, 腫脹, 熱感, 疼痛, 排膿といった静脈炎*の徴候および症状に注意する必要がある. また, 輸液薬剤のpH（pH<4.1, pH>8）や浸透圧（高張液）によって静脈炎の危険性がある. 静脈炎の対処法を表5.10-1に示す.

表5.10-1　静脈炎の対処法

①輸液を中止し, カテーテルを抜去する. 抜去部を圧迫し, 止血する.
②静脈穿刺部を消毒する.
③静脈炎の部位に, 温湿布または冷湿布をする.
④カテーテル関連の感染が疑われる場合には, 医師の指示のもと, 抜去したカテーテルを培養検査に提出する.
⑤排膿がみられる場合には, 医師の指示のもと, 刺入部の消毒前に培養検体を採取する.
⑥医師に報告し, 症状経過を記録する.

plus α
血管迷走神経反射（VVR）

痛みやショックで自律神経が刺激され, 全身の血管床が拡張し, 脳血流が低下した結果, 失神, 悪心・嘔吐, 冷汗などの症状が生じる. 採血を行う際は患者がリラックスできるよう努め, 血管迷走神経反射の症状がみられた場合は仰臥位にして, 両足を頭より上の高さに挙げる. また, 失神に至らない場合でも, 気分が悪くなった場合は座る, しゃがみ込む, 壁にもたれるなどして転倒に注意する.

用語解説*
静脈炎

静脈壁が炎症を起こすこと. 表在静脈の静脈炎は, 外傷や薬剤によるものが多い.

11 チューブ類のトラブル：分析と対策

1 背景と要因

1 チューブ類のトラブルとは

　治療目的で体内に挿入する管は多種あり，ドレーン，カテーテル，カニューレ，チューブなどと呼ばれる．また，挿入・留置する体内の場所を指し，胸腔ドレーン，CVカテーテル（中心静脈カテーテル），気管カニューレ，胃チューブのように区別している．これらは長さ，口径，形状，材質などさまざまに異なっている．チューブ類の目的には，①体内に挿入する，②体内から排出する，③身体状態を観察・モニターする，がある．

　トラブルには誤挿入（挿入部位の間違え），誤接続（接続器具の間違え）といったヒューマンエラーによるものや，接続外れ，ちぎれ，閉塞といったチューブ自体の素材の変化によるもの，切断や抜けにみられる患者行動によるものがある．これらが複合的に重なってトラブルを大きくしており，医療者の技術の問題とチューブ類の観察・管理の問題，製品としての仕様の問題が背景にある．

2 チューブ類のトラブルの例

|1| 誤挿入

　挿入場所を目で見て確認しながら挿入できない場合に起こりやすいトラブルである．例えば，胃チューブ（経管栄養用チューブ）の気管への誤挿入は，重大な危険をもたらしかねない．

　チューブ挿入は医行為であり，おおむね医師が行うが，特定行為として看護師が行う場合もある．挿入後のチューブ類の観察・管理は看護業務のため，正しい場所へ正しく挿入されているかどうかを確認する必要がある．胃チューブの場合はX線による確認が確実ではあるが，毎回実施するのは難しいため，胃内容物（胃液等）の吸引で正しく挿入されているかを確認する．気泡音を聴取するだけでは十分ではない．膀胱留置カテーテルでは尿の流出，血管内留置針（チューブ）では血液の逆流で確認できる．

|2| 誤接続

　鼻から挿入する経管栄養チューブと，血管内留置チューブを取り違えて誤接続し，栄養チューブに入れるべき薬剤を血管内チューブから注入して患者が死亡した事例がある．近年では誤接続防止のため，物理的に接続できない製品が開発された．

|3| 切断

　医療者が他の物をはさみで切ろうとして，誤ってチューブも一緒に切ってしまうといった事故である．認知症や精神状態不安定な患者が，自身でチューブをはさみで切ったという事例もある．いずれもはさみ等を使っているため，離

断面はシャープである.

|4| 接続外れ

　チューブ類と接続部の不適合によるもので，チューブのはめ込みが緩かった，接続する材質が合わず滑って自然に外れた，形状の合わないものを無理に接続した，チューブ内を流れる内容物の圧力によって外れた等で起こる．動脈内に留置しているチューブに接続しているチューブが外れて，大出血しているのに気付かなかったという事例もある．また，チューブ類の接続外れは感染を引き起こすことにもなる.

　輸液ラインにおいては，接続部にねじ式ロックを用いた離脱防止の医療機器が普及してきており，注射器もロック式になりつつある.

|5| ちぎれ

　チューブ類が何かに引っかかって引っ張られたため，途中からちぎれてしまうことである．チューブが引っかかっていることに気付かず看護師が引っ張ってしまった，患者自身が不快感からチューブを引っ張りちぎれたというケースもある．不穏状態になると想像以上の力が出ることがあり，注意が必要である．離断面はシャープではなく，特に細いチューブ類で起きる.

　ちぎれと切断では，体内に挿入されているチューブの先端がどうなっているかを確認することが重要である．CVカテーテルが皮膚挿入部近くでちぎれて（または切断して），先端部が血流にのって血管内を進むことにより，血管の詰まり，臓器の損傷などが生じる場合もある．この場合は，チューブ類の一部体内遺残となる.

|6| 閉塞

　血栓やその他のもので，チューブ類が詰まることである．チューブの閉塞が起こった場合，使用目的によって判断は異なるが，通常は入れ替えが考慮される．**閉塞**によって生命の危機をもたらすのが気管チューブ，気管カニューレである．気管チューブ，気管カニューレが閉塞すると気道閉塞（窒息）になり，酸素の換気ができず死を招く．これは何をおいても防がねばならない．気管チューブの閉塞は，喀痰がチューブ内腔に付着し，チューブ内が狭窄して起こることが多い.

|7| 抜け

　留置されていた場所からチューブ全体が脱出してしまうことをいう．チューブ類のトラブルではこの**抜け**が多くを占める．医療者による抜けでは，情報の確認が不十分であったために誤って抜いてしまったケースがある．一方，患者にせん妄や認知症があり，患者自身がチューブの意味がわからないまま抜いてしまう自己抜去もある．自己抜去は転倒転落事故と同様に非プロセス型の事故であり，患者状態を適切にアセスメントして対応していくことが重要である.

　その他，胸腔内に挿入されているドレーンが抜けると，陰圧である胸腔が大気に開放され，空気が逆流して換気ができなくなる.

2 対　策

1 気管チューブ，気管切開チューブ

気管チューブと気管切開チューブの目的は，共に気道を確保し換気を行うことである．どちらも気管内へ挿入するチューブだが，解剖学的には挿入口が異なっており（気管チューブは口や鼻から気管へ挿入，気管切開チューブは外界から直接気管へ挿入），チューブ自体の長さも違うため，対策も異なる．

|1| 気管チューブ

口または鼻と気管をつなぐチューブで，人工呼吸器の装着で用いられる．気管チューブによる気道確保は急性期の生命維持手段のため，抜けは第一に防止しなければならない．成人用の気管チューブには低圧カフが付帯しており，抜けにくくなっているが，これだけでは万全ではない．人工呼吸器装着時には，体動による抜去を防ぐため，薬物による鎮静と四肢や体幹の抑制も考慮する．チューブ先端の挿入位置確認は，X線で医師が行う．

|2| 気管切開チューブ

気管切開チューブは，気管を切開し気道を確保するために用いられる．留置する気管カニューレは，発声を促す機能をもつ機種もある．取り扱い説明書をよく読み，機器の構造を十分理解してから扱う（図5.11-1）．

2 静脈ライン

|1| 中心静脈カテーテル（CVカテーテル）*

患者の精神状態，すなわちせん妄によって，カテーテルを自己抜去するトラブルが少なくない．再挿入は容易でないことから，カテーテルが挿入されていることに患者の気が向かないようにしたり，着衣の下にカテーテルを通して患者の目に触れにくくしたりするなど，自己抜去防止に必要な措置をとる．

CVカテーテルのトラブルは，カテーテルが途中から切れたとき，または接続が外れたまま長時間放置されたときに注意すべきである．患者の上体が挙上している場合（座位またはファウラー位）は，空気がカテーテル内に吸い込まれて，血管内の空気塞栓となることがある．また，患者の上体が水平（仰臥位または側臥位）の場合は，多量の出血を招きかねない．こうした最悪の事態を想定した対策が必要である．特に人目の少ない夜間では，頻繁に巡回してCVカテーテルの観察，管理を行う必要がある．加えて，抗凝固薬を服用している患者や血液疾患の患者も，チューブトラブル時の出血に注意を要する．

CVカテーテルを抜去する場合，必ず仰臥位をとり，抜去部は圧迫して密閉する．これは，空気塞栓を防ぐためである．

|2| 末梢静脈ライン

末梢血管内留置針の開発によって，ライン内をヘパリン加生理食塩液や生理食塩液でロックし，長時間留置することが一般的になってきた．接続外れの防止として，複数のパーツを連結しなくてもよい点滴セットやロック式の接続な

plus α
スピーチカニューレ

側孔付きカニューレに，発声用のバルブを組み合わせたもの．気管切開をした患者でも，自発呼吸ができれば発声が可能になる．

用語解説 *
中心静脈カテーテル（CVカテーテル）

鎖骨や首，太ももの付け根にある血管からカテーテルを挿入し，心臓近くの太い血管（中心静脈）に留置すること．中心静脈圧の測定，血管作動薬など薬剤の投与，高カロリー輸液，輸血など幅広く用いられる．

plus α
ヘパリン加生理食塩液ロック

高カロリー輸液や末梢輸液の間欠投与時に低濃度に調整したヘパリン生食液で，血管内に留置した針およびカテーテル内の血液凝固を防止する手技．

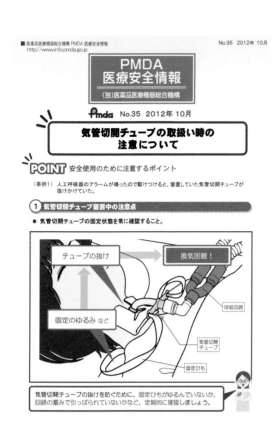
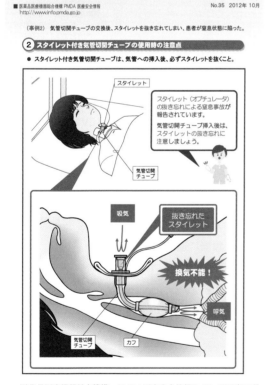

医薬品医療機器総合機構．PMDA医療安全情報No.35．2012年10月．

図5.11-1　気管切開チューブの取り扱い時の注意について

ど，点滴ラインの開発・改良が進んでいる．ただ，末梢血管内留置針の外套部（がいとう）（ポリ塩化ビニル）の一部が抜去時にちぎれて末梢血管内に遺残したり，皮下に埋没したりする事例が増えている．これは留置針の刺入操作時に，ビニール素材を傷めた（針を不必要に刺し抜きして動かした）ことが原因である．このようなトラブルを起こさないためにも，留置針刺入手技の訓練が重要である．

3 経鼻栄養チューブ

　経鼻栄養チューブは，看護師が取り扱う機会の多いチューブである．鼻腔から挿入されているため患者の不快感が強く，頻回に自己抜去が起きている．そこで，苦痛感の少ない細いチューブや，挿入を容易にするためのスタイレット付きのもの（図5.11-2），先端に重りの付いたもの，材質が柔らかいものがある．また，一定期間留置することから，注入する栄養剤とチューブの可塑剤（かそ）との配合変化など，チューブの改良が行われている．接続部を注射のルートと区別するため，誤接続防止タイプの紡錘型のアダプター（カテーテルチップ型，図5.11-3）になっているチューブもある．経鼻栄養チューブの取り扱い時の

5

看護業務に関連する事故と安全対策

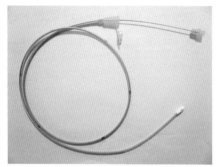

図5.11-2　スタイレット付きの経鼻栄養チューブ（フィーディングチューブ）

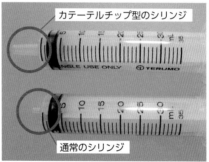

図5.11-3　通常シリンジとカテーテルチップ型のシリンジの口の違い

plus α

医薬品医療機器総合機構（PMDA）

国民の健康・安全の向上を図ることを目的に，2004年に設立された．医薬品の副作用や生物由来製品を介した感染等による健康被害に対し迅速な救済を図り（健康被害救済），医薬品や医療機器などの品質，有効性および安全性について，治験前から承認までを一貫した体制で指導・審査し（承認審査），市販後における安全性に関する情報の収集，分析，提供を行う（安全対策）．

スタイレット付き経鼻栄養チューブの事故

▶ **事例1**

　脳梗塞の後遺症と肺炎で入院中の患者へスタイレット付き経鼻栄養チューブを挿入中，チューブが右気管に入り肺を穿孔した．胸腔内にチューブが入った状態で流動食約1,000ccを注入した．

▶ **事例2**

　肺手術後の患者に栄養剤を注入していたスタイレット付き経鼻栄養チューブが詰まったため，医師が一度抜いたスタイレットを再挿入した．その際，スタイレットが食道を損傷し，食道粘膜は壊死した．

　スタイレット付き経鼻栄養チューブの長所は，留置中の患者の違和感・苦痛が少ない，固定部位のびらんを形成しにくい，弾力性があって挿入しやすいなどである．一方，短所として，外径が小さいため気管に入りやすく誤挿入となったり，スタイレットがカテーテルを突き抜け，気管を損傷したりする恐れなどがある．死亡事故につながる場合もあるため，誤挿入ではないかの確認，スタイレットの再挿入禁止は必ず守る．

表5.11-1　経鼻栄養チューブの取り扱い時の注意について

	手　順	内　容
1	患者状態の把握と事前準備	①チューブ挿入に当たってインフォームドコンセントを行う（ミトン等の身体拘束も必要になるため，同意を得る）． ②患者の体格に合わせて，挿入する長さを予測しておく． ③可能であれば，患者体位を高めのファウラー位または座位とする． ④挿入するチューブの状態を確認する．
2	チューブの挿入手技（通常，医師が行う）	①潤滑油をチューブ先端から20cm程度塗布し，滑りをよくしてから挿入を開始する． ②挿入時に抵抗がある場合は無理に挿入せず，いったん抜いてから改めてやり直す．患者が咳き込む場合は気道への誤挿入を疑うが，意識障害のある患者，咳嗽反射の弱い患者では咳き込みがないため注意する． ③噴門部までチューブが達したら（約40～50cm）患者をファウラー位にし，チューブを約10～15cm押し進めると幽門部に到達する． ④位置確認を固定する． ＊スタイレット付きのチューブでは，スタイレットの操作法の注意を十分に守ること．それを怠ると肺損傷やチューブ損傷を招くことになるため注意する．
3	チューブ先端の正しい位置確認法	①チューブが口腔内でたるんでいないことを確認する． ②胃内容物（胃液）の吸引（必須）．すぐに吸引できなくとも，時間をおくと吸引されることもある．胃内容物であるかどうかを確認するにはpH測定がある．しかし，制酸剤使用中の患者のpH測定は不確実である． 上記での確認が不安定な場合には， ③X線撮影による位置確認．チューブのX線不透過ラインまたは先端の重りで確認できる．
4	チューブ管理	①固定した位置から抜けていた場合は入れ直しはせず，抜いてから再挿入する． ②チューブに詰まりが生じた場合は，抜いて再挿入する（スタイレット付きの場合，スタイレットを詰まり解消には使用しない）． ③栄養剤注入後には，必ず微温湯でフラッシュを行い，栄養剤等の残渣の蓄積による詰まりを未然に防ぐ．フラッシュ中に詰まりの抵抗を感じた場合は，無理な加圧は繰り返さない（チューブ内圧が過剰に上昇し，チューブが破損または断裂することがあるため）．

表5.11-2　チューブトラブル対策

①不用意な抜けを防ぐため，適切な固定法の標準化
②チューブの正しい位置確認をする手順の決定
　例）経管栄養チューブの先端（胃内）確認法
　　・X線による確認
　　・胃内容物（胃液）の吸引
　　・チューブが口の中でたるんでいないか
　　・気泡音の聴取（気道に入っていても聴こえることがあるため，これのみは不可）
③手技の技術向上
④患者状態をアセスメント
⑤チューブの状態観察（チューブにストレスがかかっていないか等）や管理
⑥チューブ類の使用目的や使用法を熟知する．特に気管チューブ（人工呼吸器回路との連結）や気管カニューレ，胸腔ドレーン
⑦接続部に安易に目的外使用の物を用いない
⑧使用するチューブ類の改良（メーカーとの協力）　等

注意点を表5.11-1に示す．

　経鼻栄養チューブのトラブルでリスクが高いのは，気管への誤挿入であり，さらに誤挿入に気付かずに栄養剤が注入されてしまうことである．栄養剤注入開始時には必ずチューブ先端の位置確認を行う．

　チューブトラブル対策のまとめを表5.11-2に示す．

12 電子カルテ等情報伝達時のトラブル：分析と対策

1 背景と要因

　1998（平成10）年以降，真正性，見読性，保存性の三条件が満たされた場合の診療録の電子保存を厚生労働省が認めたことにより，電子カルテが促進されることとなった．医療は多くの専門職種が多くの部署で業務を行っており，常に変化していく患者の状態に適切に対応していくことが求められる．職種や部署の横断的なチーム医療の連携を図るため，情報の共有と標準化が必要である．

　医療事故は薬剤関連のものが多く，患者の生命に危険を及ぼすことも少なくない．アメリカで実施された薬剤関連事故に関する研究では，エラーの8割は，医師の指示と看護師による与薬の段階で発生している．医師の指示間違いは，与薬までのプロセスにおいて薬剤師や看護師によって訂正されることが多いが，最終実行者である看護師の与薬時のエラーは2％しか防がれていないと報告されている．

　処方オーダリングシステムや電子カルテの導入は，薬剤関連事故の回避に効果があるといわれる．医師による処方入力の際に，エラーチェックや相互作用チェックが実施できることや，転記によるミスがなくなること，薬剤師や看護師による処方指示記録の見読性が確保されることなどがその理由である．

　しかし，パソコンや電子カルテシステムの操作を間違えることによって，システムがダウンしたり，不具合が生じることもある．電子カルテシステムの操作に不慣れであったり，操作時のルールについて理解していないと事故の発生要因につながる．ただし，薬剤の名称や患者名が初めの2～3文字が同じだったため，選択間違いが起こった事例のように，電子カルテ設計そのものに問題がある場合もあり，改善が検討されている側面もある．また，電子カルテから転記したメモや出力した用紙を紛失する，パソコンの画面を閉じずに放置して患者の個人情報が漏えいするといったトラブルも発生している．

2 対　策

　電子カルテやオーダリングシステムは，ITを活用したツールである．ITツールは大容量の記録を蓄積でき，検索が容易になるなど，知識の再利用に有効な機能があり，情報伝達を確実にすることでチーム医療を促進できる．そのためには，電子カルテの導入や運用において，作業方法と記録方法を標準化し，職種間の整合性を考慮することが重要である．

　導入後の運用にあたっては，操作ルールを守って閲覧し，記録を入力しなければならない．パスワードによって常にロックをかけ，情報の照会を制限する必要もある．

引用・参考文献

1) 米国医療の質委員会／医学研究所. 人は誰でも間違える：より安全な医療システムを目指して. L. コーンほか編. 日本評論社, 2000, 273p.
2) 三宅祥三, 杉山良子編. 実践できる転倒・転落防止ガイド. 学習研究社, 2007, 138p.（Nursing Mook, 42）.
3) 道脇幸博ほか編. 摂食機能療法マニュアル. 医歯薬出版, 2002, 236p.
4) 日本看護協会認定看護師制度委員会創傷ケア基準検討会編. スキンケアシリーズ. 日本看護協会, 2002.
5) 嶋森好子編. 医療安全対策ガイドライン：ヒヤリ・ハットや事故事例の分析による. じほう, 2007, 185p.
6) 河野龍太郎. 医療におけるヒューマンエラー：なぜ間違えるどう防ぐ. 医学書院, 2004, 174p.
7) 日本医療機能評価機構認定病院患者安全推進協議会. 提言：経鼻栄養チューブ挿入の安全確保. 2006.
8) 川村治子. ヒヤリ・ハット11,000事例によるエラーマップ完全本. 医学書院, 2003, 123p.
9) 日本看護協会認定看護師制度委員会創傷ケア基準検討会編著. スキンケアガイダンス. 日本看護協会出版会, 2002, 317p,（創傷ケア基準シリーズ, 3）.

重要用語

不可逆性	患者取り違え	医療事故対策適合品
不確実性	タイムアウト	ボーラス注入
直接要因	針刺し	サイフォニング現象
間接要因	リキャップ	血管穿刺時の神経障害
潜在要因	転倒転落	誤挿入
背後要因	転倒後不安症候群	誤接続
プロセス型の事故	離床センサー	切断
非プロセス型の事故	低床ベッド	接続外れ
誤薬	緩衝マット	ちぎれ
与薬	誤嚥	閉塞
高濃度カリウム剤	嚥下障害	抜け
後発医薬品（ジェネリック医薬品）	誤嚥性肺炎	ヘパリン加生理食塩液ロック
プレフィルドシリンジ	異物遺残	医薬品医療機器総合機構（PMDA）
アナフィラキシーショック	ガーゼカウント	気管チューブ
六つのRight	スキンテア	気管切開チューブ
ダブルチェック	低温熱傷	中心静脈カテーテル（CVカテーテル）
指さし呼称	血管外漏出	末梢静脈ライン
医薬品添付文書	輸液ポンプ	経鼻栄養チューブ
エラープルーフ化	シリンジポンプ	電子カルテ
輸血	フリーフロー	

6 在宅看護における医療事故と安全対策

学習目標

◖ 在宅看護を取り巻く，超高齢社会に合わせた制度や，年齢を問わず医療依存度の高い療養者が増えている中で，訪問看護におけるリスク管理をどうやって行っていくかを説明できる.

◖ 在宅看護で起こりうる医療事故の特徴について説明できる.

◖ 在宅看護で起こりうる医療事故の実際と防止策について，病院内との違い，在宅ならではの特徴を中心に説明できる.

◖ 不慮の事故に遭遇した際の対応について説明できる.

◖ 高齢者施設，介護施設における安全対策について説明できる.

1 在宅看護の現状

1 在宅看護とは

1 在宅看護のひろがり

在宅看護とは，在宅療養者とその家族を対象とする看護活動であり，保健・医療・福祉の包括的ケアである在宅ケアの一端を担うものである．**在宅**とは，療養者が生活を営む場を指す．「高齢者の医療の確保に関する法律」第78条，「健康保険法」第88条，「介護保険法」第8条2項では，在宅看護の手段である**訪問看護***が実施される場を，**居宅において**と規定している．

2000（平成12）年の介護保険法の施行によって，在宅での主なサービスは，**措置制度**から**契約制度**となった．介護保険料と自己負担分の支払いによるサービスの受給は，権利として利用者の意識に定着してきている．また，2008（平成20）年の診療報酬改定では，老人ホーム，地域密着型特定施設，高齢者専用賃貸住宅などの介護保険施設で生活している療養者への訪問看護についても，診療報酬の請求が可能となった．このような法律や制度の整備によって居宅の概念は拡大し，在宅看護が提供される場は療養者の自宅のみならず，介護保険施設などの生活の場へと広がりをみせている．2015（平成27）年には，契約によって医療機関や訪問看護ステーションの看護師が，デイサービス利用者の健康管理を行えるようになった．2018（平成30）年の診療報酬改定では，在宅中重度者受入加算によって，訪問看護ステーションと特別養護老人ホームやデイサービス（通所介護，通所リハビリテーション）が契約すれば，介護保険制度を利用して，特別養護老人ホームでのショートステイやデイサービスを利用中の人に訪問看護師が訪問可能となっている．このように，地域の中で看護人員を複数の施設で共有することができるようになった．

2 地域包括ケアシステムの実現に向けた施策

2012（平成24）年の介護保険法改正では，高齢者が地域で自立した生活を営めるよう，医療，介護，予防，住まい，生活支援サービスが切れ目なく提供される**地域包括ケアシステム**の実現に向け，介護サービスの基盤強化が図られた．その一環として，介護職員等によるたんの吸引等の実施を可能とする制度や，24時間対応の**定期巡回・随時対応サービス**，複数の居宅サービスや地域密着型サービスを組み合わせて提供する**複合型サービス**（**看護小規模多機能型居宅介護**）が創設された．2017（平成29）年には，厚生労働省が地域共生社会を提唱し，「公的支援の縦割りから丸ごとへの転換」と「我が事・丸ごとの地域づくりを育む仕組みへの転換」をうたっている．

<hr>

用語解説*

訪問看護

看護師をはじめ，保健師・助産師・准看護師・理学療法士・作業療法士・言語聴覚士が利用者の居宅を訪問し，主治医の指示に基づき行う看護行為（療養上の世話または診療の補助）．医療機関や訪問看護ステーション，自費による訪問看護がある．

plus α

地域包括ケアシステム

重度の要介護状態となっても，住み慣れた地域で自分らしい暮らしを続けることができるよう，住まい・医療・介護・予防・生活支援の五つのサービスが一体的に受けられる支援システム．保険者である市町村や都道府県が，地域の自主性や主体性に基づき，地域の特性に応じて構築することを目指している．

plus α

介護職員等によるたんの吸引等の実施

2012年から，「社会福祉士及び介護福祉士法」一部改正によって，医師の指示，看護師等との連携の下，介護福祉士，介護職員等であり一定の研修を修了した者が「たんの吸引等」の行為を実施できることとなった．対象は，たんの吸引（口腔内，鼻腔内，気管カニューレ内部）と経管栄養（胃瘻または腸瘻，経鼻経管栄養）である．

2 在宅看護をとりまく現状

1 超高齢社会とリスク管理

2025年には，戦後の第一次ベビーブームに出生した団塊の世代が後期高齢者（75歳以上）に達し，介護者・被介護者になりつつあり，看取りが必要な人も多くなる．厚生労働省の「2022年国民生活基礎調査」によると，2022（令和4）年に65歳以上の高齢者がいる世帯は2,747万4千世帯で，全世帯（5,431万世帯）の50.6％を占める．夫婦のみの世帯，単独世帯，親と未婚の子のみの世帯は増加傾向にあり，中でも夫婦のみの世帯が最も多く全体の32.1％であり，単独世帯（31.8％）と合わせると半数を超える（図6.1-1）．2025年には，高齢者人口は約3,500万人（全体の約30％）に達すると推計されており，社会全体の超高齢化が大きな問題となっている．そして，2040年には第二次ベビーブームに出生した団塊ジュニア世代が65歳以上となる．退職する人が増え，労働人口が激減するといわれており，より多くの人が社会参加できるしくみづくりが重要となる．

さらに，2050年には人口が1億人を下回ると予測される中，高齢者がその3分の1以上を占め，日本の国土の6割が無居住地域となり，人口は都市部に集中すると推測されている．このような超少子高齢社会，人口減少社会に対応するため，国は地域包括ケアシステムの導入を強力に推し進めている．その中核を担う多職種連携によるチーム医療には，より一層のリスク管理が必要になると思われる．

2 医療依存度の高い療養者の増加

医療の進歩によって，さまざまな医療機器の管理が在宅でも可能となり，医療依存度の高い患者の訪問看護の利用が増えている．訪問看護の利用者は終末期の療養者も含め，子どもから高齢者まで幅広く，年々増加傾向にある．利用者本人や家族が点滴の管理，痰の吸引，経管栄養，人工呼吸器の操作などを担

plus α

定期巡回・随時対応サービス

要介護療養者の在宅生活を，24時間支えることを目的に創設された．①日中・夜間を通じて，②訪問介護と訪問看護を一体的に，③必要なときに随時，サービスを受けることができる．

plus α

看護小規模多機能型居宅介護

それまでの小規模多機能型居宅介護（訪問介護，通所，宿泊）に訪問看護を加え，看護と介護の機能を一体化させたサービス．一つの事業所が医療と介護を一括して提供する．

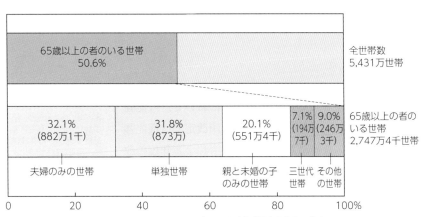

厚生労働省．"65歳以上の者のいる世帯の状況"．2022年国民生活基礎調査をもとに作成．

図6.1-1　65歳以上の者のいる世帯の状況

うケースも少なくなく，今後さらに増えると予想される．また，2016年ごろから医療的ケア児の増加が多く報告されるようになった．2018年度から医療的ケア児等コーディネーター研修が始まり，2021年9月からは「医療的ケア児及びその家族に対する支援に関する法律」が施行された．地域の中で医療的ケアの必要な児への配慮がなされるようになってきている．

　訪問看護師をはじめとする医療職者は，危険が伴う医療行為を患者や家族，ケア提供者等が安全に行えるよう指導し，管理しなければならない．どうすれば患者の安全を守れるかを考え，手順書やマニュアルを作成し，活用していくことが重要になる．

3 訪問看護の担い手とその現状

　訪問看護ステーションでは，看護職のほかに，理学療法士，作業療法士，言語聴覚士が在宅でサービスを提供している．理学療法士，作業療法士，言語聴覚士が居宅を訪問し，日常生活の自立のためのリハビリテーションを行うことを**訪問リハビリテーション**といい，看護師等が居宅を訪問し，療養上の世話または診療の補助を行うことを訪問看護という．

　厚生労働省の調査によると，2019年の全就業看護職員168万3,295人のうち，訪問看護ステーションで働く看護職員は，6万666人にとどまっている．訪問看護ステーションに勤務する看護職者は，全国平均で常勤換算すると1事業所につき5人程度で，全就労看護人口の3.6％に過ぎない[1]．このように少ない人員で，さまざまなリスクに対応することは大きな危険を伴う．

　2012年度の診療報酬改定では，看護職1名で対応が困難な場合，看護職2名体制のほかに補助職員（資格は問わない）の訪問も算定できるようになった．しかし，医療や介護の経験が少ない職員と訪問するリスクの管理は，同行する看護職者が負うことになる．また，2022年の診療報酬改定では，看護職による同行の制限が緩和されている．

　厚生労働省は2000〜2004年に実施された**ゴールドプラン21**で，2004年までに全国で9,900カ所の訪問看護ステーションが必要と算出した．全国訪問看護事業協会の調査によると，2023年5月30日時点の訪問看護ステーション数1万5,697カ所，稼働数1万4,304カ所であり，すでに目標を達成している[2]が，稼働できていない事業所もある．訪問看護ステーション数は増えているものの，規模が小さい事業所が多く，24時間対応可能な体制を維持していくのは困難な状況にある[3]．国は2012年度の診療報酬改定において，機能強化型訪問看護ステーションを提示した．2018年度の診療報酬改定では機能強化型が3タイプ（機能強化型1，2，3）になり，2020（令和2）年度の改定では人員の換算方法等が緩和され，施設の規模拡大を支援している．

　訪問看護は訪問看護ステーションだけでなく，病院や診療所など医療機関も実施しているが，病院や診療所からの訪問看護は減少傾向にある．これを受け，2015年度診療報酬改定では，将来的な訪問看護従事者の増員と，医療機

関からの訪問看護供給量の拡大を促すことを目的に，医療機関からの訪問看護の介護報酬単価を増額した．同時に，多死社会を支えるため，コストが抑えられ，中重度者への訪問も多い病院・診療所からの訪問看護を一定数維持する目的で，訪問看護ステーションの介護報酬は引き下げられた．

2 在宅看護における医療事故とその対応

1 在宅看護における医療事故の特徴

在宅看護においても，医療機器の導入に伴い，事故のリスクが増加している．在宅看護の場で起こりうる医療事故も，医療機関で起こりうる事故と基本的には変わらない．しかし，医療職者だけが医療機器を扱うわけではないのが，在宅看護の特徴である．また，訪問先への移動中の交通事故，経済的な損失（利用者宅の物を破損した等），個人情報漏えい，災害など，病院にはないリスクが存在するのも大きな特徴である．医療職者以外の家族や，介護職員など他事業所の職員も含めたリスク管理が必要である．

在宅看護は生活そのものへの関わりであり，そこで提供される医療は，療養者の生活の一部といえる．生活空間である自宅という場に，さまざまな医療・福祉サービスが導入されるようになると，それに伴うリスクやトラブルが発生する．

在宅看護で起こりうる医療事故の背景には，次のような状況が考えられる．
①療養者の生活環境が多様である．
②療養者ごとに異なる医療機関の主治医にかかっているため，医療機器やケアの手法も多様であり，最も基本的な安全管理方法を選択・統一することが困難である．
③ケアに関わる医療・介護関連の職員の連携が複雑である．
④家族や介護職員，学校の教員等，医療的な基礎知識を有しない者に，医療処置を含んださまざまなケアを依頼している．

2 在宅看護で起こる医療事故と対応

1 在宅で起こる医療事故

在宅で起こる医療事故事例には，次のようなものが挙げられる．
❶ **医療機器関連の事故** 人工呼吸器，在宅酸素発生装置や酸素節約装置（デマンド式呼吸同調器），CAPDルート接続装置などの装置の誤操作．
❷ **医療器具関連の事故** 胃管や経皮経肝胆嚢ドレナージ（PTGBD），胃瘻チューブ，膀胱留置カテーテルなどのチューブやカテーテルの抜去，ポートのヒューバー針の事故抜去．
❸ **処置時の事故** 誤薬や点滴の事故，針刺し事故，創部感染などの感染事故．

酸素節約装置（呼吸同調器）

患者の呼吸に合わせて，酸素を吸う時だけ酸素ボンベから酸素を供給する器械．これを使用すると酸素を節約できるため，酸素ボンベの使用可能時間を2～3倍に増やすことができる．

連続携行式腹膜透析（CAPD）

慢性腎不全で行われる透析治療法の一つ．透析液を腹腔に長時間留置したまま日常生活を行える．

plus α

経皮経肝胆嚢ドレナージ（PTGBD）

肝臓を通して胆嚢内にドレーンを留置し，胆嚢内の貯留物を体外に排出する．なんらかの理由で早期手術治療（胆嚢摘出術）が行えない中等症以上の急性胆嚢炎に対する有用な治療方法と位置付けられている．

❹スタッフ間の連携ミスによる事故　誤薬，処置方法などの間違い．

　ここでは実際に起こった事故事例を挙げ，在宅看護の場における医療事故の特徴と対応策を述べる.

2 医療機器関連の事故

事例

人工呼吸器の誤操作
　家族が療養者から人工呼吸器を外して痰の吸引を行った際，人工呼吸器の回路にテストラング*を装着しアラームを止めていたところ，吸引終了後に，回路を気管カニューレに接続するのを忘れてしまった．療養者本人は自力呼吸が全くできず，チアノーゼ*を呈してきたことに家族が気付き，慌てて人工呼吸器の回路をつなぎ，大事には至らなかった.

　医療機器に不慣れな家族が，人工呼吸器を操作し，注意を喚起するためのアラーム機能を人為的に止めたことで起こったアクシデントである．この事例では大事には至らなかったが，一歩間違えると，療養者は死亡していたと考えられる.

　吸引などの処置を行う際には，決してアラームを止めないなど，家族に対し，日々のケアの重要事項を適切に指導することで，このような事故を防ぐことが可能である.

　人工呼吸器の装着など，昼夜を問わず吸引が必要な事例では，家族も疲れ，夜間に頻回なアラームで起きて吸引するのが困難となる場合が多い．風邪などで痰が増えているときは別として，排痰ケアや吸引チューブの管理，愛護的な吸引方法への変更など日中のケアを充実させることで，夜間のケアの回数を減らすことができる場合もある．療養者も家族も夜間の睡眠をよくとることが，事故防止の一助となる.

事例

皮下埋め込み型ポートの事故
　点滴をしたまま療養者を病院から自宅へ移送する際，移送の職員が療養者の脇を抱えた時にヒューバー針（ポート専用の点滴針）がずれ，皮下に薬液が注入される状態になっていた.

　近年では中心静脈（central venous：CV）に皮下埋め込み型ポート（図6.2-1）を入れて，在宅で中心静脈栄養法などを行うケースが増えている．ポートの位置によっては，事例のようにヒューバー針（CVポート専用針）がずれ，皮下に薬液が注入されてしまった事故もある（図6.2-2）．移送時は点

用語解説 *
テストラング
患者に呼吸器を連結する前に，人工呼吸器の作動状況を大まかに確認するため，蛇管に連結するゴム製の袋.

用語解説 *
チアノーゼ
皮膚や粘膜が紫色を呈する状態．毛細血管中のデオキシヘモグロビン（還元ヘモグロビン）の絶対量が 5 g/dLを超えると認められる.

plus α
アラームに関わる事故
療養者の異常を介護者に知らせるアラームの役割は重要である．①アラームの意味を理解し適切に設定する，②アラームを完全にオフにしない，③アラーム音を消さない，④患者の処置中などアラーム音が気になる場合は，アラーム休止（一時的にオフ，自動復帰）機能を利用する，⑤アラーム発生時は迅速に対処するというのが，使用者の基本的な心構えである．しかし，現実にはアラーム音を小さくしていたり，オフになっていたりしたことなどが事故につながっている.

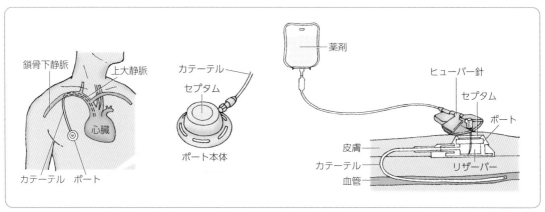

図6.2-1　皮下埋め込み型ポートの留置位置

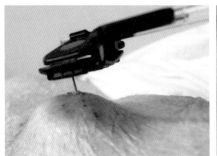

通常時（薬液注入時）

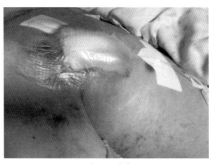

移動時にヒューバー針がずれて皮下に薬液
が注入され，皮下組織が炎症を起こした例

図6.2-2　皮下埋め込み型ポート（通常時と事故例）

plus α

皮下埋め込み型ポート

皮下埋め込み型ポート
は，血管内への薬剤投与
に使用される体内留置器
具である．2〜3cmほ
どの円盤形でシリコンゴ
ム製であり，薬剤投与時
には専用の針を中心部
（セプタム）に刺して薬
液を注入する．鎖骨より
少し下の胸部の皮膚の下
に埋め込まれ，カテーテ
ルの先端は血管内に留置
される．薬液使用後は，
滅菌生理食塩液を注入し
内部を洗浄する．長期留
置が可能であり，確実に
血管内に薬液を注入でき
ること，薬液注入時以外
はカテーテルによって行
動が制限されないことが
利点である．

滴を抜針し，自宅に戻ってから再度ポートに針を刺してルートを接続し，点滴
を再開すれば，このような事故を防ぐことができる．

　皮下埋め込み型ポートは，管理方法（利用していない場合の通水回数や血液
の逆流への対応方法など）が種類によって異なる．ポートは使用していないと
きも通水を行い，必要時に使用できるようにしておく必要がある．近年では，
グローションタイプという，逆流防止機能付きで4週間に1度の通水でよい
タイプのカテーテルがあり，管理が容易になっている．

　また，がんの化学療法のためにポートを埋め込むことが増えているが，化学
療法終了後にポートの管理が行われていないケースが散見される．例えば，終
末期で飲食が困難となり，本人・家族が点滴を希望した場合や，発熱等で抗生
剤を使用したいが，末梢ルートがとれない場合など，ポートを使用したくても
使用できない状況になっている療養者もいる．どんな状況にあっても，ポート
の管理を怠らないように注意する．

　療養者の認知機能が低下している場合や，せん妄状態の場合は，思わぬ事故
が起こる．点滴ルートの事故抜去や多量の血液の逆流，膀胱留置カテーテルの
事故抜去などが起こった場合，家族や療養者が事故に対応できず，訪問した医

療職者や介護職者がそれらの事態に対応するケースも多い．起こりうるリスクをさまざまな観点から想定し，対策を立てておく必要がある．

3 処置時の事故

腹膜透析患者の腹膜炎

　腹膜透析中の療養者が何度も腹膜炎を起こしていた．入院中や外来での指導はしっかり受けており，家族もバッグ交換や薬剤管理について理解できていた．訪問看護が入ったところ，主介護者である夫が高齢で，自宅の掃除が十分でなく，不衛生な療養環境であることがわかった．介護者は手洗いをしていたが，流しやタオルが汚れており，清潔を保てていなかったことが腹膜炎の原因であった．

　感染対策においては，近年，無菌操作で透析液へのルート接続を行う機器も普及している．このような製品を選択することも感染リスクの軽減となる．

　事例のように，自宅での実際の療養環境やケアにおける操作方法をみると，問題点が見つかることも多々あるため，療養の環境や操作手技を確認し，指導・環境整備を行うことが重要である．

在宅での針刺し事故

　訪問看護師が点滴を施行した際に，療養者のベッドに留置針の内針を置き忘れ，家族が療養者のケアを行った際に，掛布団の下にあった内針で針刺し事故を起こした．療養者はC型肝炎ウイルス（HCV）キャリア（持続感染者）であったため，家族に感染していないか，事業所負担で採血等の受診を行ってもらい，経過をフォローした．幸い家族に感染はなかった．

　現在では内針を引き抜くと，セーフティーカバーが自動的に針先を保護する機能が付いた留置針が主流となっている．これによって誤操作・操作忘れがなく，針刺し事故を防止できる．

➡針刺し事故については，5章4節p.158参照．

4 職員間の連携ミスによる事故

誤薬

　別々の医療機関から派遣された往診医と訪問看護師の連携が適切にとれず，訪問看護で行った週1回の定期の注射を，翌日の訪問診療で再度行ってしまった．

　介護スタッフへの連絡ミスによって療養者に薬が二重投薬されていた，中止になっていたはずの薬が継続して服用されていたなど，職員間の連絡調整がう

まくいかなかったために発生する事故も多い．在宅でさまざまな職種が，異なる機関からサービスを提供している場合，各職種の役割分担を明確にするとともに，変更があった場合は，必要な機関に確実に伝達を行う必要がある．大きな変更がある場合はサービス担当者会議を開催するなどして，それぞれの役割を再確認する．

❺ 療養者のせん妄による事故

事 例

誤薬

がん末期の療養者にフェンタニル貼付剤が処方されていた．夜間せん妄となった療養者がフェンタニル貼付剤を剥がして，隣で眠っていた妻の肩に貼り付けた．妻はすぐに気付きフェンタニル貼付剤を剥がしたため，大事には至らなかった．

フェンタニル貼付剤は，経口摂取困難や体動困難となった療養者に投与しやすいため，在宅での終末期の療養者への処方が増えている．鎮痛効果に優れ，慢性疼痛への適応を有する薬剤のため，使用範囲が広い反面，呼吸抑制作用が強く，海外ではさまざまな事故事例が報告されている．非ステロイド性抗炎症薬（NSAIDs）などからではなく，他のオピオイドからの変更が原則で，初めから投与することは禁忌だが，在宅ではやむを得ない場合に限り，使用されている現状がある．

海外では，介護者がフェンタニル貼付剤を療養者に貼り付けた際，前に貼ったものを剥がし忘れたため血中濃度が高くなり死亡に至った例や，女児が祖母に処方されたフェンタニル貼付剤を，祖母のまねをして自身に貼り死亡した例もあり，日本でも同様の事故が起こる可能性は十分にある．使用方法とともに，保管方法や廃棄方法を，療養者や介護者にしっかりと指導する必要がある．

3 在宅看護における介護事故とその対応

在宅での**介護事故**には，転倒転落，入浴時の事故，体位変換やおむつ交換時の骨折，食事介助中の誤嚥，誤飲などがみられる．介護ベッドに関連した事故，電動車椅子で道路脇から転落して死亡する事故も後を絶たない．

❶ 入浴介助時の転倒事故

事 例

神経難病が進行してきた高齢の療養者で，本人が自身の身体の変化を認められず，無理な入浴介助を看護師に要望した．看護師が言われるがままに，無理な体勢で入浴介助を行っていたところ，療養者が転倒し，頸椎損傷による下半身麻痺となった．

コンテンツが視聴できます（p.2参照）

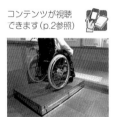

●住宅改修の一例〈動画〉

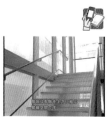

●高齢者の住環境整備〈動画〉

介護事故が起こる背景には，主に環境の問題が挙げられる．例えば入浴介助では，施設や病院であれば機械浴で安全な実施が可能だが，自宅の浴室・浴槽を使う場合，さまざまなリスクが生じる．療養者のADLの状態や環境をアセスメントし，適切な福祉用具を導入する必要があるが，介護保険や障害者総合支援法の適用内ですべてを負担できるわけではない．入浴用のリフトやスリング（リフト用吊り具）は高価な上，使用には技術が必要である．しかし，安全に入浴を行うには，このような環境整備が必要な例も多々ある．

　事例のようなケースでは，療養者の症状のアセスメントを十分に行った上で，本人に受診を促して診断を受けてもらい，適切な環境を整えた上で入浴できるように対応する必要があったといえる．

2 介護ベッドでの事故

　日中独居の高齢者に対し，訪問介護や訪問看護によって交代でケアを行っていた．ある日，訪問看護師が訪問すると，療養者はベッド用サイドレールのすき間に首を挟んだ状態で呼吸停止となっており，救急搬送先の病院で死亡が確認された．
　療養者は重度の右麻痺で，左にも不全麻痺があった．その日，療養者が「テレビを見たい」と言い，ヘルパーはベッドの頭側を約30°挙上した．本人が「このままでよい」と言ったため，ヘルパーは体位を変えずに退室し，本人は日中独居となった．その後，下肢を挙上していなかったことから，身体が下方にずり落ち，さらに右の麻痺側に身体が傾きベッド用サイドレールのすき間に頭が挟まれた．本人は自力で体勢を立て直すことができず，窒息死した（図6.2-3）．

　この事例では，療養者の体幹の保持能力に関するアセスメントやポジショニングの方法に問題があったと考えられる．ベッドの頭側のみを挙上している

●介護ベッドでの事故〈動画〉

悪い例

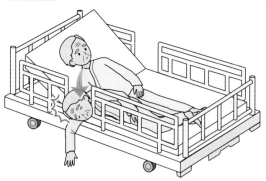

体が下方にずれ，麻痺側に傾き，サイドレールのすき間に首が挟まる

良い例

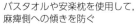

バスタオルや安楽枕を使用して，麻痺側への傾きを防ぐ

膝を約15°屈曲させ，ずり落ちを防ぐ

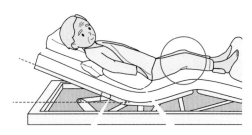

上半身の挙上は15～30°

安楽枕などを使用して，麻痺側上肢の下垂を防ぐ

図6.2-3　介護ベッドで起きる死亡事故の例

と，足側に身体がずれてくる．体幹の保持能力に問題のある療養者を，身体を支えるポジショニング用枕等を利用することなく，不安定な姿勢で長時間一人にした．療養者の能力をしっかりとアセスメントしていれば，このような事故は予測可能であった．本人の能力をしっかりとアセスメントした上で，安全に日常生活を送れるよう，各サービス間で連携する必要がある．

介護ベッドに関わる事故は多発しており，厚生労働省と経済産業省は合同で，2012（平成24）年に「医療・介護ベッド用サイドレール等のすき間に頭や首，手足などを挟む事故等の未然防止のための安全点検について」という通達を出した．通達では，クッション材や毛布などで介護ベッドのサイドレールのすき間を埋めること，定期的に療養者の状態を目視で確認することなどが呼び掛けられている．

➡介護ベッドに関わる事故については，5章5節p.161参照.

また，ベッドの下に子どもが潜り込んでいると知らずに介護者がベッドの高さ調整を行い，子どもがベッドと床の間に挟まれ負傷した事例など，自宅では療養者以外の事故が起こりうる．ベッドを上下させるときは，子どもやペット，壊れやすいものがベッドの下にないことを確認する必要がある．

ほかにも，認知機能障害のある療養者の求めに応じて電動車椅子をレンタルしたところ，道路の路肩から転落して死亡したなど，福祉用具に関連した事故も多発している．療養者の現状を十分にアセスメントし，その結果をケアマネジャーなど関係職種間で共有し，より適切なケアやサービスの組み立てに役立てる必要がある．

4 医療・介護以外での事故とその対応

1 外出時の交通事故

在宅ケア関連の事故の中で一番多いのは，交通事故といわれている[4,5]．訪問看護師が自動車・自転車の運転者，歩行者として，交通事故の被害者や加害者となっている現状からは，訪問看護の職務を遂行するための外出自体がリスクを伴うことがうかがえる．

事 例

車での交通事故

少し離れた病院で行われるカンファレンスに車で向かおうとしていたところ，療養者の家族から一緒に車に乗せて行ってほしいと依頼された．療養者の家族を乗せて病院に向かっていたところ，信号待ちで停車中に後続車に追突された．この事故で，家族が頸椎を損傷した．

交通事故が起きた場合の対応の鉄則は，すぐに警察に届け，警察官に立ち会ってもらうこと，被害者が出た場合は，管理者などの責任者がその日のうちに相手に会うことである（図6.2-4）．このような迅速で誠実な対応が，訴訟

203

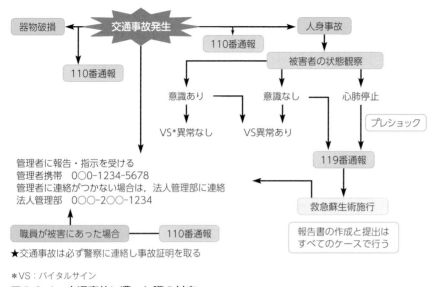

図6.2-4　交通事故に遭った際の対応

*VS：バイタルサイン

などへの発展を予防する鍵といえる．

　また，「原則として療養者やその家族の移送は行わない」など，車の使用に関する取り決めを事業所内で具体的に作成し，職員に周知しておく必要がある．療養者・家族の同乗を引き受けるかどうか，引き受けない場合，どのように説明するのかなど，日常で遭遇するケースを具体的に想定して対策をマニュアル化し，誰もがいつでも確認できるようにしておく必要がある．

2　コミュニケーショントラブル

　提供したケアに間違いがなかった場合でも，コミュニケーションのすれ違いによって，療養者とその家族，医療職者，その他の関係者間でのトラブルが起こりうる．

事 例

在宅で高齢の父親を看取った息子の怒りへの戸惑い

　療養者は90代で，大病のため何度も手術をしており，慢性閉塞性肺疾患（COPD）もベースにあり，体力低下から在宅で終末期を迎えた．本人も妻も子どもたちも納得した上で看取りをすることになったものの，いざ永眠したときに動揺した息子が，呼ばれて訪問した看護師に「お前らが来るのが遅いから，父は死んでしまった！どうしてくれる」と，大変な剣幕で怒鳴った．勤務が休みの日の夜に待機電話に連絡を受けて駆け付けた看護師は，非常にショックを受けた．

plus α

コミュニケーションの課題

2022年1月に埼玉県で起きた訪問診療医射殺事件は，社会に大きな衝撃を与えた．前日に死亡した母親の蘇生を要望され，無理であることを説明して断ったところ射殺された事件である．どんなに親身になって自らの知見や技術を用い，ケアを行っても，限られた寿命を延ばせないことも多い．このような療養者・家族にどのように対応すべきか，課題は多い．

　日ごろから十分に医師や家族と話し合い，予測された看取りの時期でもあったが，息子は，父親が亡くなることへの心の準備ができていなかったといえる．話の中では看取りの時期について説明されていても，現実感をもってとら

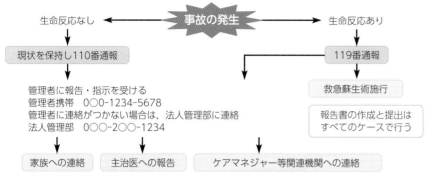

●自殺またはその疑いのある場合や不慮の事故等

生命反応なし ← 事故の発生 → 生命反応あり

現状を保持し110番通報　　　　　　　　　　119番通報

管理者に報告・指示を受ける　　　　　　救急蘇生術施術
管理者携帯　0○○-1234-5678
管理者に連絡がつかない場合は，法人管理部に連絡　　　報告書の作成と提出は
法人管理部　0○○-2○○-1234　　　　　　　すべてのケースで行う

家族への連絡　　主治医への報告　　ケアマネジャー等関連機関への連絡

注意：警察の指示に従い，遺体には無断で触れないこと，室内のものに勝手に触れないこと
図6.2-5　不慮の事故に遭った際の対応

えられていなかったと考えられる.

　訪問看護師にとって，少ない人員で24時間365日の待機に対処しているにもかかわらず，このような事態に遭遇することは，精神的ストレスにつながる．この事例のようなトラブルを減らすためには，日ごろコミュニケーションをとる機会が少ない家族も含めて，終末期ケアの方向性を何度も確認するとともに，困難と思われるケースでは，職員間で密に情報を共有し，協力して関わっていくことが重要となる.

5　不慮の事故に遭遇した場合の対応

　数は多くはないが，不慮の事故に遭遇するケースもある．訪問先で，独居の療養者が死亡していたらどう対応するかなど，不慮の事故に遭遇した際の対応マニュアルの例を図6.2-5に示す．急な事故等に遭遇した時に備え，各自がこのようなマニュアルを携帯しておくとよい．ただし，事故遭遇時の対応は，職種によってその方法が異なるため，他事業所の職員に自事業所のマニュアルに沿った行動を強制することはできない.

3　在宅看護におけるリスク管理の現状と課題

1　サービスの範囲の明確化と情報共有

　今後，サービスの需給に対する要望はさらに多様化していくと思われる．インターネットで情報収集し，比較検討して受けるサービスを選びたい療養者に対して，療養者やその介護者の要望にどのようなスタンスで対応するかを各事業所で確認しておく必要がある.

　在宅看護で起こりうるリスクと，その対象者を表6.3-1に分類・整理する．トラブルや不満は，療養者・家族の期待と提供できるサービスのずれが大きい

表6.3-1 在宅ケアで起こりうるリスクと対象者

リスクの種類	対象者の種別		
	療養者	家族	在宅ケアに従事する職員
交通事故,交通に関するトラブル	• 療養者移送時の事故 • 屋外活動中の交通事故との遭遇	• 療養者移送時の事故	• 職員の交通事故 • 自転車による事故 • 通勤途中の事故 • 駐車違反など
介護事故	• 入浴時の事故 • 体位変換やおむつ交換時の骨折 • 食事介助中の誤嚥や誤飲 • 転倒転落	• 介助時の転倒や腰痛 • 介護機器の操作ミスなどによる負傷	• 介助時の転倒や腰痛 • 介護機器の操作ミスなどによる負傷
医療事故	• 誤薬や点滴の事故 • ルートトラブル • 処置時のトラブル	• 家族への感染 • 針刺し事故 • 医療処置に伴う事故(自己注射や吸引・呼吸器操作など多岐にわたる)	• 針刺し事故 • 看護師への感染 • 吸引や経管栄養の施行時のトラブル(医療職以外の職員の場合)
経済的な損失	• 療養者宅の物品の破損 • 薬剤など,療養者からの預かり物の紛失	• 療養者宅の物品などの紛失や破損	• 事業所内の物品の盗難や紛失 • 訪問中の物品の盗難や紛失,破損
個人情報漏えい	• 郵便物やFAXの誤送信・誤配達 • カルテの置き忘れ	• 家族情報の漏えい	• 自事業所職員による情報漏えい
災害対応	• 停電に伴う呼吸器や酸素の停止 • 災害そのものによる事故	• 災害そのものによる事故	• 災害そのものによる事故
その他	• 期待したサービスとのずれ • 療養者の不審死 • 病状の悪化	• 期待したサービスとのずれ • 家族の事故など	• 根拠のないクレームや非難 • 職員行方不明 • ストーカー行為 • 飼い犬に嚙まれる • 突然の事故などの遭遇によるパニック(医療職以外の職員の場合)

宮崎和加子. "第17回:在宅ケアにおけるリスクマネジメント". 医療安全推進者ネットワーク. http://www.medsafe.net/specialist/17miyazaki.html,(参照2023-11-06)を参考に作成.

と生じやすい.トラブルを回避するには,サービスの提供者があらかじめ提供できるサービスの範囲を明確にし,療養者との間でその内容を確認しておくことが重要である.できることとできないことを十分に説明し,療養者・家族が納得した上でサービスを選択してもらう.リスク管理の上で,契約内容などは書面に残すことが重要となる.在宅で起こりうると考えられる代表的な医療事故の要因と対策を,表6.3-2に示す.

2 他職種との協働と今後の課題

　さらなる少子高齢化に備えて,訪問看護師が十分に力を発揮し働ける環境をつくることも,重要なリスク管理となる.訪問看護ステーションの管理者は,**多職種協働**を円滑にマネジメントすることが,今後さらに求められる.他職種と良い関係を築けず協働できないと,療養者の病状に異常を認めても情報共有がスムーズになされず,対処されないまま療養者が重篤な状態に陥る事態も考えられる.異なった価値観をもってケアに当たる多職種が良好な関係を築き,療養者の安全を確保することが重要である.そのためには医療職者のみなら

表6.3-2　在宅で起こりうる事故の要因と対策

		リスクとその要因	対策例
転倒転落	ソフトウエア ●教育体制 ●マニュアル	•転倒転落防止に関する定期的な研修の未実施 •転倒転落防止マニュアルがない •転倒転落防止マニュアルがあるが周知させていない •各療養者の転倒転落に対するアセスメントがない，ケアプランが立てられていない	•転倒転落防止に関する定期的な研修の実施 •転倒転落防止マニュアルの作成と周知 •各療養者の転倒転落に対するアセスメントを十分に施行し，防止のためのケアプランを策定する •ケアプランをサービス提供チーム内で共有する
	ハードウエア ●建物 ●設備	•段差が多く，転倒転落を起こしやすい環境である •手すりなど，身体の安定を図るための用具がない •福祉用具の導入がされていない •不適切な福祉用具が導入されている	•環境や福祉用具の必要性に関してアセスメントを行い，適切な環境整備を行う •住宅改修（段差解消，手すりの設置，リフトの設置など） •適切な福祉用具の導入（レンタル手すりや平行棒，歩行器など）
	環境 ●生活環境 ●労働環境	•物が整理されていないため，容易につまずく環境である •長時間労働が多く，休みを取りづらい環境であり，職員が疲労している •麻痺があり，状態が安定しない療養者を，30°以上上体を起こしたままベッドに放置することがある	•定期的に生活環境を整備するため，ヘルパーを導入する •職員を増やし，適切な労働時間を設定する •必要な労働力をアセスメントし，複数名介助が必要な場合は，人員の手配を行う
	人 ●職員の要因 ●療養者の要因	•職員よりも療養者の体が大きく，一人での介助が困難 •福祉用具はあるが，適切な使用方法を学んでいない •療養者に認知症があり，介護への抵抗が激しい •療養者の麻痺が重度であり，座位バランスが非常に不安定である	•一人での介助が無理であると考えた場合は，他の職員に援助を依頼できる体制とする •導入されている福祉用具の使用方法の研修を行う
誤薬	ソフトウエア ●教育体制 ●マニュアル	•与薬・薬剤管理に関する定期的な研修の未実施 •与薬・薬剤管理マニュアルがない •与薬・薬剤管理マニュアルはあるが周知させていない •各療養者の薬物療法に対するアセスメントがない，不足している，適切なケアプランが立てられていない	•与薬・薬剤管理に関する定期的な研修の実施 •与薬・薬剤管理マニュアルの作成と周知 •各療養者の薬物療法に対するアセスメントを十分に施行し，正しい薬物療法遂行のためのケアプランを策定する •ケアプランをサービス提供チーム内で共有する
	ハードウエア ●建物 ●設備	•薬剤が一包化されておらず，薬の飲み間違えを起こしやすい •服薬カレンダーなどのツールが導入されておらず，服薬管理が困難な環境である •薬袋の印字が小さく見えにくい •不適切な福祉用具が導入されている	•環境や服薬カレンダーなどのツールの必要性に関してアセスメントを行い，適切な環境整備を行う •薬を一包化する •薬袋の印字を大きく見やすくする
	環境 ●生活環境 ●労働環境	•物が整理されておらず，家族の薬か，本人の薬か区別がつきにくい状況となっている •本人も家族も認知症があり，服薬管理が困難である •職員同士の情報伝達が不十分である	•定期的に生活環境を整備するため，ヘルパーを導入する •職員の役割分担や業務の引き継ぎ方法などを明確にする
	人 ●職員の要因 ●療養者の要因	•長時間労働が多く，休みを取りづらい環境であり，職員の注意力が低下している •服薬カレンダーは導入されていたが，薬の管理方法が明確にされていない •職員の役割分担ができていない •療養者に認知症があり，服薬管理は不可能である	•職員を増やし，適切な労働時間を設定する •服薬カレンダーを選定し，適切な管理方法を決める •療養者が間違って服用しないように，本人の見えない場所に薬を保管する •薬は看護師が服薬カレンダーにセットし，毎食後にヘルパーが服薬を確認する
褥瘡	ソフトウエア ●教育体制 ●マニュアル	•褥瘡ケアに関する定期的な研修の未実施 •褥瘡ケアマニュアルがない •褥瘡ケアマニュアルはあるが周知させていない •各療養者の褥瘡に対するアセスメントがない，適切なケアプランが立てられていない	•褥瘡ケアに関する定期的な研修の実施 •褥瘡ケアマニュアルの作成と周知 •各療養者の褥瘡に対するアセスメントを十分に施行し，予防や治療のためのケアプランを策定する •ケアプランをサービス提供チーム内で共有する

		リスクとその要因	対策例
褥瘡	ハードウエア ●建物 ●設備	・除圧用具を使用しておらず，褥瘡を生じやすい環境である ・除圧用具を使用しているが，本人に適したものを選択できていない ・適切な褥瘡処置材料や薬剤・衛生材料を使用していない	・除圧用具の必要性に関してアセスメントを行い，適切な除圧用具の選定・導入を行う ・適切な褥瘡処置材料や薬剤・衛生材料を提供する医療機関を確保する
	環境 ●生活環境 ●労働環境	・防水シーツが硬く，いつもしわができている ・おむつ交換が適切にされていないため，常に創部が湿潤している状態にある ・適切な体位変換やポジショニングができていないため，不自然な体勢で長時間過ごすことが多い	・シーツを整え，しわにならないようにする ・適切なおむつ交換ができる体制をつくる ・定期的な体位変換やポジショニングが行われる体制をつくる
	人 ●職員の要因 ●療養者の要因	・職員の褥瘡管理の知識が不十分で，不適切な処置や除圧を行っている ・体位変換時に身体を引きずる，不自然な体位をとらせるなど，不適切な体位変換・ポジショニングを行っている ・療養者に重度の麻痺があり虚血になっても痛みを感じない ・療養者の栄養状態が不良である ・療養者の糖尿病・心臓病など基礎疾患のコントロールが不良である	・職員に正しい処置方法や体位変換・ポジショニング方法を教育する ・導入されている福祉用具の使用方法の研修を行う ・療養者に痛みがなくても定期的に体位を変換するなど，褥瘡予防方法を指導する ・療養者に栄養状態の改善方法を指導する ・療養者に基礎疾患のコントロールを改善する方法を指導する
入浴時の熱傷	ソフトウエア ●教育体制 ●マニュアル	・入浴介助に関する定期的な研修の未実施 ・入浴介助マニュアルがない，または周知させていない ・各療養者の入浴介助に対するアセスメントがない，ケアプランが立てられていない	・入浴介助に関する定期的な研修の実施 ・入浴介助マニュアルの作成と周知 ・各療養者の入浴介助に対するアセスメントをしっかり施行し，事故防止のためのケアプランを策定する
	ハードウエア ●建物 ●設備	・湯温調整が難しく熱傷を起こしやすい環境である ・追い炊きや湯温自動調整で，給湯される湯の温度が高いタイプの浴槽である ・療養者の身体を安定させるものがなく，シャワーなどの操作を片手で行わなくてはならないなど，適切な福祉用具の導入がされていない	・環境や福祉用具の必要性に関してアセスメントを行い，適切な環境整備を行う ・療養者の入浴中は，追い炊きや湯温自動調整はオフに設定する ・浴槽内の湯が一定温度以上に上がらない機能の付いた浴槽に変更する ・シャワーの湯温調整機能を安全なものに変更する
	環境 ●生活環境 ●労働環境	・介助者が一人であり，介助の負担が大きい ・次の訪問との間隔が短く，介護に十分な時間をかけることができず，焦って介助を行っている	・必要であれば二人介助とする ・浴室での介助が困難であれば入浴サービスを導入する ・訪問時間が適切であるか，再度確認し，介護に必要な時間を確保できるように調整する
	人 ●職員の要因 ●療養者の要因	・職員の入浴介助の知識や技術が不十分で，不適切な対応を行っている ・療養者に重度の麻痺があり，熱湯に触れても熱さを感じない ・療養者に重度の言語障害や知的障害などがあり，熱いと感じても，それを伝えることができない	・職員に安全な入浴介助方法を教育する ・療養者が熱さを訴えられないことを想定し，湯の温度確認を常に介助者が行うことを徹底する

ず，一緒にチームを組んでケアに当たる介護職者やケアマネジャーなど，他職種のスタッフと十分に情報交換を行い，ケアの手順や連携方法を確認しておく必要がある．病棟・退院調整看護師との連携が必要な医療・介護関連の職員の役割と，引き継ぎ事項を表6.3-3に示す．

　近年の在宅看護においては，療養者とその家族との関わりのみならず，療養者が利用している介護施設や，療養者が就学年齢にあれば学校との関わりなども含まれる．看護師が療養者を主軸とするさまざまな職種の関係者と協働していく能力を養うことも，在宅看護におけるリスク管理の一環となる．

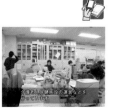

●福祉現場で働く看護職
〈動画〉

表6.3-3 在宅ケアに関わる職種と役割，引き継ぎ事項

職　種	主なサービス機能と役割	病棟・退院調整看護師からの引き継ぎ事項
看護師 （訪問看護師）	・訪問看護の提供 ・介護サービス提供者への指導 ・医療機関との連絡調整	・健康状態や病状の変化 ・服薬状況や副作用情報 ・医療機器の使用状況 ・今後起こりうる病状の変化
理学療法士 作業療法士	・理学療法・作業療法の提供 ・住宅改修指導 ・装具・自助具の工夫 ・医療機関との連絡調整 ・介護サービス提供者への指導	・ADL，IADL，福祉用具の活用状況 ・居住環境 ・ヘルパーなどの介護職が介助の上で困難な状況があれば伝え，指導の予定を組む
介護福祉士 ホームヘルパー	・生活介助や身体介護などの介護サービスの提供・情報共有	・具体的な介護方法や介助内容 ・介護上注意すべき点 ・今後起こりうる状況とその対応方法
介護支援専門員 （ケアマネジャー）	・療養者のニーズのアセスメント ・ケアプラン作成 ・介護機器レンタル制度の適否判定 ・関係機関との連絡調整・マネジメント	・介護サービス利用上の注意点 ・予後など今後起こりうる症状や状況
入浴サービス 担当者	・自宅での入浴サービスの提供 ・入浴に伴う処置などの施行	・入浴を中止する条件（血圧上昇時や下降時，発熱時の対応方法） ・入浴に伴う処置があれば処置方法や処置時の注意事項など
デイサービス・ デイケア担当者	・デイサービスの提供（日常生活訓練や口腔ケアなど） ・入浴介助 ・デイサービス利用に伴う与薬や処置などの施行	・入浴を中止する条件（血圧上昇時や下降時，発熱時の対応方法） ・デイサービスやデイケア利用に伴う処置があれば処置方法や処置時の注意事項など

4 高齢者施設，介護施設等での安全対策

1 高齢者施設，介護施設等とは

　高齢者施設は特別養護老人ホーム，介護老人保健施設，介護医療院などの入所施設から，グループホームなど住宅型の施設，さらには通所施設など多岐にわたる（表6.4-1）．

　施設によって受け入れている利用者は異なり，リスク管理も異なる．しかし，高齢で主に介護が必要な人が対象であり，多くの人が同一のスペースを共有する機会が多いという点は一致している．

　高齢者の施設以外に，障害児・者の入所や通所の施設もある．これらの施設と病院やクリニックの違いの一つに，施設では医療職以外の職員が多く働いており，個人の知識や能力に幅があることが挙げられる．近年は高齢者・障害者を問わず，医療的なケアを常時必要とする人が増えており，医療的ケアに伴う事故（胃瘻チューブや気管カニューレの事故抜去など）を念頭に置いたリスク管理が必要とされている．

表6.4-1　主な高齢者施設の種類と利用者の適用

施設種類	要介護度	認知症の有無	医療依存度	看取り
介護老人福祉施設（特別養護老人ホーム）	要介護3以上	○	○	△
介護老人保健施設	要介護1以上	○	◎	△
介護療養型医療施設	要介護1以上	○	◎	○
介護医療院	要介護1以上	○	◎	○
養護老人ホーム	自立～中等度	△	△	△
軽費老人ホーム（ケアハウス）	自立～重度	△	△	△
サービス付き高齢者向け住宅	自立～中等度	○	○	△
介護付き有料老人ホーム	自立～重度	◎	◎	△
住宅型有料老人ホーム	自立～中等度	○	○	△
健康型有料老人ホーム	自立	×	×	×
認知症高齢者グループホーム	要支援2以上	◎	△	△
高齢者専用賃貸住宅	自立～要介護3程度	△	△	△
高齢者向け優良賃貸住宅	自立～要介護3程度	△	△	△
小規模多機能型居宅介護	要支援1以上	○	△	△
看護小規模多機能型居宅介護	要介護1以上	○	◎	○
デイサービス（通所介護）	要支援1以上	○	△	△
デイケア（通所リハビリテーション）	要支援1以上	○	△	△
療養通所介護	要介護1以上	○	○	○

* 　◎ 主な対象，○ 対象ではないが適用，△ 施設による，× 適用不可
* 　施設や運営主体によって体制は異なる．ここでは大まかな目安を入れている．

2 介護施設におけるリスクマネジメント

1 介護施設におけるリスクマネジメントとは

　介護施設におけるリスクマネジメントとは，組織運営に影響を及ぼす損失を，組織的に回避，もしくは最小限にとどめることを意味する．介護施設における最大のリスクは介護事故である．介護事故とは，サービス提供中に利用者の生命，身体，精神，プライバシー，財産等への侵害が発生した場合をいう．転倒，転落，誤嚥，異食，薬の誤配，無断外出，入所者同士のトラブル，介護職員や他の利用者による虐待などがある．介護保険法や障害者総合支援法などの法律の下で，各自治体は一定以上の事故に関して報告を義務付けている．介護事故以外にも，不審者の侵入，地震などの自然災害，火災，感染症，食中毒など，施設でのリスクは多岐にわたる．

　事故の中には予測できないものもあり，事故のすべてを防ぐことは不可能だが，きちんと対策を行うことで防げる事故が大半である．防げる事故をしっかりと防ぎ，それでも事故が起こった場合に迅速な対応をとるために，以下のことが必要である．

2 安全な体制の構築

　施設そのものに関するリスクの低減として，建物や設備，備品などの管理を行う．具体的には耐震構造や防火設備，エレベーターの点検，防火扉の設置，室内や廊下の整理整頓，ナースコール，転落防止のセンサーなどの設備や備品の作動確認，車椅子やエアマットなどの褥瘡予防用具といった備品の点検などがある．

　次に，介護の手順や手法が正しく行われているかの確認が挙げられる．特に介護施設では無資格者も多く，有資格者も介護職員初任者研修修了者から介護福祉士，看護師とさまざまなバックグラウンドがある上に，外国人労働者も増えており，誰もが理解できるマニュアルの整備が必要である．感染防止，食中毒予防，褥瘡予防・対策，移動・移乗などの身体介護，入浴介助，排泄介助，送迎，災害対策，認知症ケア，医療ケアなど，施設として多くのマニュアルの整備が必要となる．

　マニュアルでは，安全に関わるルールを明確に記載する．例えば，リフト車で車椅子の利用者の送迎を行う場合は，必ず車椅子をストッパーで固定するとともに，車椅子用のシートベルトの装着も行う，ベッドから車椅子に移乗する場合は，必ず車椅子のブレーキがかかっていることを確認してから行うなどである．

3 個別のリスクへの対応

　施設全体としてのリスクへの対応とは別に，個々の利用者のリスクへの対応も必要となる．大切なのは，個々の利用者がもつリスクのアセスメントである．脳梗塞後の片麻痺や脊髄損傷による下半身の麻痺などの身体面，認知機能低下や知的障害などの精神面，人工呼吸器やポートからの高カロリー輸液といった医療的ケアの側面からなど，個々の利用者のリスクに対する対応を明確にしておく．

4 ヒヤリ・ハットやアクシデントの分析

　対策をとっていても，インシデントやアクシデントは起こり得る．そのため，**ヒヤリ・ハットやアクシデントの分析**を行うことで，さらなる事故を予防することが大切である．インシデントレポートやアクシデントレポートは，個人の責任を追及するためではなく，起こったことを分析して，同じような事故を起こさないように予防策を検討するためのものである．安全管理委員会などでインシデント・アクシデントを分析し，対策を行っていく体制づくりが重要である．

　この際に注意すべき点は，原因をしっかりと究明し，なぜその事故が起こったかを明確にした上で，「注意して行う」などの漫然とした精神論で終わらせるのではなく，安全を確保するためのシステムづくりを行うことである．例えば，ベッドから車椅子に移乗する際にフットレストに足がぶつかり，スキンテアを生じた場合，「移乗介助する場合は，フットレストに下腿がぶつからない

➡スキンテアについては，5章8節1項p.175参照．

ように注意して行う」のような対策ではなく，「皮膚の脆弱性を考慮して下肢をレッグウォーマーなどで覆い外傷を防ぐとともに，車椅子をフットレストが外れるものに変更し，フットレストに当たることがないようにする」のように，ソフト面，ハード面，さまざまな角度からどのような工夫ができるのかをしっかり検討した上で対策を立案することが重要である．

5 事故後の対応

多くの対策を行い，安全に配慮したケアを行うことで事故は減少するが，それでも事故がゼロになることはない（図6.4-1）．事故が起こった後の対応が重要である．適切な対応をとり，記録に残しておく．受診が必要な場合は速やかに受診の手配を行い，家族に連絡する．本人や家族にしっかりと説明を行う．たとえ事業者側に落ち度がなかったとしても，トラブルになることはあり得る．状況を十分に説明するとともに，日ごろから家族と十分なコミュニケーションをとっておくことが重要である．

6 家族や利用者本人にリスクを共有してもらう取り組み

本人や家族にわかりやすく説明できるようなパンフレットを渡したり，啓発用のポスターを目立つ場所に貼ったりして，日ごろから意識してリスクを共有しておくとよい．特に，あまり面会に来ない家族などには，本人の身体状況が変わったことや症状が進行している状況を報告するなどの工夫が必要である．家族が遠方に居住している場合もあるため，ビデオ通話やメールで意思の疎通を図るなどの工夫が必要となる．

7 身体拘束

厚生労働省は介護保険導入の初期から，身体拘束ゼロに向けて**身体拘束**を禁じてきた．2018（平成30）年の介護報酬改定で身体拘束未廃止実施減算が導入され，廃止への取り組みが強化されている．

身体拘束は療養者の尊厳を侵害する行為である．原則禁止であり，例外として「緊急やむを得ない場合」のみ許されている．どうしても身体拘束を行う場

身体拘束未廃止実施減算

介護事業所における身体的拘束等の適正化を図るために創設された．2018年の介護報酬改定から，以下の基準を満たしていない場合に減算となる．
●身体的拘束等を行う場合には，その態様及び時間，その際の入所者の心身の状況並びに緊急やむを得ない理由を記録すること．
●身体的拘束等の適正化のための対策を検討する委員会を3月に1回以上開催するとともに，その結果について，介護職員その他従業者に周知徹底を図ること．
●身体的拘束等の適正化のための指針を整備すること．
●介護職員その他の従業者に対し，身体的拘束等の適正化のための研修を定期的に実施すること．

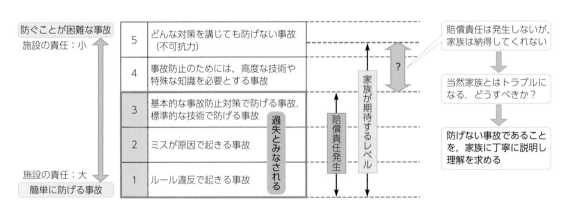

山田滋．"＜解説＞防ぐべき事故の明確化と実情に応じた対策が重要"．コミュニティケア．2020，22（3），p.18．より一部改変．

図6.4-1　事故の正しい評価基準

表6.4-2　身体拘束を行う場合の三つの要件

①切迫性	本人または他の利用者の生命・身体が危険にさらされる可能性が著しく高いこと
②非代替性	身体拘束，その他の行動制限を行う以外に代替する介護がないこと
③一時性	身体拘束，その他の行動制限が一時的なものであること

表6.4-3　身体拘束を行わないためのしくみ

①トップが決意し，施設が一丸となって取り組む
②みんなで議論し，共通の認識をもつ
③身体拘束を必要としない状態の実現を目指す
④事故の起きない環境を整備し，柔軟な応援態勢を確保する
⑤常に代替的な方法を考え，やむを得ず身体拘束する場合は極めて限定的にする

合は，表6.4-2の三つの要件を満たさなければならない．この要件は児童福祉法や障害者総合支援法でも同様の位置付けとなっている．要件を満たさない身体拘束は，高齢者虐待に該当することを，すべてのスタッフが理解する必要がある．身体拘束を行わないためには，表6.4-3のようなしくみをつくる必要がある．

8　虐待防止

　虐待・不適切なケアの背景は，組織から個人のストレス，倫理観から専門性（ケアの質）まで幅広い．これらの背景・要因に着目することは，虐待と不適切なケアを防止するだけでなく，事業所のサービスの質全体の向上につながる．具体的には，①組織は適切に運営されているか，②組織の風土が良く，個人の負担やストレスが過多になっていないか，③チームは適切に機能しているか，④倫理観をもち法令遵守ができているか，⑤ケアの質は保たれているかに注目し，組織運営を行う．

　虐待に対しては，①暴力行為は，虐待である前に犯罪であり，暴力や明らかな虐待行為は，すぐに管理者・リーダーに報告する，②不適切な言動を放置しない．虐待した人を批判するのではなく，「ケアに困っているのではないか」という視点で声をかけたり，管理者・リーダーに相談したりする，③多職種によるチームとして考え，統一的なケアを行う，④認知症や知的障害のある療養者へのケアに困った場合は，認知症や知的障害の基本をしっかり理解した上でアプローチをする，⑤介護はストレスの生じる仕事であり，スタッフそれぞれが，自分のストレスをきちんとコントロールできる方法を学ぶ必要がある．ストレスチェックを活用する．

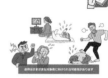

● さまざまな虐待とその通報
〈アニメーション〉

**認知症や知的障害を
もつ人へのケアの基
本の例**

例えば，認知症の療養者では視線をしっかりとらえ，療養者の注意を向ける．そうでないと，こちらの話していることが耳に入らず，何度促しても伝わらないことがある．知的障害をもつ療養者で，大きな音でパニックを起こす場合は，静かに見守り導くような態度で接することで，目的の行動がスムーズに行える．しかし，大声で怒鳴ったりするとパニックになり，何もできなくなったり逃走したりすることがある．

➡ 認知症をもつ人へのケアの詳細は，ナーシング・グラフィカ『高齢者看護の実践』2章1節参照．

6

在宅看護における医療事故と安全対策

■ 引用・参考文献

1) 日本看護協会. 看護統計資料室. https://www.nurse.or.jp/home/statistics/index.html, （参照2023-11-06）.

2) 全国訪問看護事業協会. 令和5年度訪問看護ステーション数調査結果. https://www.zenhokan.or.jp/new/topic/basic/, （参照2023-11-06）.

3) 伊藤雅治. 訪問看護の活性化に向けて. https://www.zenhokan.or.jp/wp-content/uploads/shiryou1.pdf, （参照2023-11-06）.

4) 宮崎和加子. 在宅ケア リスクマネジメントマニュアル. 日本看護協会出版会, 2002.

5) 二階堂一枝ほか. 訪問看護におけるインシデント・アクシデントおよび予防・対応策の実態：介護保険法施行後3年を経たN市訪問看護ステーションの調査から. 新潟青陵大学紀要. 2004, 第4号, p.237-261. http://www.n-seiryo.ac.jp/library/kiyo/dkiyo/04pdf/D0417.pdf, （参照2023-11-06）.

6) 櫻井尚子. "在宅看護の基盤". 地域療養を支えるケア. 第6版. 臺有桂ほか編. メディカ出版, 2019, p.24-30, （ナーシング・グラフィカ, 38）.

7) 宮崎和加子. "在宅ケアにおけるリスクマネジメント". 医療安全推進者ネットワークホームページ. http://www.medsafe.net/specialist/17miyazaki.html, （参照2023-11-06）.

8) 川崎市. 高齢者福祉のしおり. 2019.

9) コミュニティケア. 2020, Vol.22, No.3, 看護協会出版会.

10) コミュニティケア. 2016, Vol.18, No.14, 看護協会出版会.

11) 江川文誠. 高齢・障害者福祉施設の感染対策：福祉版スタンダードプリコーション（標準予防策）. 神吉耕三監修. 第1版, 日本知的障害者福祉協会, 2001, 169p.

12) 株式会社安全な介護. 株式会社安全な介護公式ホームページ. http://www.anzen-kaigo.com/, （参照2023-11-06）.

13) 厚生労働省. 身体拘束ゼロへの手引き：高齢者ケアに関わるすべての人に. http://www.ipss.go.jp/publication/j/shiryou/no.13/data/shiryou/syakaifukushi/854.pdf, （参照2023-11-06）.

14) 臨床倫理ガイドライン検討委員会. 身体拘束予防ガイドライン. 日本看護倫理学会. https://www.jnea.net/wp-content/uploads/2022/09/guideline_shintai_2015.pdf, （参照2023-11-06）.

15) 神奈川県. 高齢者虐待防止マニュアル. https://www.pref.kanagawa.jp/docs/u6s/cnt/f3673/p1082036.html, （参照2023-11-06）.

重要用語

在宅看護	介護職員等によるたんの吸引等の実施	高齢者施設
訪問看護	在宅看護における医療事故	介護施設
地域包括ケアシステム	介護事故	身体拘束
定期巡回・随時対応サービス	障害者総合支援法	虐待
看護小規模多機能型居宅介護	リスク管理	
訪問リハビリテーション	多職種協働	

7 医療従事者の安全を脅かすリスクと対策

学習目標

◉ 感染の危険を伴う病原体への曝露とその予防策について説明できる.

◉ 医療機器の使用に関わる危険とその予防策について説明できる.

◉ 医薬品・医療品への曝露とその予防策について説明できる.

◉ 労働形態, 作業に伴う業務への影響とその予防策について説明できる.

◉ 患者, 同僚および第三者による暴力, ハラスメントとその対策について説明できる.

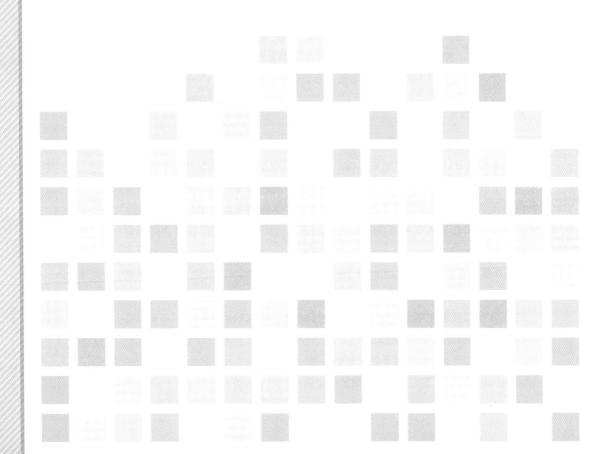

1 看護職の業務上の危険とは

　1998年，「保健医療従事者のための職業上の健康障害に関する国際会議」が国際看護師協会（ICN）とアメリカ看護師協会（ANA）の共催で初めて開催された．日本でも医療職の業務上のリスクが「そこに存在するリスク」として改めて認識され，日本看護協会の調査によって，看護職や施設の多くが，業務上の危険を知りながら徹底した対策を講じていない現状が報告された．

　日本看護協会は，看護職が生涯を通じて安心して働き続けられる環境づくりを推進するために，2018（平成30）年に「看護職の健康と安全に配慮した労働安全衛生ガイドライン：ヘルシーワークプレイス（健康で安全な職場）を目指して」を公表した．ガイドラインでは，看護職の業務上の危険を七つの要因（生物学的要因，物理的要因，化学的要因，人間工学的要因，交通移動要因，勤務・労働時間要因，心理・社会的要因）に分類し，安全な職場づくりのための予防と対策を紹介している．

　本章では，医療従事者にとっての業務上のリスクについて取り上げ，予防策をまとめる．

2 感染の危険を伴う病原体への曝露

　医療施設や在宅療養の場は，患者（感染症患者や易感染患者を含む），家族，医療従事者，医療系学生，福祉サービス担当者など，さまざまな健康状態や年齢層の人が往来・滞在する．そのため，感染の三要素（**感染源，感染経路，感受性宿主**）がそろい，医療に関連した感染（**医療関連感染**）が発生する危険性がある．医療従事者は，感染源や感染経路とならないよう，また自身が感染しないよう，適切な予防策を実施する必要がある．

1 職業感染

　医療関連感染のうち，医療従事者が職業活動中に病原体に曝露し感染するものを**職業感染**という．職業感染には，①結核菌やインフルエンザウイルスなどによる呼吸器感染症，②肝炎ウイルスやヒト免疫不全ウイルスなどによる血液媒介感染症，③ノロウイルスやロタウイルスなどによる消化器感染症，④ヒゼンダニによる皮膚感染症などがある．近年では，重症呼吸器症候群（severe acute respiratory syndrome：SARS），エボラ出血熱，新型コロナウイルス感染症であるCOVID-19（coronavirus disease 2019）などの新興感染症による職業感染も世界的に問題となっている．

　1970年代に医療従事者のウイルス性肝炎が報告され始め，医療従事者の感染症罹患や病原体伝播も医療関連感染上の問題であると認識されるようになった．1983年にアメリカ疾病予防管理センター（Center for Disease Control and Prevention：CDC）から，職業感染防止のためのガイドライン「医療従

新型コロナウイルス感染症 COVID-19

コロナウイルス科ベータコロナウイルス属の新型コロナウイルスによる急性呼吸器症候群．新型コロナウイルスは，2020年1月に中華人民共和国からWHOに対して，人に伝染する能力を有することが報告された．主な感染経路は飛沫感染，エアロゾル感染，接触感染である．

CDC

アメリカ政府保健福祉省が管轄する連邦政府機関で，公衆衛生，労働安全，感染症対策，非感染症対策などに寄与する研究などの活動を行う．感染症対策部門では，隔離予防策，手指衛生，医療ケア関連肺炎防止，薬剤耐性微生物の院内伝播防止など，数多くのエビデンスに基づくガイドラインを発表している．

事者の感染対策のためのガイドライン（Guideline for Infection Control in Hospital Personnel）」が発表された．その後 2 回の改訂を経て，"Infection Control in Healthcare Personnel；Infrastructure and Routine Practices for Occupational Infection Prevention and Control Services"に改称された．

このガイドラインでは，職業感染防止のための方策として，医療従事者のワクチン接種，病原体曝露後の医療従事者に対する予防薬と就業制限などを示している．

2 職業感染の原因となる病原体と感染経路

さまざまな病原体によって職業感染が起こる．職業感染の原因となる病原体には，結核菌，インフルエンザウイルス，肝炎ウイルスなどがある（表7.2-1）．

これらの職業感染の原因となる病原体の主な感染経路は，空気感染，飛沫感染，接触感染である（図7.2-1）．医療に関する感染には，その他にも特有の経路（血液・体液曝露など）があることを認識する必要がある．

1 空気感染

空気感染は，病原体を含む直径 5 μm 以下の微小な飛沫（飛沫核）による感染である．空気感染する病原体には，**結核菌，麻疹ウイルス，水痘・帯 状**

表7.2-1　**職業感染で問題となる主な病原体と感染症，感染経路**

	病原体	感染症	感染経路
細 菌	黄色ブドウ球菌	皮膚感染症，消化器感染症，呼吸器感染症，トキシックショック症候群（TSS）	接触感染
	結核菌	結核	空気感染
	髄膜炎菌	髄膜炎，下気道感染症	飛沫感染
	百日咳菌	百日咳	飛沫感染
ウイルス	アデノウイルス	結膜炎，呼吸器感染症，消化器感染症，尿路性器感染症	接触感染，飛沫感染
	インフルエンザウイルス	インフルエンザ	飛沫感染，接触感染
	水痘・帯状疱疹ウイルス	水痘，帯状疱疹	空気感染，接触感染
	ノロウイルス	消化器感染症	接触感染
	パルボウイルス	伝染性紅斑	飛沫感染，血液・体液曝露
	ヒト免疫不全ウイルス（HIV）	後天性免疫不全症候群	血液・体液曝露
	風疹ウイルス	風疹	飛沫感染，接触感染
	麻疹ウイルス	麻疹	空気感染
	流行性耳下腺炎ウイルス	流行性耳下腺炎	飛沫感染
	ロタウイルス	消化器感染症	接触感染
	B型肝炎ウイルス（HBV）	肝炎	血液・体液曝露，接触感染
	C型肝炎ウイルス（HCV）	肝炎	血液・体液曝露
節足動物	ヒゼンダニ	疥癬	接触感染

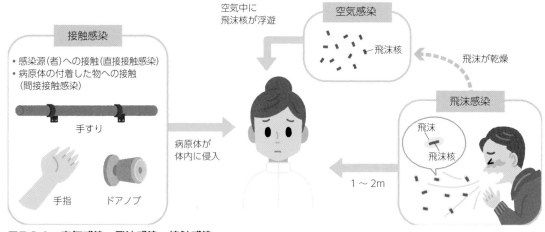

図7.2-1　空気感染，飛沫感染，接触感染

疱疹ウイルスなどがある．咳，くしゃみ，会話などによって，病原体が飛沫に含まれて空気中に排出される．飛沫から水分が蒸発して飛沫核になると，空気中で長時間および長距離を浮遊し，感受性のある宿主に吸入されて感染する．

2　飛沫感染

　飛沫感染は，病原体を含む直径5μm以上の大型の飛沫による感染である．飛沫感染する病原体には，**髄膜炎菌，百日咳菌，インフルエンザウイルス，風疹ウイルス，流行性耳下腺炎ウイルス**（ムンプスウイルス）などがある．これらの病原体は，咳，くしゃみ，会話などで発生した大型飛沫に含まれ，近くにいる感受性のある宿主の口，鼻，目などの粘膜表面に付着して感染する．大型飛沫は，排出後すぐ床に落下するため，感染患者から1m以上距離を隔てるか，カーテンなどの障壁を置くことで，感染の危険性を低減することができる．

3　接触感染

　接触感染は，感染者や医療従事者の体表，環境や物の表面などに存在する病原体に，直接もしくは間接的に接触することによって生じる感染である．**直接接触感染**は，媒介となる物やヒトを介さずに，感染源となるヒトから感受性宿主へ病原体が伝播する．**間接接触感染**は媒介となる物やヒトを介して，感染源となるヒトから感受性宿主へ病原体が伝播する．接触感染する病原体には，**黄色ブドウ球菌，アデノウイルス，ノロウイルス，ロタウイルス，ヒゼンダニ**などがある．

4　血液・体液曝露による感染

　医療施設では採血，注射，手術などの観血的処置や，創部処置や排泄介助などの体液・排泄物に接するケアがある．血液・体液など湿性生体物質への曝露・接触によって感染が生じる．血液・体液曝露には，注射針による穿刺創や鋭利な器材による切り傷から感染する**針刺し切創**と，皮膚の微細な傷や口・鼻・目などの粘膜から感染する**皮膚粘膜汚染**がある．血液・体液曝露で感染す

る病原体には，**B型肝炎ウイルス（HBV）**，**C型肝炎ウイルス（HCV）**，**ヒト免疫不全ウイルス（HIV）** などがある．

- ● HBV（hepatitis B virus）

  B型肝炎の原因ウイルス．血液を介して伝播する．感染経路は性行為感染，血液感染，母子感染（出産時の産道感染，母乳，胎内感染）である．先進国では覚醒剤の回し打ちによる注射針を介した感染が問題となっている．医療従事者は針刺し・切創事故による感染で，B型肝炎の感染のリスクが最も高い．

- ● HCV（hepatitis C virus）

  C型肝炎の原因ウイルス．血液を介して伝播する．医療従事者の感染は針刺し・切創事故によるもので，感染すると慢性肝炎に移行しやすいといわれる．B型肝炎と異なり，性行為ではほとんど感染しない．

- ● HIV（human immunodeficiency virus）

  人の免疫細胞に感染してこれを破壊し，最終的に後天性免疫不全症候群（AIDS）を発症させるウイルス．主な感染経路は性行為感染，血液感染，母子感染である．先進国では覚醒剤などの回し打ちによる注射針を介した感染が問題となっている．医療従事者は針刺し・切創事故などで血液を介して感染する．

---

3 職業感染に対する予防策

職業感染を防止するためには，医療従事者一人ひとりが普段から標準予防策や感染経路別予防策を確実に実施することが重要である．さらに，ワクチンで予防可能な疾患（vaccine-preventable diseases：VPD）については，ワクチンを接種して免疫を獲得することや，感染症による就業制限，病原体曝露後に取るべき処置（曝露後予防薬投与や職員健康管理部門への連絡など）を理解しておく必要がある．

1 標準予防策（スタンダードプリコーション）

1 標準予防策の基本的な概念

感染の成立を防止するためには，原因となる病原体の存在を把握し，感染経路に応じた対策を行う必要がある．しかし，未知の病原体による感染症や，検査をしても病原体を検出できない時期のある感染症，感染症検査の未実施などによって，すべての病原体や感染症患者を把握することはできない．そのため，あらゆる病原体を想定して医療関連感染を防止する，**標準予防策**（standard precautions，**スタンダードプリコーション**）がある．

標準予防策は，1996年にCDCが発表した「病院における隔離予防策のためのガイドライン（Guideline for Isolation Precautions in Hospitals）」（2007年改訂）の主要な柱の一つである．すべての湿性生体物質（汗を除くすべての血液，体液，分泌物，排泄物，創のある皮膚，粘膜）を感染性があるも

plus *α*

院内感染から医療関連感染へ

医療現場の拡大に伴い，感染が成立した場所の特定が困難になった．このような背景により，院内感染という用語は，医療関連感染（healthcare associated infection：HAI）という呼称に変わりつつある．

plus *α*

病院における隔離予防策のためのガイドライン

医療機関では感染対策として全職員に基本的な感染予防のガイドラインを示すことが求められている．日本ではCDCの「病院における隔離予防策のためのガイドライン」を参考に，手指衛生，個人防護具（PPE）の使用，環境の清浄化，患者配置などを示している．

のとし，標準予防策によってこれらの付着，病原体の伝播，感染を防ぐ．標準予防策は感染源の認識の有無にかかわらず，病原体伝播の危険性を減らすために構築されており，すべての患者，医療従事者，面会者などに適用される．

コンテンツが視聴できます(p.2参照)

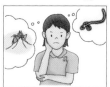

●感染症～冷静な対応のために〈動画〉

2 標準予防策の具体的な方法

標準予防策には以下の方法が含まれる．

│1│手指衛生

医療従事者が手指衛生を行うことによって，医療関連感染の発生を低減できることが明らかになっている．手指衛生とは，石けんと流水による手洗い（図7.3-1）や，擦式アルコール製剤などによる手指消毒（図7.3-2）をいう．

世界保健機関（WHO）は，「医療における手指衛生のWHOガイドライン（WHO guidelines on hand hygiene in health care）」の中で，患者ケアの

●手洗い〈動画〉

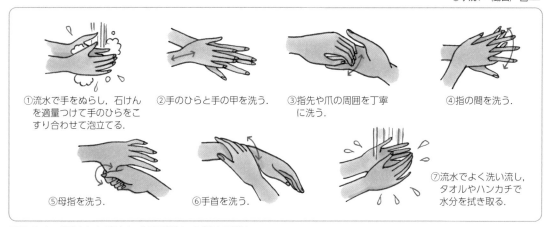

①流水で手をぬらし，石けんを適量つけて手のひらをこすり合わせて泡立てる．

②手のひらと手の甲を洗う．

③指先や爪の周囲を丁寧に洗う．

④指の間を洗う．

⑤母指を洗う．

⑥手首を洗う．

⑦流水でよく洗い流し，タオルやハンカチで水分を拭き取る．

図7.3-1　石けんと流水による手洗いの基本手順

●アルコール製剤による手指消毒〈動画〉

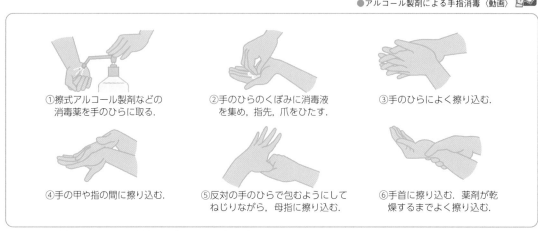

①擦式アルコール製剤などの消毒薬を手のひらに取る．

②手のひらのくぼみに消毒液を集め，指先，爪をひたす．

③手のひらによく擦り込む．

④手の甲や指の間に擦り込む．

⑤反対の手のひらで包むようにしてねじりながら，母指に擦り込む．

⑥手首に擦り込む．薬剤が乾燥するまでよく擦り込む．

図7.3-2　擦式アルコール製剤などによる手指消毒

五つの場面で手指衛生をすべきとしている.

①患者に触れる前

②清潔操作や無菌操作の前

③血液, 体液, 粘膜などに接触した後

④患者に触れた後

⑤患者周辺の環境, 機器に触れた後

（手袋をする前, 手袋を脱いだ後にも手指衛生を行う）

|2| 個人防護具（PPE）の使用

　湿性生体物質の付着を防ぐために, 手袋, ガウン, マスク, ゴーグル, フェースシールドなどの**個人防護具**（personal protective equipment：**PPE***）を必要に応じて選択し, 装着する.

∴ **手袋**　湿性生体物質, 汚染された器具などに触れるとき.

∴ **ガウン**　湿性生体物質などによる汚染が疑われる皮膚や衣類に触れるとき.

∴ **マスク**　湿性生体物質が飛び散り, 口腔や鼻を汚染すると予測されるとき.

∴ **ゴーグル**　湿性生体物質が飛び散り, 目を汚染すると予測されるとき.

∴ **フェースシールド**　湿性生体物質が飛び散り, 目や口腔, 鼻を汚染すると予測されるとき.

　着用後のPPEの表面には湿性生体物質が付着しており, 感染源になりうる. PPEを外す際には汚染面に触れないよう, かつ周囲に接触しないよう注意する. 外したPPEは感染性廃棄物として適切な廃棄容器に捨てる.

|3| 安全な注射手技

　注射手技は, 手指衛生を行い, PPEを装着して行う. 手袋は必ず装着し, 必要に応じてマスク, ゴーグル, ガウンを装着する. 手技の際は, ①リキャップをしないこと, ②針や注射筒を再使用しないこと, ③安全装置付きの器材は, 処置が終了したら直ちに安全装置を作動させること, ④使用した針は, 耐貫通性の廃棄容器に捨てることに注意する.

|4| 呼吸器衛生, 咳エチケット

　医療施設を訪れる人（患者, 患者家族, 面会者, 医療従事者など）に咳やくしゃみ, 鼻汁があるときは, 呼吸器感染症の伝播を考慮して以下を行う.

①咳やくしゃみ, 鼻汁のある人は, サージカルマスクを着用する.

②咳やくしゃみ, 鼻汁が出るときは, ティッシュペーパーで口と鼻を覆う.

③使用したティッシュペーパーはすぐにごみ箱へ捨てる.

④分泌物に触れた後は, 手指衛生を行う.

⑤呼吸器感染症患者は, 可能な限り, 待合室で他の患者から 1 m 以上離す.

⑥呼吸器感染症の症状のある医療従事者は, 患者（特にハイリスク患者）との直接的な接触を避ける. それが不可能であれば, マスクを着用して患者のケアを行う.

用語解説*

PPE

OSHA（アメリカ職業安全衛生局）によって「感染性物質に対する防御のために, 職員によって着用される, 特殊な衣服や器具」と定義されている.

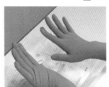

●滅菌手袋の着け方・外し方〈動画〉

2 感染経路別予防策

　感染経路別予防策は，標準予防策のみでは伝播の予防が困難な感染症の患者
または感染症が疑われる患者に対し，原因病原体の感染経路に応じて，標準予
防策に追加して実施する（**表7.3-1**）．インフルエンザなどでは，複数の感染
経路別予防策を用いる場合もある．

1 空気感染予防策

　感染症の患者は個室で管理する．病室の空調は独立換気および陰圧管理とす
る．医療従事者が病室に入室する前には，**N95マスク***を着用する．患者には
原則，N95マスクは着用させない．感染症の患者が病室外に出る際にはサー
ジカルマスクを着用してもらう．

　結核菌に曝露する可能性の高い施設・部署の医療従事者は，定期的にツベル
クリン反応検査やインターフェロンγ遊離試験（interferon-gamma release
assays：IGRA）などの結核感染確認検査を行う．

2 飛沫感染予防策

　感染症の患者は個室もしくは同一感染症患者との同室で管理する．病室の空
調は通常換気とする．多床室では，ベッドの間隔を1m以上とり，カーテン

独立換気

空気感染症患者の病室
は，独立した換気設備と
する．病室の空気は直接
屋外へ排気し，排気口は
他の建物の吸気口や病室
の窓から離す．

陰圧管理

空気感染症患者の病室
は，周囲へ空気が流れな
いように陰圧管理する．
病室は廊下に対して2.5
パスカル（Pa）低く維持
する．

用語解説*

N95マスク

直径0.3μm以上の微粒
子を95％以上カットで
き，マスク周囲からの空
気の漏れを10％以内に抑
える機能をもつマスク．
アメリカの国立労働安全
衛生研究所（NIOSH）で
N95の規格に合致し，認定
を受けたことを意味する．
マスクを着用したら，マ
スク全体を手で覆い，強
く息を吐き出して，空気
が漏れる隙間がないこと
を確認する．

表7.3-1　職業感染で問題となる微生物と標準予防策に追加する予防策

	病原体	標準予防策に追加する予防策
細　菌	黄色ブドウ球菌	接触
	結核菌	空気
	髄膜炎菌	飛沫
	百日咳菌	飛沫
ウイルス	アデノウイルス	接触，飛沫
	インフルエンザウイルス	飛沫，接触
	水痘・帯状疱疹ウイルス	空気，接触
	ノロウイルス	接触
	パルボウイルス	飛沫
	ヒト免疫不全ウイルス（HIV）	なし
	風疹ウイルス	飛沫，接触
	麻疹ウイルス	空気，飛沫
	流行性耳下腺炎ウイルス	飛沫
	ロタウイルス	接触
	B型肝炎ウイルス（HBV）	接触
	C型肝炎ウイルス（HCV）	なし
節足動物	ヒゼンダニ	接触

Centers for Disease Control and Prevention. 2007 Guideline for Isolation Precautions：Preventing
Transmission of Infectious Agents in Healthcare Settings. 2019-07. https://www.cdc.gov/infectioncontrol/
pdf/guidelines/isolation-guidelines-H.pdf.（参照2023-11-06）を参考に作成.

を引いて間仕切りをする.

　感染症患者の1m以内に接近する際には，サージカルマスクを着用してもらう．また，患者が病室の外に出る際にはサージカルマスクを着用する.

❸ 接触感染予防策

　感染症の患者は個室もしくは同一感染症患者との同室で管理する．多床室では，ベッド間隔を1m以上とる.

　医療従事者が病室に入室する際にはPPEを着用する．PPEは退室する前に室内で外す．感染症患者や汚染された物・環境に接触する際は，手袋，ガウンを着用する．汚物や湿性生体物質が飛散する危険性のある場合には，マスク，ゴーグル，フェースシールドなどで口・鼻・目の粘膜を保護する.

3 ワクチン接種

　医療従事者は，職業感染によって自身が感染者や感染源になる可能性がある．ワクチンの接種によって抗体を産生し免疫を有しておくことで，職業感染症の発症や他者への伝播を防止することができる.

　医療従事者に接種が求められるワクチンを表7.3-2に示す．これらのワクチンは，医療系学生や医療従事者以外の職員，ボランティアなど医療施設に出入りする関係者も接種しておくことが望ましい.

表7.3-2　医療従事者が積極的に接種を行うべきワクチン

ワクチン		特徴（対象者）
生ワクチン	麻疹ワクチン	増殖能をもつ弱毒化した病原体を用いたワクチンである．そのため，ワクチン株ウイルスが体内で増殖し，排出される（感染源となる）可能性がある
	風疹ワクチン	
	水痘ワクチン	
	流行性耳下腺炎ワクチン	
不活化／コンポーネントワクチン	B型肝炎ワクチン	3回接種（1シリーズ）を行う
	インフルエンザワクチン	毎年1回接種する
	髄膜炎菌ワクチン	5年ごとに1回接種する．髄膜炎菌感染のリスクが高い者が対象
トキソイド	破傷風トキソイド	外傷を被る危険性が高い医療関係者，災害医療に従事する可能性が高い医療関係者などが対象

日本環境感染学会．医療関係者のためのワクチンガイドライン第3版．2020-07-27．http://www.kankyokansen.org/modules/publication/index.php?content_id=17，（参照2023-11-06）を参考に作成.

4 感染症における疾病就業と就業制限

　疾病就業（presenteeism，プレゼンティーズム）とは，なんらかの疾患や症状を抱えながら出勤し，業務遂行能力や生産性が低下している状態をいう．医療従事者が感染症に罹患している，もしくは感染症状を有しているにもかかわらず就業している場合は，業務遂行能力や生産性が低下するだけではなく，患者や周囲の医療従事者に病原体を伝播させ，医療関連感染を引き起こす可能

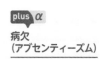

plus α
病欠
（アブセンティーズム）

心身の不調による遅刻，早退，欠勤，休職など，業務に就くことができない状態.

性がある．医療従事者が感染症に罹患している，あるいは罹患していることが疑われる場合には，当該感染症の潜伏期間と病原体の感染力，病原体の排出時期によって，設定された期間，就業制限を行う必要がある．

具体的な就業制限として，就業停止，患者との接触回避，特定患者のケア回避などが行われる（表7.3-3）．

5 廃棄物の適切な取り扱い

患者に使用した後の注射針や，廃棄物の中に含まれていた鋭利物からの職業感染が報告されている．廃棄物の取り扱い，廃棄，管理を適切に行う必要がある．

「医療関係機関等から生じ，人が感染し，若しくは感染するおそれのある病原体が含まれ，若しくは付着している廃棄物又はこれらのおそれのある廃棄物」を感染性廃棄物と呼ぶ[1]．医療関係機関等（介護老人保健施設，衛生検査所などを含む）から排出される廃棄物は，「廃棄物の処理及び清掃に関する法律」（廃棄物処理法）に基づき処理を行う．廃棄物処理法では，廃棄物の感染性を，廃棄物の形状，排出場所，感染症の種類で判断する．一方，前述したCDCの標準予防策の考え方を踏まえると，湿性生体物質とこれらが付着した物はすべて感染性廃棄物となる．

感染性廃棄物は，形状によって適切な廃棄容器が異なる．液状または泥状のもの（血液など）は廃棄物が漏出しない密閉容器に，鋭利なもの（注射針など）は耐貫通性の容器に廃棄する．固形状のもの（血液などが付着したガーゼなど）は，丈夫なプラスチック袋を二重にして使用するか，堅牢な容器を使用する．いずれの廃棄容器にも，廃棄物の種類を示すバイオハザードマークを表示する（図7.3-3）．赤色は液状または泥状のもの，橙色は固形状のもの，黄色は鋭利なものを示す．

表7.3-3　医療従事者の職業感染で問題となる主な感染症と就業制限・制限する期間

感染症		就業制限	制限する期間
黄色ブドウ球菌感染症	活動期 皮膚病変から排膿あり	患者・患者周囲環境との接触回避，食物の取り扱い回避	皮膚病変の消失まで
	保菌状態	制限なし（疫学的に病原体伝播に関連していない場合）	—
結核	活動性結核	就業停止	病原性がなくなるまで
	ツベルクリン反応陽性	制限なし	—
髄膜炎菌感染症	就業停止		有効な治療開始後24時間まで
百日咳	活動期	就業停止	カタル初期から発作後3週まで，または有効な治療開始後5日まで
	曝露後（無症状者）	制限なし，曝露後予防薬投与	有効な治療開始後5日まで．予防薬を投与しない場合は，曝露後21まで経過観察し，百日咳の症状が出現した時点で治療開始する
	曝露後（有症状者）	就業停止	有効な治療開始後5日まで

感染症	就業制限		制限する期間
結膜炎	患者・患者の周囲環境との接触回避		分泌物がなくなるまで
上気道感染症	インフルエンザ合併症のハイリスク患者ケアを担当する医療従事者は就業停止		解熱剤を用いない状態で解熱後24時間まで
水 痘	活動性	就業停止	水疱が痂皮化するまで
	曝露後（感受性者）	就業停止（曝露後3〜5日以内に水痘ワクチンを追加接種した場合は除く）	• 最初の曝露後8日から最後の曝露後21日まで（水痘・帯状疱疹免疫グロブリンを投与した場合は28日まで） • 水痘を発症した場合は，水疱が痂皮化するまで
帯状疱疹	限局性（免疫能が正常な場合）	発疹を被覆する．ハイリスク患者のケアを回避	すべての水疱が痂皮化するまで
	伝染性もしくは限局性（免疫不全者）	就業停止	すべての水疱が痂皮化するまで
	曝露後（感受性者）で伝染性もしくは限局性の被覆されていない帯状疱疹	就業停止（曝露後3〜5日以内に水痘ワクチンを追加接種した場合は除く）	• 最初の曝露後8日から最後の曝露後21日まで（水痘・帯状疱疹免疫グロブリンを投与した場合は28日まで） • 水痘を発症した場合は，水疱が痂皮化するまで
	曝露後（感受性者）で限局性の被覆されている帯状疱疹	• 1回以上の水痘ワクチン接種歴があれば制限なし • 接種歴がなければ患者との接触制限	• 最初の曝露後8日から最後の曝露後21日まで（水痘・帯状疱疹免疫グロブリンを投与した場合は28日まで） • 水痘を発症した場合は，水疱が痂皮化するまで
後天性免疫不全症候群（AIDS）	曝露可能性のある手技を行わない．標準予防策を常に実施する		－
風 疹	活動期	就業停止	発疹出現後7日まで
	曝露後（感受性者）	就業停止	最初の曝露後7日から最後の曝露後23日まで．または発疹出現後7日まで
麻 疹	活動期	就業停止	発疹出現後4日まで
	曝露後（感受性者）	就業停止	最初の曝露後5日から最後の曝露後21日まで，もしくは発疹出現後4日まで
流行性耳下腺炎	活動期	就業停止	耳下腺炎発症後5日まで
	曝露後（感受性者）	就業停止	最初の曝露後12日から最後の曝露後25日まで，もしくは耳下腺炎発症後5日まで
B型肝炎	曝露可能性のある手技を行わないHBs抗原陽性者	• 制限なし（疫学的に病原体伝播に関連していない場合） • 標準予防策を常に実施する	－
	曝露可能性のある手技を行うHBs抗原陽性者	曝露可能性のある手技を行わない	専門家の勧告による
C型肝炎	制限なし		－
疥 癬	患者との接触回避		医学的検査で虫体が確認されなくなるまで

Centers for Disease Control and Prevention. Guideline for infection control in healthcare personnel, 1998. Infection control and hospital epidemiology. 1998, 19（6），p.407-63. ／ The Advisory Committee on Immunization Practices；Centers for Disease Control and Prevention（CDC）. Immunization of Health-Care Personnel：Recommendations of the Advisory Committee on Immunization Practices（ACIP）. 2011, 60（RR-7），p.1-37. を参考に作成．

●感染性廃棄物の処理〈動画〉

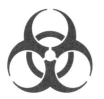

赤色：液状または泥状のもの（血液など）　橙色：固形状のもの（血液などが付着したガーゼなど）　黄色：鋭利なもの（注射針など）

図7.3-3　バイオハザードマーク

■ 引用・参考文献

1) 環境省. 廃棄物処理法に基づく感染性廃棄物処理マニュアル. 2022-06. https://www.env.go.jp/content/000044789.pdf, (参照2023-11-06).

2) Janzen, J. et al. Epidemiology of hepatitis B surface antigen (HBsAg) and antibody to HBsAg in hospital personnel. Journal of Infectious Diseases. 1978, 137 (3), p.261-5.

3) Jodson, S.D. et al. Nosocomial Transmission of Emerging Virus via Aerosol-Generating Medical Procedures. Viruses. 2019, 11, p.940.

4) Centers for Disease Control and Prevention. Updated U.S. Public Health Service Guidelines for the Management of Occupational Exposures to HBV, HCV, and HIV and Recommendations for Postexposure Prophylaxis. 2001, 50 (RR-11), p.1-42.

5) World Health Organization. WHO guidelines on hand hygiene in health care. 2009-01-15. https://www.who.int/publications/i/item/9789241597906/, (参照2023-11-06).

6) Webster, R.K. et al. A systematic review of infectious illness Presenteeism : prevalence, reasons and risk factors. BMC Public Health. 2019, 19.

7) 渡邊康子ほか. 病院清掃における針刺し・切創実態調査. 日本環境感染学会誌. 2012, 27 (6), p.431-435.

8) 大津佐知江ほか. 当院の針刺し切創の現状と対策. INFECTION CONTROL. 2013, 22 (8), p.510-517.

9) Centers for Disease Control and Prevention. Prevention Strategies for Seasonal Influenza in Healthcare Settings. 2018-10-30. https://www.cdc.gov/flu/professionals/infectioncontrol/healthcaresettings.htm, (参照2023-11-06).

10) 日本環境感染学会. 医療関係者のためのワクチンガイドライン第3版. http://www.kankyokansen.org/modules/publication/index.php?content_id=17, (参照2023-11-06).

11) The Advisory Committee on Immunization Practices. Immunization of Health-Care Workers : Recommendations of the Advisory Committee on Immunization Practices (ACIP) and the Hospital Infection Control Practices Advisory Committee (HICPAC). 1997, 46 (RR-18), p.1-42.

---

4 医療機器・機材の使用に関わるリスクと対策

1 電離放射線の被曝

1 放射線被曝の影響と医療者の被曝

　放射線被曝による人体への影響は，①細胞死あるいは細胞変性による死滅，②遺伝子の突然変異をもつ細胞として生き残るという二つの可能性がある．①の場合，細胞死の範囲が広ければ，臓器・組織の機能が失われ，なんらかの症状を引き起こすことになる．②の場合，遺伝性の疾患として子孫に現れる可能性と，突然変異を起こした細胞が増殖してがん細胞に変化する可能性がある．

　放射線診断や放射線治療，**インターベンショナルラジオロジー**（interventional radiology：**IVR**）*などは，今日では医療に欠かせない重要な診断・治

用語解説 *
IVR

患者の体内に挿入したカテーテルや穿刺針をX線透視下で確認しながら，処置を行う医療行為.

表7.4-1　放射線被曝の防護策

撮影室	● X線による撮影・透視中は必要がない限り，透視室に入らない. ● 撮影中に透視室に入る必要性が生じた場合は，鉛入り防護エプロンを装着する. 処置に合わせたエプロンのタイプを選択する. 　・エプロン型：前向きのみの作業で使用. 　・コート型：後ろからも防護が可能. ● 照射する際の処置に合わせた防護用具を装着する. 防護眼鏡，フェースガード，ネックガード，防護手袋，防護衝立などがある. ● 線源を扱う際は，防護手袋を着用し，専用の鉗子を使う. ● 線源を埋め込まれた患者は低エネルギーのγ線が出ているため，看護師が処置をする際は防護衝立を置き，迅速に処置を終える. ● 組織内照射を受けている患者の排泄物や衣類によって被曝することはないため，通常の処理をする.
病室内	● ポータブルX線装置による撮影の場合は，照射野から2mほど離れることで無視できる線量になるため，退室するほどではない. ● 撮影中，患者を支える必要があるときは，家族に依頼することが推奨される. 数回の被曝は問題にならない量だが，繰り返し被曝する場合は有意な線量となりうる.

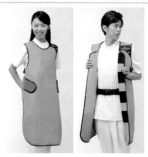

エプロン型　　コート型
（画像提供：株式会社保科製作所）

療となっている. 看護師は，患者の検査介助や診療の補助業務を行うときに，ある程度，被曝してしまう. 特に線源を直接刺入する組織内照射では，医師や看護師がある程度被曝することは避けられない.

　国際放射線防止委員会（ICRP）は，IVRによって水晶体の被曝線量が高くなり，術者に加えて看護師に白内障の発生がみられたことを明らかにし，IVRの放射線障害からの回避が国際的に重要な課題であると報告している. 放射線を利用した診療を行う場合の扱いについては，放射線障害の防止に関する法令で定められており，熟知しておく必要がある.

2 被曝線量の基準と対策

　診療に携わる医療従事者は，個人被曝線量計を用いたモニタリングが義務付けられている. 被曝線量の限度として，将来妊娠の可能性がある女性は，全身に受ける被曝量が3カ月につき5mSv*を超えないこととされている. それ以外の人については，被曝線量が5年間で100mSvを超えず，かつ1年間で50mSvを超えないようにしなければならない.

　放射線の被曝線量を減少させるための三原則は，①遮蔽（線源と自分の間にX線を遮る遮蔽物を置く），②距離（線源からできるだけ遠ざかる），③時間（被曝する時間をなるべく短くする）である. 防護用のプロテクターを装着することで，被曝線量は100分の1に減少する. その他，放射線被曝の防護策を表7.4-1に示す. 防護エプロンや手袋を装着した処置，衝立の使用などに際しては，患者の心理に十分配慮する.

2 殺菌用紫外線への被曝

1 殺菌用紫外線とは

　紫外線は波長が10〜400nm*の不可視光線の電磁波である. 赤外線が熱的

用語解説*

mSv

ミリシーベルト. 人が受ける被曝線量の単位.

用語解説*

nm

ナノメートル.
n（ナノ）=10⁻⁹

な作用を及ぼすことが多いのに対し，紫外線は殺菌・消毒やビタミンDの合成，皮膚抵抗力の亢進などの化学的な作用があることが知られている.

殺菌用紫外線[*]は，この紫外線の原理を利用して作られた，殺菌効果の高い約250nmの波長を出す紫外線である．細菌，ウイルスに対して高感受性であり，短時間で殺菌効果を示す．しかし，真菌や芽胞には長時間の照射が必要な上，照射した表面だけにしか効果を示さないため，照射されない部分には効果がないという欠点がある.

殺菌用紫外線は生物学研究室や医療施設で，感染者が使用した部屋や器具，医療用ガウンなどの殺菌に使用されてきたが，透過性が低く確実性が期待できないという理由から使用する医療施設は少なくなっている．近年では，他の殺菌技術の補助として使用されている.

2 殺菌用紫外線被曝の影響

紫外線は透過性が低いため，被曝した場合に影響があるのは皮膚表面から0.1〜0.2 mmである．主に目と皮膚に影響が現れる．皮膚に対しては，UVAと呼ばれる波長315〜400nmの紫外線が生体への影響が一番小さい．また，UVB（280〜315nm），UVC（200〜280nm）は目や皮膚など，生体への影響が大きい．これは，生物のDNAの吸収スペクトル[*]は250nm近辺に存在することから，UVB，UVCレベルの紫外線の被曝はDNAに影響を及ぼし，がんの発生など細胞の突然変異を引き起こす可能性があるためである.

目に対しては，紫外線の波長が280nm以下の場合は角膜で吸収されるため，殺菌用紫外線は角膜で吸収される．被曝によって紫外線眼炎や白内障などを引き起こす可能性がある．また，角膜が炎症を起こすと，結膜の充血や異物感，流涙などがみられる.

殺菌用紫外線に長時間さらされる環境で働く場合は，保護眼鏡が有効である．特に横から目に入る紫外線を防ぐため，ゴーグル状の完全に覆われた保護眼鏡が有効である.

3 ラテックスアレルギー

天然ゴム（natural rubber latex）に接触することによって起こるアレルギー反応を，**ラテックスアレルギー**という．天然ゴムを構成している，ラテックスというタンパク質によって起こる，即時型のアレルギー反応である．天然ゴムは，手袋，カテーテル，ドレーン，駆血帯，絆創膏など，多くの医療用具に使用されている．医師や看護師は職業上，天然ゴム製の手袋を使用する機会が多いため，IgE抗体陽性者が多い（5〜10％）．また，手袋に塗布されているパウダーがラテックス抗原を伴って飛散し，この微粒子を吸入することが，重要な曝露経路の一つであるとされている.

症状としては，かゆみや発赤，蕁麻疹などの軽い症状から発症することもあるが，アナフィラキシーショックや喘息発作に発展することもある.

用語解説[*]
紫外線殺菌装置
UV灯または紫外線灯．装置の中をゆっくりと通過させることで細菌やウイルスが死滅する.

用語解説[*]
吸収スペクトル
X線などを照射した際，物体によって異なる光の吸収率を吸光度で示したもの.

IgE
アレルギーを起こす抗原との接触を繰り返すことで体内に蓄積され，抗原が再び体内に侵入したときに，IgEが肥満細胞と反応し，ヒスタミンなどの分泌を促してアレルギーを引き起こす.

パウダー付きゴム手袋はラテックス抗原の付着したパウダーが空中を浮遊するため、できるだけパウダーフリーの手袋を使用することで、感作の危険性を少なくする。やむを得ずパウダー付き手袋を使用する場合は、使用をできるだけ短時間にして、使用後は手洗いを十分に行う。アトピー性皮膚炎や喘息などの既往があると、ラテックス感作の危険性が高まるため、注意する。

未滅菌手袋を使用する場合は、ビニール製（ポリ塩化ビニル製）やニトリル製（合成ゴム製）の手袋を使用する。ラテックスアレルギーについて、血液検査でIgE抗体を確かめておくとよい。

5 医薬品への曝露

1 抗がん薬の曝露

1 がんの治療と化学療法

がん治療は、手術療法、放射線療法、免疫療法、化学療法と複数の治療法を組み合わせた集学的治療が主流であり、その中で中心的役割を占めるのが抗がん薬による**化学療法**である。化学療法は、抗がん薬を輸液に調剤して使用する。医療従事者が抗がん薬を扱う場合、薬剤の運搬から調剤、投与、抜去、こぼれた薬剤の処理、治療を受けている患者の排泄物や使用済みリネンの取り扱いなど多岐にわたって関わることになり、全過程で曝露の可能性がある。ここでは、抗がん薬に曝露する場面とその防護対策についてまとめる。

2 抗がん薬とは

抗悪性腫瘍薬のうち、殺細胞作用を有する**抗がん薬**（cytotoxic drug）は、細胞のDNAを傷害したり、分裂を阻害することで細胞を殺す性質をもつ。この性質は、がん細胞だけでなく正常な細胞にも作用する。正常細胞はがん細胞に比べて細胞毒性作用を受けにくく修復能力が高いが、継続的な曝露によって影響を受ける可能性がある。

2014年のハザードドラッグ（HD）曝露対策に関する厚生労働省の通知をきっかけに、日本でも抗がん薬の曝露対策への関心が高まり、医療従事者の労働安全上の必須事項であると認識されるようになった。2019（令和元）年には「がん薬物療法における職業性曝露対策ガイドライン」が発行され、薬剤運搬から排泄物処理に至る全過程の防護、職員の教育・研修、在宅患者のケアについての包括的な内容が示された。

3 抗がん薬への曝露の影響

抗がん薬は曝露すると、細胞に対して変異原性、発がん性、催奇形性を引き起こす可能性がある。**変異原性**とは遺伝子に変異を引き起こすことである。**催奇形性**とは、妊娠中の女性を介して胎児の奇形が生じることであり、妊婦に薬物を投与することで、胎児に奇形を発生させる作用である。1979年にファル

抗がん薬取り扱いのガイドライン

アメリカでは、1985年以降、労働安全衛生局によって抗がん薬の取り扱いに関するガイドラインが策定され、遵守が法的に定められている。守られない場合はペナルティーが科せられる。一方日本では、これらの規制はなく、管理者に任されているのが現状である。

表7.5-1 抗がん薬曝露の機会

業務内容の例	抗がん薬曝露の状況
●汚染された廃棄物の運搬・廃棄	●薬剤に皮膚が接触して吸収される ●薬剤がこぼれてエアロゾル化して吸入してしまう（抗がん薬を取り扱うエリアでの飲食も同様） ●調剤時にスプラッシュして空中に浮遊した薬剤を吸入してしまう ●排泄ケア時に排泄物に含まれている薬剤に曝露する ●患者の汗や排泄物が付着したリネン類に接触した時に曝露する ●PPEに付着した薬剤に触れて曝露する
●調剤・投与の過程 ●びん針の刺入時	
●投与準備（バイアルの外側などに付着した薬剤に触れる） ●抗がん薬のアンプルカット時 ●抗がん薬の経口薬をパッケージから出す時	
●調剤時にこぼれた薬剤の処理時	
●排泄物や体液，リネン類の取り扱い時	
●抗がん薬を取り扱うエリアでの飲食時	
●処置後のPPEを取り外す時	

ク（Falck, K.）が初めて，がん化学療法を受ける患者や治療に当たった看護師の尿中に変異原性物質があることを証明した．日本の調査では抗がん薬の曝露による看護師のDNA損傷や，直接ケアに関わらない看護師の尿からシクロホスファミドが検出されたことが報告されている[1,2]．

抗がん薬は，病棟のテーブルやトイレからも検出されることから，抗がん薬を扱う施設では，広範囲に及ぶ医療環境の汚染と，それに伴う二次的な職業性曝露の危険性を十分理解しておく必要がある（表7.5-1）．近年では，外来や在宅で抗がん薬治療を受ける患者・家族の曝露予防も課題となっている．

また，さまざまな調査で生殖への影響や発がん性の可能性が指摘されているが，曝露の回避（休日）や適切な防護具と作業環境によって，それらは軽減される．

4 抗がん薬曝露の経路と対策

| 1 | 抗がん薬の調剤時

抗がん薬の調剤では，バイアル内の粉末を溶解する際，溶解液が注入されたことでバイアル内が陽圧になり薬液が飛散する，**スプラッシュ現象**を起こすことがある．また，シクロホスファミドのように常温で揮発（エアロゾル化）する薬剤によって，病棟全体が汚染される可能性がある．抗がん薬の混合，調剤，液体の注入は個人防護具（PPE）を装着した上で，**生物学的安全キャビネット**（biological safety cabinet：**BSC**）内で実施することが推奨される．この業務は薬剤師が行う．クリーンベンチとの区別に注意する．クリーンベンチは内部を陽圧にしてあるため，抗がん薬の調剤には使用してはならない．

閉鎖式薬物混合器具（closed system drug-transfer device：**CSTD**）は，外部の汚染物質の混入を防ぐとともに，液状あるいはエアロゾル化した抗がん薬が外に漏れ出すのを防ぐことができるため，防護効果は高い．CSTDはコストがかかるため，採用する施設が少なかったが，ガイドラインで初めて投与時におけるCSTDの使用が推奨された．アメリカの基準「USP800」では，法的

抗がん薬の容器

抗がん薬は，新品のバイアルでも素手で触れないことが推奨されている．製造過程で，抗がん薬がバイアル外部にも付着している可能性が高いためである．最も曝露の危険性が高い抗がん薬のガラス製アンプルがあるのは，先進国では日本だけである．

スプラッシュ現象

抗がん薬が液体の状態で飛び散ること．抗がん薬のバイアルを溶解液で満たした時，バイアル内は陽圧になっている．そのままシリンジで吸い取ろうとすると，注射針の周囲から液がしぶきとなって飛び散ることがある．これをスプラッシュ（splash）という．霧状になって目に見えないこともある．まずバイアル内の空気を抜いてから吸い取ることが重要である．抗がん薬が液体でこぼれたことをスピル（spill）という．

エアロゾル

液状の物質や液体に懸濁している物質が，微小滴となって空気中を浮遊する状態となったもの．液体を噴射したり，液体を振とう，撹拌したりしたときに生じる．患者の咳やくしゃみからウイルスや細菌がエアロゾルとなり飛散するほか，薬剤の取り扱い中（調剤の過程やこぼした時）などにも浮遊するため，注意が必要である．

強制力をもってCSTDの使用義務が明記されている.

|2| 抗がん薬の投与時

例えば点滴の固定や交換をする時など,抗がん薬を投与する際に,こぼれた薬剤に医療従事者が曝露することがある.PPEを装着して投与することが望ましい.ガイドラインでは,抗がん薬静脈内投与時のルートにCSTDを使用することを強く推奨している.

|3| 廃棄時または不要となった抗がん薬の廃棄時

調剤で使用した注射器,針,バイアル,アンプル,患者の使用した点滴ボトル,チューブを処理する時に曝露する可能性がある.調剤に使用した器具は専用の容器に廃棄する.使用しなかった薬液や残薬は専用の容器に集め,薬剤部で処理をすることが望ましい.

|4| 抗がん薬を投与している患者の体液・排泄物などの取り扱い時

看護師は,抗がん薬治療を受けている患者のケアを日常的に行っているため,体液や排泄物,汚染した衣類などに接触する危険性が高い.このような看護師の患者ケアによる曝露は,**長期潜在被曝**として取り扱う必要性がある.

ガイドラインでは医療従事者の抗がん薬への曝露対策の前提として,抗がん薬投与後最低限48時間,患者の便,尿,吐物,胸水,腹水,血液,乳汁,大量の発汗など,およびそれらに汚染したリネン類への接触は曝露の危険性があるものとし,取り扱いの際は一重の手袋,ガウンを使用する.ただし,手袋が破損することが予測される場合は二重手袋にする.飛散の可能性がある場合には,眼・顔面防護具を使用する.また,飛散,吸入の可能性がある場合には,呼吸器防護具としてN95マスクを使用する.ガウンは液体物質の浸透を防げる素材であればよいとしている[3].ガイドラインでは,抗がん薬投与後48時間以内に患者の排泄物処理や皮膚に接触するようなケアをする場合は,個人防護具の使用が強く推奨されている.

5 抗がん薬取り扱い時の防護

抗がん薬を取り扱う場合は,皮膚(目を含む),気道,口腔の三つの経路から抗がん薬の侵入を防ぐ必要がある.これを**バリアプロテクション**と呼ぶ.

作業環境として,一定の作業場所を決め,他の薬剤と区別する.曝露した時に洗浄できる設備があるとよい.安全キャビネットを設置する.

必要物品として,安全キャビネットに敷く作業用シートを準備する.これは調製時の薬液の飛沫やこぼれた液を捕捉するためのシートである.表面は吸水性が良く,裏面は薬液を通さない不透過性のシートを使用する.

|1| 抗がん薬を安全に取り扱うためのPPE

適切なPPEを選択する.抗がん薬を扱うに当たってのPPEには,手袋,ガウン,目・顔面防護具(フェースシールド,ゴーグル,サージカルマスク)がある(図7.5-1).

安全キャビネット

生物学的実験において必要不可欠な実験室の設備.作業者や環境の保護を目的として,庫内は陰圧であり,感染症,汚染物質,危険な物品の安全な取り扱いが可能である.抗がん薬調剤の際に使用が推奨されている.

クリーンベンチ

空気中のごみやほこり,微生物が混入(コンタミネーション)しないよう,無菌状態で作業を行うことのできる作業台.特殊なフィルターを通して外部から吸気し,浄化した空気を装置内部に吹き付ける.細胞や微生物を取り扱う生物学的研究などで用いられる.陽圧内で作業するため,抗がん薬の調剤には適さない.

手袋

　抗がん薬が皮膚に付着することを防ぐ．抗がん薬耐性試験済の手袋を推奨する．素材はラテックス製，ニトリル製を使用する．手袋に塗布されているパウダーは調剤区域を汚染する可能性があるため，パウダーフリーのものを選ぶ．

　手袋は2枚重ねで着用することが望ましい．内側の手袋はガウンの袖の内側に入れ，外側の手袋はガウンの袖を覆うようにする．着脱前後は，石けんと十分な流水で手を洗うことが推奨されている．これはスタンダードプリコーションに沿った考えである．

目・顔面防護具

　調剤の過程でエアロゾルやスプラッシュによる付着，吸入を防ぐ．顔に密着するほど防護性が高まる．汚染された手で無意識に目の周囲を触ることによる汚染からも防護する目的がある．

　素材は耐透過性が推奨されている．空気中のエアロゾルを吸入するリスクがある場合は，N95マスクが適切である．サージカルマスクは呼吸器防護具にはならない．

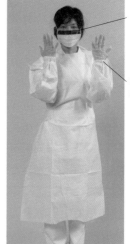

マスクに透明プラスチック製のゴーグルが付いている

袖口は締めて手袋で覆う

図7.5-1　**マスク，ガウン，手袋を装着した看護師**

ガウン

　抗がん薬の飛散や身体への付着，こぼれ（スピル）処理時に曝露を防ぐために着用する．薬剤を通さない耐透過性，耐浸透性，反発性があり，使い捨て，前が閉じている（背開き），長袖，袖口が締まるもので，ゴム手袋で覆えるタイプが推奨されている．綿は吸収性があるため不適切であり，ポリエチレンでコーティングされたポリプロピレンやラミネート加工されたものが推奨されている．

｜2｜抗がん薬調剤時の取り扱い

　抗がん薬の充塡器は，**バイアル**＊と**アンプル**の2種類がある．

　バイアル入りの薬剤の溶解では，溶解液の注入時と針をゴム栓から抜く時の薬液の飛散に注意が必要である．バイアル内を陽圧にしないよう，薬液を徐々に注入し，空気を抜く．溶解液注入後，針をゴム栓から抜くときは，バイアル内が陽圧になっていて液体が飛散することがあるため，内気を引きながら抜くことが推奨されている．

　アンプル入りの薬剤を用いる際，アンプルカット時はアルコール綿で頸部（アンプルの折り曲げる部分）を覆い，カットする．アンプルカット時は飛散やスピルのリスクが高まるため，PPEの装着は必須である．

用語解説＊
バイアル

ガラス容器の上部にゴム栓をし，アルミニウムなどのキャップで閉じた構造で，ゴムの部分に注射針を刺し，必要量を吸引したり複数の薬をバイアル内で混ぜ合わせるなどして用いる．

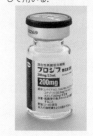

2 各種消毒薬，有機化合物への曝露

1 アルデヒド類−有機化合物

　アルデヒド類の消毒薬として，**グルタラール**＊（グルタルアルデヒド）が代表的である．グルタラールは，内視鏡や医療器具の消毒に用いられる高水準消毒薬＊である．抗菌スペクトルが広く，材質を傷めにくいという利点がある．B型肝炎ウイルスなどに汚染された手術器具も消毒できる．

　グルタラールの人体への影響として，シックハウス症候群や喘息を発症した例が報告されている．2005年に厚生労働省労働基準局は，グルタラールの有害性について，目，皮膚，呼吸器に対する激しい刺激性を有し，目や皮膚の発赤，吸入による咳，息苦しさ，吐き気などを報告している．また，厚生労働省から，空気中の濃度が0.05ppmを超えない対策をとることとの通知が出されている．グルタラールの蒸気は空気より重く，下層に滞留するため，換気扇を下方に設置して換気を行うことが推奨される．

2 ハロゲン系薬剤

　ハロゲン系薬剤には，次亜塩素酸ナトリウム（ミルトン®，ピューラックス®など），ジクロロイソシアヌル酸ナトリウム（ミルトンCP®など）がある．

　広範囲に抗菌スペクトルを示し，低残留性であることから，食に関する器具類やリネン類の消毒に用いられる．ハロゲン系薬剤は酸性液と反応すると，極めて毒性の高い塩素ガスを生じ，吸入した場合，咽頭や気管支の痛み，咳，嘔吐を生じる．

3 アルコール類−有機化合物

　アルコール類には，消毒用エタノール，イソプロピルアルコール＊，速乾性手指消毒薬などがある．アルコール類の消毒薬やタンパク変性により，抗菌力を発現する．芽胞を除くすべての微生物に有効で，短時間で効力を示す．揮発性が高く引火しやすいため，広範囲への使用は避ける．手術中の電気メスなどの使用に際しては，薬液の乾燥を確認してから使用するなどの注意が必要である．医療従事者の手が荒れている場合は刺激性がある．

4 エチレンオキシド−有機化合物

　エチレンオキシド（EO）＊は，蒸気や高温にさらすことができない器材の消毒に用いられる低温滅菌の薬剤である．「労働安全衛生規則」で危険物に指定されており，管理について「特定化学物質の環境への排出量の把握等及び管理の改善の促進に関する法律」（化学物質排出把握管理促進法）で規制されている．**エチレンオキシドガス**（EOガス）は有毒ガスのため，取扱者はこの規定を遵守しなければならない．エチレンオキシドの有害性について，厚生労働省では，人に対する発がん性がある，目に入ると角膜炎を起こす，皮膚につくと水疱ができる，蒸気の吸入によって悪心・嘔吐を生じ，多量の場合は死に至ると報告している．

看護師はエチレンオキシドによる滅菌作業に直接携わることはないが，滅菌された器材に吸着したガスを吸わないように注意する必要がある．滅菌した器材は一定期間ブース内に保管し，ガスが発散した後に扱うよう留意する．

5 予防策

消毒薬を使用する際は換気を行う．皮膚との接触，吸入を避けるため，プラスチック手袋，ゴーグル（保護眼鏡），サージカルマスク，プラスチックガウン*を着用する．

用語解説*
プラスチックガウン
皮膚への薬液の浸透を防ぐために着用する撥水性，防水性のあるガウン．

6 労働形態，作業に伴うもの

1 シフトワークに伴う生体リズムの乱れ

1 夜間勤務による心身の不調

看護師の交代制勤務は三交代，二交代など，施設によってシフトの組み方が異なる．交代制勤務による夜間勤務は，生活のリズムを乱し，さまざまな身体症状が現れる．特に，夜勤による慢性的な疲労やストレスは看護師の離職につながると指摘されており，対策を検討する必要性が高まっている．日本看護協会は，看護師自身が心身の健康の保持増進を図るための指針として，2013（平成25）年に「看護職の夜勤・交代制勤務に関するガイドライン」を提示した．

ガイドラインでは，夜間勤務によって生活のリズムが乱れることで，睡眠の質の低下，負の情動ストレスの解消機能の低下，疲労回復効果の低下といった心身の不調が起こり，長期的には月経困難症や循環器への負担，ホルモンバランスの乱れなどが生じるとされる．適切な休息をとって解決しなければ，慢性的な疲労へと移行する可能性が高く，やがて判断力の低下や作業効率の低下につながり，業務の安全性にも影響を及ぼすことになる．医療事故防止のためにも，早期に生活リズムの乱れによる疲労やストレスを解消することが望ましい．

2 睡眠と生体リズム

尾崎は，「作業能率および主観的覚醒度が最も低下するのは午前4〜6時前後であり，仮眠を取らずに夜間勤務を続けると午前7〜9時ごろに最も注意力が低下する」と報告している[4]．また，折山らは，夜間勤務前に仮眠を取ると，午前2時までは作業効率に効果があり，夜間勤務中の仮眠では朝方にかけて生体リズムを維持でき，作業効率も午前6〜7時に効果があったことが明らかになったと報告している[5]．覚醒水準を保ち，作業効率を維持するためには，夜間勤務前，夜間勤務中の仮眠が効果的であることがわかる．

人は体内リズムをもち，睡眠と覚醒のリズムをとっている．さらに生体ホルモンによって，昼間と夜間を区別する**概日リズム（サーカディアンリズム）**をもっている．交代制勤務によってこれらのリズムがずれることを，**脱同調**という．生体リズムのずれを修正するためには，脱同調から同調へとスムーズに移

➡概日リズム（サーカディアンリズム）については，3章1節2項p.88参照.

行できる勤務体制を組むことが有効と考えられる.

3 生体リズムの乱れに対する予防策

眠気や睡眠の深さは,生体リズムと覚醒を続けた長さの両方の影響を受ける.長時間覚醒をすると,眠気は強くなり,その後の睡眠も深くなる.生体リズムの乱れに対する予防策を以下の①～④に挙げる.

①サーカディアンリズムを考慮した勤務体制をとる.村尾らは,二交代制勤務のほうが三交代制勤務よりも疲労回復が早く,蓄積疲労も低いと報告している[6].このことから,二交代制勤務が望ましいとされる.

②夜間12時間以上の勤務では仮眠をとる.仮眠によって眠気の低下や覚醒水準を維持できる.谷口は,体内時計との同調を考えると2～3時間の仮眠が理想的だが,不可能な場合は深いノンレム睡眠に入る前の20～30分程度がよいと報告している[7].

③夜間勤務終了後は早い時間に就寝するように努める.睡眠を促すためには,熱いシャワーなどで就寝前の体温を上昇させるとよい.体温が低下する時に入眠が促される.

④夜間勤務中の食事は,消化が良く,エネルギー補給と水分補給ができるものを中心に考える.

「看護職の夜勤・交代制勤務に関するガイドライン」では,夜勤・交代制勤務の勤務編成の考え方について,勤務と勤務の間隔や勤務の拘束時間など11の基準を掲げている(表7.6-1).

plus α
体温低下と入眠

入浴や足浴によって,体温が一時的に上昇する.その後,体温が低下するが,この機序が睡眠の生理的変化と深く関係して入眠しやすくなる.高齢女性を対象とした実験で有意な結果が報告されている[8].

表7.6-1 「勤務編成の基準」11項目

項　目	基　準
基準1　勤務間隔	勤務と勤務の間隔は11時間以上あける.
基準2　勤務の拘束時間	勤務の拘束時間は13時間以内とする.
基準3　夜勤回数	夜勤回数は,3交代制勤務は月8回以内を基本とし,それ以外の交代制勤務は労働時間などに応じた回数とする.
基準4　夜勤の連続回数	夜勤の連続回数は,2連続(2回)までとする.
基準5　連続勤務日数	連続勤務日数は5日以内とする.
基準6　休憩時間	休憩時間は,夜勤の途中で1時間以上,日勤時は労働時間の長さと労働負荷に応じた時間数を確保する.
基準7　夜勤時の仮眠	夜勤の途中で連続した仮眠時間を設定する.
基準8　夜勤後の休息(休日を含む)	夜勤後の休息について,2回連続夜勤後にはおおむね48時間以上を確保する.1回の夜勤後についてもおおむね24時間以上を確保することが望ましい.
基準9　週末の連続休日	少なくとも1カ月に1回は土曜・日曜ともに前後に夜勤のない休日をつくる.
基準10　交代の方向	交代の方向は正循環の交代周期とする.
基準11　早出の始業時刻	夜勤・交代制勤務者の早出の始業時刻は7時より前を避ける.

日本看護協会.看護職の夜勤・交代制勤務に関するガイドライン.メヂカルフレンド社,2013,https://www.nurse.or.jp/nursing/shuroanzen/yakinkotai/guideline/index.html,p.34,(参照2023-11-06).

2 腰　痛

1 看護と腰痛対策

　看護師の腰痛の発生原因は，患者の移送や体位変換など重量による負荷，さまざまなケアや処置を行う際の姿勢の固定，前屈等の不自然な姿勢で繰り返し行う作業によって，腰部への負荷が持続的にまたは反復して加わることである．職業性疾病としての腰痛予防対策が，労働者の健康確保にとって大きな課題であることから，厚生労働省は2013（平成25）年に「職場における腰痛予防対策指針」を改訂・策定した．この指針に示された福祉・医療分野等における介護・看護作業を参考に，予防策をまとめる．

2 腰痛に関与する要因

　腰痛の要因は，①動作によるもの（重い物を持ち上げる，腰部への過度の負担），②環境によるもの（腰部への振動，冷え，転倒など），③個人的な要因（年齢，性別，体格や既往疾患など）があり，これらが複合的に重なり合って発症するとされている．ベッドサイドケアや立ち仕事の多い看護職は，腰部や殿部に負担がかかり，腰痛になりやすい職種といえる．例えば，安全のために患者の足底が床に着く高さに設定されたベッドは，看護師に中腰での作業を強いることになり，適切な作業姿勢ではない．処置ごとにベッドの高さを調節して作業をしないと，継続的に腰に負担をかけることになる．

　また，自力で移動が困難な患者の移動介助も，腰痛の主な原因となる．腰を曲げた姿勢や中腰で長時間作業を続けると，筋組織に負担を与え，疲労と虚血を生じる．背筋に虚血が起こると，筋肉の収縮性が減弱して腰痛が生じ，回復に時間がかかる．

3 リスクの回避

　事前に看護に関わる作業を想定して，腰痛の発生に関与する要因のリスクを見積もる．その上で，腰痛を起こさないための正しい作業域の確保，正しい作業姿勢，ボディメカニクス*の活用が必要である（図7.6-1，図7.6-2）．以下に腰痛を起こしやすい作業内容と予防策を示す．

a 作業姿勢，動作

　ボディメカニクスを活用する．中腰，ひねり，前屈，後屈などの不自然な姿勢は腰部に負担がかかるため，なるべくとらない．やむを得ない場合は長時間無理な姿勢をとらないよう，小休止を入れながら作業を行う．

　長時間立位，座位姿勢をとらない．座位，立位，動作時には背筋を伸ばす．物を持ち上げる，引く，押すなどの動作は膝を軽く曲げ，下腹部に力を入れながら行う．視線も動作に合わせて動かす．物を持ち上げたり拾い上げたりするときは，腰を低くする．また，物を持つときには重心を近づける（物を身体に近づける）．

用語解説 *
ボディメカニクス
骨格や筋肉，内臓などの形態的な特性や筋力的な特性をとらえて，力学的相互関係に基づいた医療者・介護者に負担の少ない姿勢・動作を行う技術．

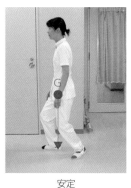
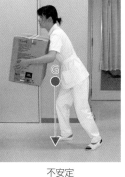

安定　　　　　　　　　　不安定

（　　　が支持基底面・Gは重心）

図7.6-1　重心と重心線・支持基底面の関係

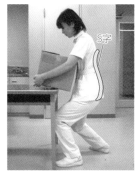
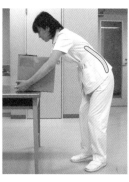

○　　　　　　　　　　×

図7.6-2　持ち方の違いによる脊柱への負荷

b 患者の移動や移乗の介助

　厚生労働省の指針では，18歳以上のすべての女性は断続作業の場合30kg以上，継続作業の場合は20kg以上の重量物を取り扱うことを禁止している．

　患者の介助や移送は，2人以上の看護師で行うと負担が軽減できる．移乗の際は，摩擦を少なくするために開発されたスライディングシートやトランスファーボードなどを利用する．また，移動用のリフトなどを病棟に常備するとよい．

c 教育と事後対策

　新人オリエンテーションなどで腰痛対策教育を徹底する．腰痛の対処には腰痛体操を実施する．また腰部を保護するための腰痛ベルトを着用する．

plus α
スライディングシート

体位変換を補助するためのシート．滑りやすい素材でできているため，患者の身体の下に敷くことで移動や体位変換がスムーズに行える．

plus α
トランスファーボード

車椅子からベッド，ベッドから車椅子の移乗に使用する福祉用具貸与の対象用具．ベッドと車椅子の隙間を埋め，移乗動作を補助するボード．

7 患者，同僚および第三者による暴力

1 物理的暴力，精神的暴力

1 暴力とは

　職場での暴力にはさまざまな形の暴力がある．殴る，蹴る，叩く，つねる，押す，つつくなど身体に被害を及ぼす行為などの**物理的暴力（身体的暴力）**や，個人の尊厳や価値を言葉によって傷つける行為，脅迫，威嚇（いかく），いじめなどのモラルハラスメント，セクシュアルハラスメントなどの**精神的暴力**が挙げられる．暴力はさまざまな施設，部署で発生している．看護師が医師から診療行為を強要されたり，薬剤師や放射線技師などの他職種の業務と思われる行為を強要されたりした場合も，ハラスメントといえる．

　日本では，患者や家族からの暴力を伴うクレームが増え，傷害事件にまで発展した例もある．坂口は，医療従事者が，患者を救いを求める人々と解釈してきた原則には間違いはないが，現代人を理解する視点が不足しているのではな

いかと問いかけている[9]．また，暴力のサブカルチャーを学習した者は，直面した問題を，暴力で解決しようとすると指摘している．

　職場での暴力は，患者や患者家族によるもの，同僚や他職種（医師など）によるものがある．暴力を受けた看護師は，しばしば，虐待や暴力を仕事の一部ととらえ，「我慢するしかない」と無抵抗に応じているという実態が報告されている[10]．暴力による影響の現れ方は，ショック，恐怖感，身体的な障害，身体的な不調（頭痛，吐き気，不眠），ストレスの増大，勤労意欲の減退など個人差があり，暴力の内容や程度によっても異なる．暴力から身を守るためのマニュアルづくりとともに，被害を受けた場合の対策も重要となる．坂口は，暴力を振るう犯罪者に焦点を合わせて異常な人格や劣悪な境遇を改善しようと試みるよりも，被害者の視点から対策を講じる必要性を指摘している[9]．犯行を思いとどまらせるために隙を見せないなど，より積極的な防止策への提言であり，暴力に対するパラダイムシフトといえる．

2 暴力への対応

　暴力への対応には次の四つが考えられる．①暴力が発生する背景を把握し，発生を未然に防ぐリスク管理，②暴力が発生した時の対応，③暴力を起こす患者の治療の継続はどのようにするか，④被害に遭ったスタッフへのケア，である．

a 身体への暴力行為

　危険性があると判断した場合は，患者との距離を十分保ち，逃げ道を確保して対応する．非常警報ベルなどの通信手段を整備しておき，身体への暴力があった際は，警備員（保安職員）へ連絡し，必要があれば消防，警察に通報する．

b 必要な対応および教育

　暴力が生じた際は，以下の対応をとるとともに，被害者・加害者双方へ教育を行う．

- 被害者の救済（身体的障害の治療）を行う．
- 被害者の精神的なケア（カウンセリングや聞き取りによる感情の受け止め）を行う．
- 聞き取りにより事実関係を聴取する．
- 施設のリスクマネジメントの一環として，職員に護身術を指導する．
- 暴力行為をした患者には，病院管理者（院長および看護部長など）から説明と警告を行う．

　警告に従えば治療の継続が可能だが，暴力が続く場合は強制的な退院も視野に入れた検討が必要になる．入院時に誓約書を交わす施設も増えている．

2 パワーハラスメント

　厚生労働省はパワーハラスメント（以下，パワハラ）を，①職場において行われる優越的な関係を背景とした言動，②業務上必要かつ相当な範囲を超

plus α

暴力に好意的なサブカルチャー

一般社会の伝統的・正統的な考え方は暴力に対し否定的である．しかし，暴力を肯定する考え方（態度）をもつ集団があると，そのサブカルチャー（考え方・態度）を学習した者は暴力で物事を解決しようとする傾向がみられる．

plus α

パラダイムシフト

パラダイム（paradigm）とは，特定の時代や分野における人びとの「ものの見方や考え方」のこと．パラダイムシフトとは，ものの見方や考え方がシフト（変化）することをいう．
例1）これまで大量生産・大量消費型社会が支配的な価値観であったが，近年は限りある資源の有効活用，地球温暖化防止策のための省エネルギーへと，価値観や考え方が変換してきた．
例2）15世紀にはプトレマイオスの天動説が人々に信じられていたが，コペルニクス，ガリレオによって地動説が証明され，パラダイムシフトが起こった．

えた言動，③就業環境を害すること（身体的もしくは精神的な苦痛を与えること）であり，①〜③の要素をすべて満たすものとしている．職場において，身体的・精神的苦痛を与える，または職場環境を悪化させる行為である．

パワハラに関する問題は年々増加しており，2017年には，いじめ・嫌がらせに関する相談が7万件を超えたと報告されている[11]．看護師のパワハラに関する被害状況の調査では「医師からの暴言や上司の嫌がらせ」「いきなり怒鳴られる」などの被害経験が多かった[12]．

2020（令和2）年に労働施策総合推進法が改正され，パワハラ対策の法制化が公布された．これにより，職場におけるパワハラ防止のために必要な措置を講じることが，事業主の義務とされた．

3 暴言，モラルハラスメント，セクシュアルハラスメント

潜在化している言葉によるいじめやモラルハラスメントなどは被害者に重大な影響を及ぼす．

モラルハラスメントは「不当な行為（身振り，言葉，態度，行動）を繰り返し，あるいは計画的に行うことによって，ある人の尊厳を傷つけ，心身に損傷を与え，その人の雇用を危険にさらすこと」と定義される．モラルハラスメントは一見して気付かないほど小さな攻撃であっても，被害者の心身を大きく傷つけ，その人の雇用にも影響を与え，組織風土にも悪影響を及ぼす．

セクシュアルハラスメント（以下，セクハラ）は，職場で労働者の意に反して行われた性的な言動，性的な嫌がらせである．男女雇用機会均等法で，**対価型**と**環境型**に大別されている．対価型とは要求に応じないと解雇や降格などの不利益な扱いを受けることで，環境型とは，就業環境が害されることをいう．同僚や他の職種，患者からのハラスメントによって精神的に傷つけられ，就業意欲を失うことにつながる．セクハラは，他のハラスメントと同様，被害者にしかわからないように巧妙に，日常的に行われていることが多い．ハラスメントに遭った被害者は一人で悩み，退職を余儀なくされることもある．

組織としてハラスメントを断固として許さないという方針を明確にし，周知することが必要である．ハラスメントを予防するための対策を表7.7-1に示す．

表7.7-1 ハラスメントの予防

- 施設内で職員教育を徹底し，理解を深める．
- 管理者がハラスメントに対する知識をもって常にスタッフを見守る．
- 小さな変化や訴えに耳を貸して，状況を正しくアセスメントする．
- 具体的な相談窓口，専任の担当者を設ける（「総務課に相談するように」という程度では不足）．
- リエゾンナースを活用する．
- ハラスメント問題には迅速に対応する．例えば，加害者への処分，被害者のメンタルヘルスへの対応など．
- ハラスメントに対する対応についてルール化し，マニュアルを作成しておく．

plus α

暴言

身体的なものではなく言葉上の暴力．具体的な内容としては「ばか」「低能」「デブ」や相手の人格や容姿を否定する言葉などが言葉の暴力になる．人前で長時間，長期間にわたって日常的に繰り返される要素が濃くなるほどハラスメント性が高まる[13]．

plus α

リエゾンナース

精神看護専門看護師．リエゾン（liaison）には，連携する，つなげるなどの意味がある．直接心のケアを提供するとともに，医療保健チームに対してコンサルテーションを行い，教育・指導や調整を行う．また，重要な機能として，強いストレス状態にあるなどメンタルヘルスに関する問題をもつ看護者のケアを行う．リエゾンナースは精神看護専門看護師のサブスペシャリティで，実務研修が通算5年以上（うち3年以上は専門看護分野の実務研修）であることと規定されている．

引用・参考文献

1) Yoshida, J. et al. Genotoxic risks to nurses from contamination of the work environment with antineoplastic drugs in japan. J Occupational Health. 2006, 48 (6), p.517-522.

2) 佐々木真紀子ほか. 化学療法中患者の看護にあたる看護師の抗がん剤による職業性曝露：尿中シクロホスファミドと α フルオロ β アラニンの測定分析. 産業衛生学雑誌. 2016, 58 (5), p.164-172.

3) 日本がん看護学会ほか編. がん薬物療法における職業性曝露対策ガイドライン2019年版. 第2版, 金原出版, 2019, 180p.

4) 尾崎章子. 総論 交代勤務と健康. Nursing Today. 2006, 20 (7), p.16-17.

5) 折山早苗ほか. 三交代制勤務従事看護師の深夜勤務前・中にとる仮眠の効果：勤務中の覚醒水準・作業効率の変化. 日本看護研究学会雑誌. 2006, 29 (4), p.49-56.

6) 村尾美紀子ほか. 日本における看護師の勤務形態と疲労に関する検討. 日本臨床看護マネジメント学会誌. 2019, 1, p.54-61.

7) 谷口充孝. 各論① 睡眠の基本知識と効果的な睡眠法. Nursing Today. 2006, 20 (7), p.18-20.

8) 深井喜代子ほか. 基礎看護学テキスト：EBN志向の看護実践. 南江堂, 2006, p.258.

9) 坂口桃子ほか. 病院で発生する暴力：今病院で何が起きているのか. 看護展望. 2005, 30 (13), p.17-22.

10) 白鳥さつきほか. 長野県の医療施設に勤務する看護師の労働安全衛生に関する知識と予防行動. 長野県看護大学紀要. 2012, 14, p.73-85.

11) 厚生労働省. 「職場のパワーハラスメント防止対策についての検討会」報告書. 2018-03-30. https://www.mhlw.go.jp/stf/houdou/0000201255.html,（参照2023-11-06）.

12) モラルを問う, 病院内暴力・妙薬探る. 読売新聞（東京）, 2007-08-20.

13) 杉原保史. 心理カウンセラーと考えるハラスメントの予防と相談：大学における相互尊重のコミュニティづくり. 北大路書房, 2017, p.22.

14) 草間朋子編. 看護実践に役立つ放射線の基礎知識：患者と自分をまもる15章. 医学書院, 2007, p.80-82.

15) 香川哲郎. ラテックスアレルギーって何？. Expert Nurse. 2006, 22 (4), p.138-139.

16) 小林暁峯. 職員安全システムの構築をめざして：英国NHSの取り組みを例に. 看護管理. 2004, 14 (12), p.1002-1007.

17) 日本アイソトープ協会. ICRP Publication85：IVRにおける放射線障害の回避. 2003, p.7-15.

18) 平松玉枝. その他の危険③ 殺菌用紫外線. 看護. 2005, 11月臨時増刊号, p.62-65.

19) 日本看護協会. "抗がん剤に対するばく露防止対策". 看護職の働き方改革の推進. https://www.nurse.or.jp/nursing/shuroanzen/safety/koganzai/index.html,（参照2023-11-06）.

20) Falck, K. et al. Mutagenicity in urine of nurses handling cytostatic drugs. Lanset. 1979, 9, p.1250-1251.

21) 白鳥さつきほか. 全国の病院に勤務する看護師の抗がん剤曝露予防に関する教育受講と抗がん剤の調剤に関する調査. 第34回日本がん看護学会学術集会会議録. 2019.

22) 小林寛伊編. 消毒と滅菌のガイドライン. へるす出版, 2002, p.81-94.

23) 近藤美紀ほか. その他の危険：④抗がん薬. 看護. 2005, 11月臨時増刊号, p.66-71.

24) ICHG研究会編. 滅菌・消毒・洗浄ハンドブック：国際標準の感染予防対策. 医歯薬出版, 2018, 128p.

25) 岡田康子ほか. パワーハラスメント. 日本経済新聞社, 2018, 206p.

26) 安井はるみ. 院内暴力とその対応の現状. 看護管理. 2006, 16 (12), p.1019-1022.

27) 病院と患者, わかりあおう. 読売新聞（東京）, 2007-10-13.

重要用語

CDC	感染経路別予防策	スプラッシュ現象
標準予防策（スタンダードプリコーション）	N95マスク	高水準消毒薬
	ワクチン接種	腰痛
職業感染	バイオハザードマーク	ボディメカニクス
空気感染	被曝	物理的暴力（身体的暴力）
飛沫感染	放射線	精神的暴力
接触感染	IVR	パワーハラスメント
エアロゾル感染	殺菌用紫外線	モラルハラスメント
血液・体液曝露による感染	ラテックスアレルギー	セクシュアルハラスメント
個人防護具（PPE）	IgE	
手指衛生	抗がん薬	

8 看護学生の実習と安全

学習目標

◑ 実習中の事故に関する法的責任について説明できる.

◑ 実習中の事故への備え（補償）について説明できる.

◑ 実習中の事故を予防するための方法を説明できる.

◑ 卒業までに習得すべき看護技術のうち，重大なリスクが予測される項
　目についての安全策を説明できる.

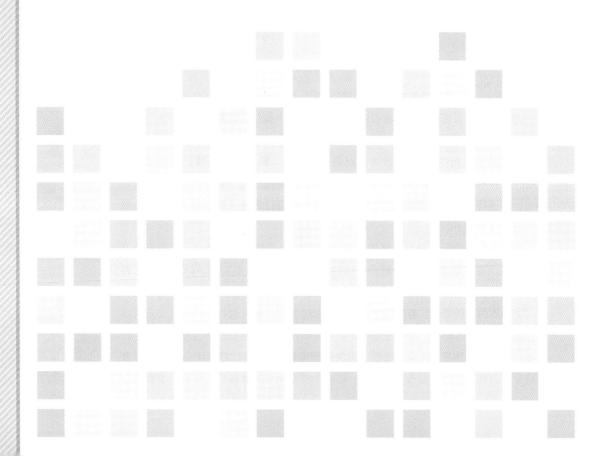

1 実習における事故の法的責任と補償

　看護学生にとって臨地実習は，看護職として患者の安全を保障する能力を習得するために欠かせないものだが，知識や技術が未熟なために事故を起こす危険性をはらんでいる.

　無資格者である看護学生が実習中に事故を起こし，対象者に傷害が生じた場合は，学生の責任が問われるのであろうか. 実習指導に当たった教員や実習指導者，学生を実習に送り出している養成機関，学生を受け入れている実習施設の責任はどうなるのだろうか. もし，学生が起こした事故への補償（賠償金の支払いなど）を請求された場合には，どのように対処したらよいのだろうか. 事故を起こさないよう安全に実習を行うために，学生はどのように実習に取り組み，実習指導に当たる教員や実習指導者はどのような役割を担うべきだろうか. 万一，実習中に事故が発生した場合には，実習生としてどのように対応したらよいのだろうか.

　この章では，実習と事故に関わるこれらのさまざまな疑問について解説する.

1 法的責任

コンテンツが視聴できます（p.2参照）

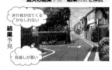

運転中の交通事故を例に過失の結果予見・結果回避を解説

●過失・予見と回避〈アニメーション〉

➡結果予見義務，結果回避義務については，1章1節4項4 p.21参照.

事例

　学生Ａは，脳内出血の後遺症のために右側の不全麻痺があり，3点杖で歩行を行っているＳさん（73歳男性）を受け持ち，入浴介助を行った. 浴室内での移動の際，ぬれた床面に足を滑らせたＳさんが転倒してしまい，外傷を負った. 学生Ａは，Ｓさんの左腕を支えていたが，身体の大きなＳさんを支えきれなかった.

　Ｓさんは不全麻痺があり歩行が不安定なため，足場の悪い浴室内での転倒が予測される. 看護師には患者の動静に注意を払う義務（**注意義務**）があり，患者の行動によって事故につながる危険性が考えられるのであれば，それを予見し（**結果予見義務**），悪い結果を回避する義務（**結果回避義務**）を負っている. これらの義務を怠った場合は，注意義務に違反した（過失があった）として，**不法行為責任**＊（民法第709条）か**債務不履行責任**（民法第415条）を問われる可能性がある.

　看護学生の臨地実習中の事故については，「無資格者といえど，看護事故の責任は，有資格者の事故の場合の法的責任と同様に考えてよい」[1]とされており，看護師と同様の責任が問われる可能性がある（表8.1-1）.

　この事故事例では，看護師であれば患者の動静に気を付けなければならない注意義務があるため，それを怠った学生には注意義務違反があったと判断される. また，刑法第211条の**業務上過失致死傷罪**＊の要件に該当すると，刑事責任を問われることもある. ただし，このようなケースは極めてまれ（事実上な

用語解説＊
不法行為責任

一定の結果の発生を認識すべきであったにもかかわらず，不注意によってこれを認識しなかった，あるいは，一定の結果の発生を防止すべきであったにもかかわらず，不注意によってこれを防止しなかったこと.

plus α
債務不履行責任

契約（約束）をしたにもかかわらず，これを守らなかった場合に問われる責任. 看護師には患者の危険を予測できる場合はそれを予測し，危険の発生を防止する注意義務がある. 看護の提供は，この義務を負う契約をした上でなされる. 看護師の注意義務違反によって事故が起こった場合は，債務不履行責任が問われる.

用語解説＊
業務上過失致死傷罪

業務上必要な注意を怠り人を死傷させた罪. 業務上過失致死罪と業務上過失傷害罪の総称.

表8.1-1　実習中の事故に関係する法律の条文

不法行為責任 （民法第709条）	故意又は過失によって他人の権利又は法律上保護される利益を侵害した者は，これによって生じた損害を賠償する責任を負う．
債務不履行責任 （民法第415条）	債務者がその債務の本旨に従った履行をしないとき又は債務の履行が不能であるときは，債権者は，これによって生じた損害の賠償を請求することができる．ただし，その債務の不履行が契約その他の債務の発生原因及び取引上の社会通念に照らして債務者の責めに帰することができない事由によるものであるときは，この限りでない．
業務上過失致死傷罪 （刑法第211条）	業務上必要な注意を怠り，よって人を死傷させた者は，五年以下の懲役若しくは禁錮又は百万円以下の罰金に処する．重大な過失により人を死傷させた者も，同様とする．
損害賠償責任 （国家賠償法第1条）	国又は公共団体の公権力の行使に当る公務員が，その職務を行うについて，故意又は過失によつて違法に他人に損害を加えたときは，国又は公共団体が，これを賠償する責に任ずる．
使用者責任 （民法第715条1項）	ある事業のために他人を使用する者は，被用者がその事業の執行について第三者に加えた損害を賠償する責任を負う．ただし，使用者が被用者の選任及びその事業の監督について相当の注意をしたとき，又は相当の注意をしても損害が生ずべきであったときは，この限りでない．

い）である[2].

　臨地実習では患者に対する看護の一端を担うため，養成機関は，患者に害を及ぼさないように十分な教育を行った上で学生を実習に送り出す責任をもつ．十分な知識や技術をもたない学生を実習に派遣した養成機関は，学生の事故に対して**損害賠償責任**＊（私立学校の場合は民法第709条，国公立学校の場合は国家賠償法第1条の規定による）を負うことになる．

　一方，実習施設には，**使用者責任**（民法第715条1項）が適用される．人を使用して利益を得ている者は，被用者（雇われている人）が事業を展開する上で他人に被害を与えた場合，損害を賠償する．学生は施設の被用者とはいえないが，施設の実習指導者の指導を受けて看護行為を行っており，施設の一員として行動していることから，実習施設は使用者責任を問われることになる．

　この事例で実習指導に当たっていた看護教員は，患者の状態と学生の能力を把握した上で，患者の入浴介助に伴う危険性を予測して，学生に適切な指導を行わなければならない義務を負っていた．これに違反した場合は，**指導監督義務違反**と見なされ，損害賠償責任を負わなくてはならない．学生指導に当たる施設の看護師も同様の責任が問われる．

2 実習中の事故への補償

　実習中の事故と一口に言っても，その種類や程度はさまざまである．患者の身体の傷害，患者の私物や施設の備品の破損，学生自身の傷害（針刺し，感染症など），情報漏えいなど多岐にわたる．患者の私物や施設の備品を破損した場合は，その弁償を検討するべきであるし，患者の使った針を誤って学生が刺した事故でも，検査・治療に多額の医療費が必要となる．

　看護学生は，このような不測の事態に備えておくことが大切である．そこ

用語解説 ＊
損害賠償責任
故意または過失により，他人の身体または財物に損害を与えた場合，民法の規定により，その損害について原則として金銭で賠償する責任のこと．

で，実習を開始する前に，臨地実習中に予測される種々の事故に対応した補償内容をもつ損害賠償保険に加入しておくことが望ましい．教育機関が取りまとめて加入手続きを行うことが多い．

　また，実習施設と教育機関との間では，実習に伴う医療過誤，財物損害，情報漏えいなどについての**委託契約書**を結ぶ必要がある．同時に，臨地実習で事故が起こった場合を想定して，連絡方法や対応策について話し合いをもっておく．その場合，各機関への伝達方法や対応，どのような場合に報告・対応が必要となるのかを明確にしておかなければならない．

■ 引用・参考文献
1）木下健治. 学生の看護事故の法的責任について. 看護教育. 1991, 32（11）, p.682-686.
2）稲葉一人. 医療・看護過誤と訴訟. 改訂2版. メディカ出版, 2006, p.132.
3）恩田清美. 臨地実習における医療安全. 看護管理. 2006, 16（18）, p.661-665.

2 実習中の事故予防および事故発生時の学生の対応

1 無資格者である看護学生が行う看護技術の考え方

　厚生労働省は，臨地実習において学生が行う基本的な看護技術の考え方を，「看護基礎教育における技術教育のあり方に関する検討会報告書」（2003年）において，次のように示している．

　「看護学生の臨地実習に係る保健師助産師看護師法の適用の考え方は，学生の臨地実習は，看護教育として正当な目的を有するものであり，看護師が行う看護行為と同程度の安全性が確保される範囲内であれば**違法性はない**」[1]

　つまり，看護学生は無資格者であるが，実習は看護師になるために欠かせないものであり，有資格者の看護師が行う場合と同じような安全性を確保できる範囲であれば，法には反しないという意味である．その上で，実習の安全性を確保するために，教育機関と学生は次のような努力をしなくてはならないとしている．

①患者への権利保障，安全性の確保を最優先にし，事前に患者・家族への十分な説明を行い，同意を得て実施する．
②事前に実践可能なレベルまで技術を習得させる．
③患者の状態，学生の学習状況に応じて実践水準を変更する．

　実施に当たっては，患者の身体侵襲の状態，学生の技術習得の程度，学生と患者・家族との人間関係を考慮しなければならない．

2 実習に行く前に

1 体調を整え準備する

　臨地実習はさまざまな部署で数日から数週間行われ，その都度，実習環境，受け持ち患者，指導者などが変わっていく．これらの変化に対応するために，学生には大きなストレスが加わる．人はストレスを強く感じているときや体調が悪いとき，事前学習が不足しているときなどはエラーを起こしやすくなるため，体調を整え，準備をして実習に臨む必要がある．

　実習施設や部署の特徴，受け持つ可能性の高い患者の疾患・治療・看護などについて予備知識を得たり，参考資料を手に入れたりしておく．特に，実習先でよく経験するケアや医療処置などについては，手順書（なぜそうするのかについての根拠の説明があるものが望ましい）を準備するとよい．また，これから始まる実習ではいつごろまでに何をするのかについて，スケジュールと実習における課題を頭に入れておくと，実習の概要が見渡せて不安が軽くなる．

2 危険予知力を高める

　実習中の事故を予防するための方法の一つとして，**KYT**（危険予知トレーニング）を紹介する．KYTは，工業界で発展してきたもので，工事現場などで働く人が，労働災害に遭遇してけがをすることがないように，自ら安全に仕事をしていくためのトレーニングとして行われてきた．作業現場のいろいろな状況下に潜む危険に自ら気付く能力を育てるねらいがある．

　看護職の場合は，自分自身が事故の当事者になるのを避けるだけでなく，ミスの先に患者の生命や健康がかかっていることを意識して，KYTを含んだ安全活動に取り組む必要がある．看護学生もKYTの手法を学ぶことによって，危険を予知してケアに当たるという態度を身に付けることができる．

｜1｜KYTの進め方

　少人数のチームで行う**KYT基礎4ラウンド法**を紹介する．イラストシートに描かれた場面に，どんな危険が潜んでいるかをメンバーが話し合って抽出し，**問題解決の4段階**を経て，職務に潜んでいるリスクを排除する方法を決定するものである．KYT基礎4ラウンド法の進め方の概略を図8.2-1に，KYTの様子を図8.2-2に示す．

❶準備

　初めて訓練を行う場合は，責任者はなぜこのような訓練を行うのかをわかりやすく説明する．1チームを5〜6人で構成すると，全員が話し合いに参加しやすい．まず，チーム内で役割分担をする．リーダーは討議の司会，進行，時間管理を行い，全員に発言を促す．書記が模造紙（黒板やホワイトボードでも可）に討議で出た意見を書き，レポート係がレポート用紙に転記する．

　具体的なイメージをもって話し合いを行うため，イラストシートを使用する．イラストシートは，組織内を巡回して見つけた危険箇所の写真や映像を用

plus α

問題解決の4段階

1ラウンド：現状把握
2ラウンド：本質追究
3ラウンド：対策樹立
4ラウンド：目標設定

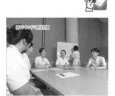

●KYTの実際〜事故予防のために〜〈動画〉

準 備	1チーム 5～6人	・役割分担：リーダー（司会），書記，必要に応じてレポート係，発表者，コメント係 ・必要物品の配布：イラストシート，模造紙（黒板やホワイトボードでも可），レポート用紙，黒・赤ペン
導 入		【全員起立】リーダー＝あいさつ，メンバーの健康確認

⬇

1ラウンド	現状把握 どんな危険が 潜んでいます か？	①リーダー＝シートの状況の読み上げ ②危険要因と引き起こされる現象（事故の型）（3項目以上） 「～なので，～して，～と～する」
2ラウンド	本質追究 これが危険の ポイントだ！	①危険要因の掘り下げ 　○印＝重要な危険要因 ②絞り込み（1～2項目） 　◎印＝危険のポイント ※◎印が付いた全項目について，1項目ごとに3ラウンド，4ラウンド，確認を繰り返す．
3ラウンド	対策樹立 あなたならど うする？	判断と看護行為に対する具体的で実行可能な対策（各3項目以上）
4ラウンド	目標設定 私たちはこう する	①絞り込み（各1項目） 　＊印＝重点実施項目 ②チーム行動目標設定（各1項目） ③指さし唱和 　リーダー「チーム行動目標，～のときは，～して，～しよう．ヨシ！」 　→ 全員「～のときは～して～しよう．ヨシ！」

⬇

確 認	①指さし唱和項目設定→指さし唱和（各1項目） 　リーダー「指さし唱和項目．ヨシ！」→ 全員「～ヨシ！」（3回） ②タッチ・アンド・コール 　リーダー「ゼロ災でいこう．ヨシ！」→ 全員「ゼロ災でいこう．ヨシ！」

図8.2-1　KYT基礎4ラウンド法の進め方

いてもよい．筆者は，学生が実習中に起こした転倒事故にヒントを得て，事故場面を再構成して学生の前で実演するという方法をとっている．

　リーダーは，4段階のうち何ラウンドまで行うか，各ラウンドに何分間かけるか，各ラウンドで何項目出すかなどをあらかじめ決めて，メンバーに知らせておく．

❷導入

　KYTは，テーブルや椅子のない現場でも取り組むことができる．気持ちを引き締め，話し合いに入る雰囲気づくりをする．リーダーは，メンバーの姿勢や表情などを観察して，気になる人がいれば名前を呼び，健康状態を確認する．

❸1ラウンド（現状把握）：どんな危険が潜んでいますか？

　メンバー全員の話し合いで，イラストシートの状況の中に潜む危険性を発見し，その要因とそれが引き起こす現象を想定して出し合い，共有し合う．リーダーは，イラストシートの中から発見してほしい危険要因を明確にしておく．

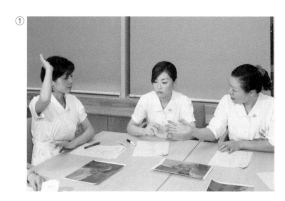

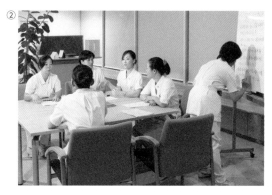

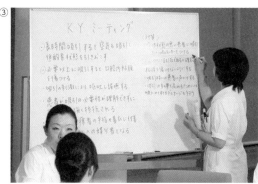

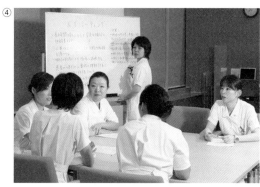

① シートの状況から考えられる危険要因と引き起こされる現象を自由に出し合う.
② 出された危険要因の中から特に重要だと思われるものを絞り込む.
③ 絞り込んだ危険要因への具体的で実行可能な対策を出し合う.
④ 対策の中から質の高いものをメンバーの合意でさらに絞り込む.

図8.2-2　KYTの様子

どんな危険が潜んでいるかをメンバーに問いかけ，制限時間の中であらかじめ決めた項目数を上回る危険要因を発見できるように促す．その際，他者の発言を否定しないことが重要である．

　メンバーは，イラストシートの状況を自分のことに置き換え，**危険要因と現象の組み合わせ**で発言する．現象は，事故の形で言い切るようにする（「段差につまずいて」「患者が転倒する」など）．書記は，発言を要約しないで横書きしていく．発言を中断させないように，手早く書くことがポイントである．

❹ **2ラウンド（本質追究）：これが危険のポイントだ！**

　1ラウンドで発見した危険要因のうち，発生頻度の高いものや，それが発生した場合の事故の重大さなどを考えて，重要だと思われる危険要因に○印を付ける．さらにメンバーで絞り込みを行い，危険要因の中から特に重要だと思われるものに◎印を付け，危険のポイントとする．危険要因の表現は「〜しないので」という否定的表現ではなく，「〜するので」などの肯定的な表現にする．このほうが，状況をはっきりとわかりやすく表すことができる．

❺ **3ラウンド（対策樹立）：あなたならどうする？**

　◎印を付けた危険のポイントを解決するにはどうしたらよいかを考え，具体

的で実行可能な対策を出し合う．対策は否定的・禁止的なものではなく，「〜する」という前向きな表現にする．これは，実行可能な対策を立てるためである．対策は行動面だけでなく，ハード面も含む．

❻ 4 ラウンド（目標設定）：私たちはこうする

対策の中から質の高いものを全員の合意で絞り込み，＊印を付けて**重点実施項目**とし，重要実施項目を実施するための**チーム行動目標**を設定する．チーム行動目標は，「〜の時は」と，場面を特定する．また，「〜しないようにしよう」といった否定的・禁止的な表現は使用せず，「〜を，〜して，〜しよう」などの前向きで具体的な行動内容とする．最後に，チーム行動目標をメンバーで指さし唱和で確認して，決意表明する．

❼ 確認：指さし

指さし唱和をする項目を各 1 項目設定する．看護行為実施中に，実際に**指をさし，呼称して**，確認すべきポイントをとらえて鋭く切り込める具体的な項目を設定する．例えば，「ベッド用サイドレール確認，ヨシ！」のように表現する．リーダーのリードで全員が 3 回指さし唱和し，現場での実践につなげる．

その後，リーダーのリードで**タッチ・アンド・コール**を行い，現場での実践の決意を誓い合う．タッチ・アンド・コールは，グループの一体感を高め，やる気を引き出すねらいがある．

| 2 | KYT実施に当たっての留意点

ただ単に「手法」のみを学んで，その「心」を理解しなければ，KYTは直ちにマンネリズムに陥る．なぜKYTを行うのか，KYTの理念を理解して取り組む必要がある．そのため，一人ひとりが安全を自らの問題としてとらえ，やる気をもって真剣に取り組める組織風土にすることが，KYTの前提として不可欠である．

グループでの話し合いは，**本音の話し合い方 4 原則**にのっとって行う．時間がないときには，第 2 ラウンドまで実施し，危険のポイントをリーダーが整理して，第 4 ラウンドをリーダーが指示する形をとってもよい．これを，SKYT（簡易ワンポイントKYT）と呼ぶ．

3 安全に実習を進めるために

1 実習環境や人になじむための努力をする

新しい実習が始まった際は，施設内を歩いて，どこに何があるかを把握しておくとよい．実習の指導者やスタッフには積極的に自己紹介をする．実習に関係する人たちの名前を早く覚え，名前で呼ぶようにする．職種や肩書きで呼ぶよりも個人の名前で呼んだほうが，良い関係を築くことができ，指導が受けやすくなる．実習グループのメンバーは困ったときに助け合ったり，刺激し合ったりすることのできる大切な仲間となるため，より良い関係性を築くよう努める．

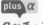

plus α

タッチ・アンド・コール

リーダーの左手の上に全員が手を重ね，その上にリーダーが右手を重ねる方法や，親指を立てた握り拳を中央に出し合って親指を隣の人が握って輪を作る方法などがある．

plus α

本音の話し合い方 4原則

①本音でわいわい話し合う（リラックス）
②本音でどんどん話し合う（生きた情報）
③本音でぐんぐん話し合う（短時間）
④「なるほどそうだ，これだ」と合意する（コンセンサス）

2 受け持ち患者に関心を寄せる

安全な実習のための第一歩は，受け持ち患者に関心を寄せることである．受け持ち患者はどのような生活を送ってきた人か，大切にしていることは何か，自分の病状をどのようにとらえているのか等について，患者の傍らで患者の話に耳を傾けてみよう．

患者は健康を回復するために医療機関を利用しているため，医療従事者から関心を寄せられるととても喜ぶ．看護学生は医療従事者とはいえないが，多くの患者は，自分の話に真剣に耳を傾けてくれる看護学生を快く迎え入れてくれる．まずは，患者や家族と良い人間関係を築くことが大切である．患者・家族との人間関係が円滑になれば，学生がつたない看護ケアを実施させてほしいと依頼しても，快く承諾を得られるだろう．また，学生と患者との人間関係が構築されていれば，患者から学生の実習に対してクレームがつく頻度は少なくなると考えてよい．

3 提供する技術に関する事前学習を行う

川村の調査では，新人看護師の起こしたインシデントの大半は，知識不足に起因していると報告されている[2]．

学生は，提供する技術に関する事前学習を行い，必要な知識・技術を習得しておかなければならない．対象者に質の高い看護を提供できるよう，個人の責任において自己研鑽(けんさん)を行う態度とスキルを育むことは，学生時代に習得すべき能力の一つである．専門職として自己研鑽を積むことは看護職の責務であり，「看護職の倫理綱領」第8条にも規定されている．

また，自己研鑽を積むことは，**自己モニタリング力**を高めるためにも必要である．自己モニタリング力とは，自分の考えや行動を客観視し，危険なことをしようとしている自分の行動や判断を修正し，事故を防ぐ能力のことである．自己研鑽を積むことによって知識が増え，自分の行おうとしていることの重大性や危険性を正確にとらえられるようになる．これによって，危険性を予期し，気を付けて実施することができる．自己モニタリング力を高める方法の一例を表8.2-1に示す．

plus α

看護師の自己研鑽に関わる規定

看護職の倫理綱領
第8条　看護職は，常に，個人の責任として継続学習による能力の開発・維持・向上に努める．
看護師等の人材確保の促進に関する法律
第6条　看護師等は，保健医療の重要な担い手としての自覚の下に，高度化し，かつ，多様化する国民の保健医療サービスへの需要に対応し，研修を受ける等自ら進んでその能力の開発及び向上を図るとともに，自信と誇りを持ってこれを看護業務に発揮するよう努めなければならない．

表8.2-1　**自己モニタリング力を高める方法**

①関連知識を増やす	・教育訓練 ・危険予知トレーニング（KYT）
②外に出してみる	・紙に書き出す ・言葉や動作に出す ・仲間に話してみる
③外からの支援を使う	・目標表示 ・注意や指示
④内省の習慣をつける （ヒヤリ・ハット体験を生かす）	・作業日誌をつける ・映像などで自分の作業を観察する

海保博之. 人はなぜ誤るのか：ヒューマン・エラーの光と影. 福村出版, 2006, p.165-182を参考に筆者作成.

表8.2-2　初心者のエラーの特徴

①知覚した情報の取捨選択がうまくできないために，何が重要で，何を優先すべきかの判断ができない．
②経験不足のために記憶量が少なく，不確実であると同時に，記憶をうまく引き出せない．
③適時の判断ができないために，事態がどんどん進行してしまう．
④自分がとるべき行動パターンが確立していないために，スムーズな行動がとれない．そのため余裕がなく，忙しさや割り込みによって，今までできていた操作を一瞬にして忘れたり，焦る気持ちが先行して不安全行動に陥ったりする．
⑤結果の危険を予測できない．
⑥報告・連絡・相談をしない．

黒田勲．「信じられないミス」はなぜ起こる：ヒューマン・ファクターの分析．中央労働災害防止協会．2001．p.168-169を参考に筆者作成．

4　指導者の助言・助力を受ける

　事前学習を十分行ったとしても，学生は看護の初心者である．初心者ゆえの事故の引き起こしやすさをもっているため，ケア提供に当たっては，指導者の助言・助力を得なければならない．

　黒田は，初心者のエラーの特徴を表8.2-2のように説明している[3]．学生は何が重要で何を優先すべきかの判断ができない，適時の判断ができない，不安全行動をとりやすい，結果の危険を予測できないなどの，事故発生につながりやすい特徴をもっている．このことを学生自身も自覚し，指導者から助言・助力を得るようにする．

　実習指導者は，臨地に不慣れな学生の学習支援者として配置されており，学生は遠慮なく助力を仰ぐとよい．決して一人で不慣れなことをやりこなそうなどと考えてはならない．

5　保健医療チームの一員としての自覚をもって，報告・連絡・相談に努める

　学生という身分であっても，臨地実習では保健医療チームの一員として患者のケアの一部を担う．そのため，実習施設のチームの一員としての自覚をもち，自分の行動や判断について報告・連絡・相談を心掛ける．医療はチームで行うという特徴があり，一人の患者に複数の職種や看護チームが関わって医療を提供している．チームで行う作業では，本来共有すべき情報を共有していない，相手に伝えていない，うまく伝わっていないことが致命的な問題を引き起こす．複数の人々が協働する医療の現場では，チーム間のコミュニケーションエラーを防ぐために，報告・連絡・相談が欠かせないのである．

●実習前に知っておきたい
　チェックポイント〈動画〉

6　エラーを減らすための戦略

　エラーを減らすための戦略として，学生が個人的に実践可能なものを紹介する（WHO 患者安全カリキュラムガイド多職種版．2011，p.155を一部改変）．

- 自分の状態に注意する（よく食べ，よく寝て，自分のことを気に掛ける）
- 自分のいる環境について知っておく
- 自分に課せられた課題について知っておく
- 準備して計画する（もしこうなったら…）
- 日常的に行う行為に点検作業を組み込む（例えば，実習中によく発生する「コピー機への記録用紙の置き忘れ」を防ぐために，コピー終了後は「用紙の置き忘れ，なし！ヨシ！」と声を出し，指さしをするという，指さし呼称の習慣をつける）
- 知らないことは質問する（遠慮は禁物．わからないことを聞くのは，学生の特権と心得る）

4 現場での対応に困ったら

1 事故を起こした・起こしかけたら

実習中にどのような事故がどの程度発生しているかは，正確には把握されていないが，養成機関単位では相当数報告されている．それらによると，①**患者の転倒転落に学生が関与する事故**，②**針刺し事故による感染症**，③**患者の私物や施設の備品などの破損**，④**個人情報保護に関する事故（実習記録の紛失など）**が多いようである．

実習中に事故を起こした，あるいは起こしかけた時には，速やかに指導者に報告する．報告しないで済ませたいという気持ちが生じるかもしれないが，事故報告は医療従事者の義務であると考えよう．教員・指導者は，正直に事故報告をした学生の失敗をとがめることはないため，安心して報告しよう．速やかな報告は患者への被害を最小限にとどめるためにも重要である．針刺しなどによって血液汚染事故が生じた場合は，速やかに指導者に報告し，感染防止のための一連の対応をとらなくてはならない（表8.2-3）．タイミングを逃すと取り返しのつかない事態に発展することもあるため，十分留意してほしい．

事故報告は，実害がみられなかった場合にも必ず行う．これは，看護を学ぶ後輩たちが安全に実習を行うために役立つ貴重な資料となる．その後，教員・

表8.2-3 **血液汚染事故時の緊急対応**

- 原因器材に血液汚染のない場合：指導者に報告し，傷の処置を行う．

- 原因器材に血液等の汚染がある場合
  ①直ちに傷口より血液をしぼり出し，流水で洗い流す．
  ②指導者に報告する．
  ③外来受診し，血液検査（HBs抗原，HBs抗体，HCV抗体，HIV抗体）を行う．
  ④事故報告書を書く．
  ⑤患者の感染症に関する情報を入手する（1年以内の検査結果は有効）．
  ＊これ以降の対応については，各医療機関の対応マニュアルに従う．
  ＊HIV陽性血液の針刺し事故の場合，2時間以内の予防薬内服が必要である．

指導者の指示に従って，患者・家族への謝罪，事故報告書の作成を行う．

　これらの対応が一段落し，気持ちの整理がついたところで，同じ実習グループの学生間で事故がなぜ起きたか（起きかけたか），再発防止のためにはどうしたらよいかを話し合う機会をもつとよい．当事者ではない学生も，「仲間の事故は私の事故」と考えて，率直な意見交換を行うことが重要である．医療現場では，同種の事故が頻繁に発生しているため，仲間が起こした事故を自分も起こす可能性は十分にある．在学中のこのような機会は，看護師として現場に立ったときに大いに役立つ学習の好機である．

❷ 医療機器・薬剤・患者の私物や家財などを破損したら

　医療機器・薬剤などの破損に気付いたら，速やかに指導者に報告する．破損したままにしておくと，次の人の業務に支障が生じたり，患者からの信頼を損ねたりする可能性がある．患者の私物や家財を破損した場合は，指導者と共に患者・家族に丁寧に謝罪する．実習施設の医療機器や薬剤の破損に気付いたときは，各施設の規則にのっとり報告書を作成する．実習中の器物や家財などの破損については，損害賠償保険に加入していれば補償を受けられることがあるため，所属する教育機関への届け出を行うとよい．

❸ 自信のないケアや処置を実施するか迷ったら

　実習の場では，患者や医療スタッフからケアや処置を依頼されて断りにくいことがある．その場合は，「自分は学習途上であり一人では実施が難しい」と，はっきり断ることが責任のある対応である．また，事前学習や経験が不足していて，計画したケアや処置の実施に自信がもてない場合は，学習・経験不足で不安なことを指導者に伝えて，助力を得る．

　学生は，実際以上に経験や能力があるように装ってはいけない．準備不足のまま実施に踏み切るのは事故につながる危険があるため，迷ったら断る，あるいは助力を求めるようにする．その場では嫌な思いをするかもしれないが，患者の安全が最優先だと心にとどめておこう．

❹ 患者が急変したら

　看護学生の受け持ち患者は，急な病状の変化が少ない人という条件で実習指導者らが選んでおり，実習中に患者の急変に遭うことはまれである．ただし，患者はなんらかの健康障害をもち，治療を受けている人たちであるため，急変はいつでもどこでも起こりうる．特に看護学生は，受け持ち患者の近くにいる時間が長いため，急変の第一発見者となる可能性がある．急変した患者への対応の善しあしは，看護師による急変への気付きとそのタイミング，応援の有無，対応のスピード，円

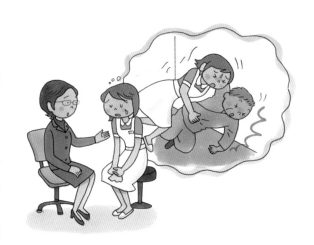

滑で適切な処置によって大きく左右される.

　急変という状態変化の初期状態は重篤なものではなく，この段階で発見して早期に対処することが患者安全の観点から重要である．急変に結びつく危険な徴候（**キラーシンプトム***）を見逃さず，これらに気付いたら直ちに近くにいる医療スタッフに報告する．スタッフをすぐに見つけられない場合は，ナースコールを押す.

　学生が観察できるキラーシンプトムには，次のようなものがある.

- 患者の外見（いつもと違った苦しそうな表情や姿勢，皮膚の紅潮や蒼白，冷汗など）
- 意識の異常（呼び掛けに反応しない，ろれつが回らない，視線が合わない，周囲に無関心，もうろうとしているなど）
- 呼吸の異常（呼吸が浅い，努力呼吸，24回/分以上の頻呼吸，呼吸回数が少ない，下顎呼吸，呼吸の異音など）
- 経皮的動脈血酸素飽和度（SpO2）の急激な低下　など

用語解説 *
キラーシンプトム

killer symptom. 容体の急変に直結するような危険な徴候. 呼吸不全や循環不全，中枢神経障害，代謝不全など，死に直接結びつく可能性のある危険な徴候全般を指す.

3 医療安全をどう学ぶのか

1 学内での学び

1 講義形式の学習

　医療安全に関する基礎的な知識を講義形式で学ぶことが，医療安全を学ぶ入り口となる．臨地実習の経験が少ない段階では，医療安全の講義は現実味に欠け，身近な問題とは感じられないかもしれない．そこで，医療事故の被害者の話を聞く，あるいはその手記を読むなど，より具体的な学習教材を使って医療事故の実態を知ることが望ましい．この時，疑問や関心をもった事柄について質問する，仲間と討議する，レポートにまとめる等，主体的に学習すると，学習効果を高めることができる.

2 問題提示型の学習

　実習開始前に，実習中の学生の思考や行動の特徴と起こりやすいインシデントについて学ぶと，危険を回避するための注意が促される．小児看護，老年看護，急性期看護などの実習でそれぞれ生じやすいインシデントについて，指導者から情報提示を受けると，実習中に遭遇するリスクを予測したり，医療安全に関する感性を高めたりすることができる．「これから始まる実習では，どんなインシデントが起こりやすいですか？」と指導者に質問してみるとよい.

　臨地実習中に先輩が体験したインシデント事例についての事故分析に取り組

むとともに，再発防止策をグループで討議するのも効果的である．事故分析の手法は，3章2節（➡p.104参照）で述べたように多様な方法がある．初学者である学生は，分析の枠組みが明確に示されている4M-4E，SHEL，PmSHELLなどの方法が取り組みやすいだろう．KYT（危険予知トレーニング）の枠組みを用いるのも効果的である．指導者の助力を得ながらグループワークに取り組んでみよう．

3 シミュレーション学習

|1| シミュレーション学習とは

シミュレーション（模擬）を活用した学習は，学生が実際に経験することのできない状況についての学習が可能なため，さまざまな領域の教育や訓練で広く用いられている．例えば，①ペーパーペイシェントを用いたケーススタディー，②学生が患者役と看護師役に分かれて臨床場面を再現するロールプレイ，③人体模型を用いて採血，吸引，導尿などの手技を行うタスクトレーニング，④プログラミングされた事例をもとに，学生がコンピューター上で展開されていく状況に対応するコンピューターシミュレーション，⑤訓練を受けた模擬患者を活用した面接，⑥コンピューターに連動した人体模型を使い，病室や実際の臨床症状などを忠実に再現して行われるフルスケールシミュレーションなどが代表的である．

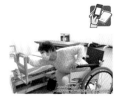

●シミュレーション学習
〈動画〉

|2| シミュレーション学習の利点

シミュレーション学習の利点は，失敗しても患者へのリスクがなく，安全な環境で学習できる点である．失敗が許される学習環境下で，現実に近い状況でシミュレーションを行うことによって，思考方法や判断，問題解決，失敗からの振り返りを学ぶことができる．失敗が許されない臨床に出る前に，安全な看護の提供を目指して本番（実際の患者への対応）に向けた実践力をつけることができる．何よりも訓練によって，自信をもって実習に臨めるようになる．このシミュレーション学習の実施には，学習者の気付きや発見を促す**リフレクション**（振り返り）における**ファシリテーター***の役割が重要となる．

医療安全の学習に重きを置いたシミュレーション教材としては，車椅子移乗介助，高齢患者の杖歩行介助，新生児の沐浴，妊婦体験ジャケットを着用してのベッドへの昇降や臥床（臥位や側臥位など）の体験などがある．シミュレーション学習に取り組むことで，医療事故のイメージ化，危険認知力・事故要因・事故防止対策の理解につながることが明らかになっている．

用語解説 *

ファシリテーター

中立的な立場から，議論がスムーズに進むようにサポートしたり，調整を行ったりする役割を担う人．

2 実習に出てからの学び

1 現場から学ぶ

実習では，ロールモデルとなる指導者や医療従事者の行動を観察して手本にすることが，大きな学びとなる．受け持ち患者に援助を行う際は，まず指導者や看護師の援助の場面を見学し，実際にインシデント防止のためにどのような

ことが行われているかを学ぼう．指導者から，援助に伴って起こりうる危険に
はどのようなことがあるか説明を受けよう．

　慌ただしい医療現場では，授業で学んだ医療安全のあるべき姿と異なる状況
を目にすることがある．そこで感じた疑問をそのままにしておかないで，指導
者の力を借りながら実習カンファレンスのテーマとして話し合うとよい．なぜ
現場では，あるべき医療安全の姿から離れた状況が起こっているのかを考えて
みよう．この時，医療従事者の不安全行動に注目して討議するよりも，不安全
行動によって患者に及ぶ影響や不安全行動が生じている背景に目を向けて話し
合おう．また，看護学生として取り組むことができる安全対策についても検討
してみよう．

　こうした取り組みを通じて，改善すべき医療現場の環境や，環境を変えてい
くための方策，自分自身が医療安全にどのように関わっていくかを考えること
ができる．このような学習によって，将来看護職となった時に，医療現場の安
全文化やシステムを変えていく力を身に付けることができる．

　学生の立場では，現場の安全文化への疑問について発言するのは勇気がいる
ことである．実習先の組織の安全文化になじむことにエネルギーを注ぐほうが
ストレスは少ないだろう．しかし，将来の医療安全を担う者として，勇気を
もって疑問点について発言したり，グループメンバーと討議したりする経験を
もつことが望ましい．患者に害が及ぶような危険な状況に気付いたときは，指
導者に伝えて，先に述べた観点から仲間たちと話し合ってみよう．納得がいか
ない現場の状況に目や口をふさいでやり過ごすという対処法は，医療現場の質
向上にはつながらないと知っておいてほしい．

② 自身や仲間の体験から学ぶ

　実習の中で体験したインシデント，アクシデント事例を教材にして，医療安
全について学ぶことは非常に効果的である．看護学生の81％が実習中にミス
またはニアミスを体験していたという報告[4]から，その体験を教材とすること
は現実的であるし，自分のこととして医療安全を考える好機となる．

　自身が起こしたアクシデントを指導者に報告すると，自分の評価が低くなる
のではないかと心配になるだろう．しかし，報告しないほうが，医療専門職を
志す者の姿勢として避けるべき態度である．事故報告の目的は個人の責任を追
及することではなく，再発防止のための方策を見いだすことだと再確認しよう．

　一方，インシデントは事故に至っていない事象であるため，報告することへ
の抵抗感は少ない．インシデントは，アクシデントに比べると発生頻度が高い
ため，身近な事柄として教材化しやすい．実習の中でヒヤリとしたこと，ハッ
としたことを積極的に報告しよう．これらの体験を教材にして，なぜその事象
が生じたのか，また，どうしたら防ぐことができるか，仲間，指導者と話し合
い共有しよう．「人は誰でも間違える」という原則に基づき，一人の体験は他
の仲間にも起こりうることと考えて，それぞれが自分の問題として真剣に討議

しなければならない.

3 実際にケアや処置を行い指導者からフィードバックを受ける

　臨地実習は医療安全について学ぶ最良の機会である．実際に体験する以上の優れた教材はない．安全に実習するための事前学習の必要性，実際の患者に対応する際の留意点については本章2節で述べた．実施後は自身の提供したケアや処置について，指導者からフィードバックを受ける必要がある．やりっぱなしは学びにならない．指導者からフィードバックを受け，自分自身の安全に関する知識，技術，態度を振り返り，次につなげていこう.

■ 引用・参考文献

1) 厚生労働省. 看護基礎教育における技術教育のあり方に関する検討会報告書. 2003.
2) 川村治子. 平成12年度厚生科学研究「医療のリスクマネジメント構築に関する研究」報告書. 2000.
3) 黒田勲.「信じられないミス」はなぜ起こる：ヒューマン・ファクターの分析. 中央労働災害防止協会, 2001, 262p.
4) 田中英子ほか. 臨地実習における看護事故防止に関する課題と対策. 熊本保健科学大学保健科学研究誌. 2006, 3, p.39-47.
5) 杉山良子. 医療安全トレーニングの実際. 看護管理. 2006, 16 (3), p.189-193.
6) 海保博之. 人はなぜ誤るのか：ヒューマン・エラーの光と影. 福村出版, 2006, 196p.
7) 池上敬一ほか. 患者急変対応コース for nurses ガイドブック. 日本医療教授システム学会監修. 中山書店. 2008, 103p.
8) 小西美和子. 学生の学びをつないでいくためのシミュレーション教育の位置づけ. 看護教育, 2013, 54 (5), p.5.
9) 渡邉祐子ほか. 臨地実習におけるインシデント予防教育に関する文献検討. 八戸学院大学紀要. 2019, 58, p.155-162.
10) 藤井美穂子ほか. 日本の看護系大学の臨地実習におけるヒヤリ・ハットに関する文献検討. 東京医療保健大学紀要. 2015, 10 (1), p.35-41.
11) 藤岡完治ほか編. わかる授業をつくる看護教育技法3（シミュレーション・体験学習）. 医学書院, 2000, p.1-11.
12) 玉井和子. 看護教育におけるシミュレーション教育の研究：ファシリテーターの役割とその活用について. 佛教大学大学院紀要教育学研究科篇. 2015, 43, p.19-34.
13) 米田照美ほか. 医療事故が起こりやすい状況下での車いす移乗介助体験による看護学生の医療事故の理解度と危険認知力の変化. 日本教育工学学会論文誌. 2017, 41(suppl), p.17-20.
14) 世界保健機関. WHO患者安全カリキュラムガイド多職種版について. 東京医科大学訳. 2011, p.84-91. meded.tokyo-med.ac.jp/who患者安全カリキュラムガイド多職種版について/, (参照2023-11-06).

4 習得すべき看護技術のリスクと安全

　厚生労働省は「看護基礎教育検討会」報告書において，看護基礎教育を終えるまでに到達すべき技術として71項目を挙げ，そのレベルを演習で2段階，実習で3段階に分類している．これらのうち，臨地実習で到達すべきとされるⅠ，Ⅱレベルの技術項目について，どのようなリスクが伴うのか，また，事故を防ぐためにどのようなことに配慮すべきかを，特に重大な事故に結び付く可能性のある事柄を中心に述べる.

1 環境調整技術に伴うリスクと安全

＊太字は，重大なリスクが予測される項目（以下同）

・**快適な療養環境の整備**（演習：Ⅰ／実習：Ⅰ）
・臥床患者のリネン交換（演習：Ⅰ／実習：Ⅱ）

plus α

卒業時の到達度レベル

＜演習＞
Ⅰ：モデル人形もしくは学生間で単独で実施できる
Ⅱ：モデル人形もしくは学生間で指導の下で実施できる
＜実習＞
Ⅰ：単独で実施できる
Ⅱ：指導の下で実施できる
Ⅲ：実施が困難な場合は見学する

∴ リスクと安全

● 転倒転落事故のリスクがある.

①ベッドは患者に合わせて，病室の入り口に近いところ，トイレや看護室に近いところに配置する.

②ベッド本体の高さ，ベッド用サイドレールの有無，本数は，転倒転落事故との関連が強い．患者の状態に合ったベッドの高さの調整，ベッド用サイドレールの設置を行う．作業後のベッド用サイドレールの付け忘れは，転倒転落の危険につながりやすいため，作業後の点検を行う．指さし呼称（図8.4-1）が有効である.

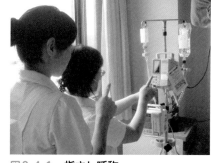

図8.4-1　指さし呼称

③ナースコールを置く位置や長さを検討して，患者が使いやすくする.

④ベッド，床頭台，オーバーテーブルのキャスターにストッパーをかけないと，転倒転落事故につながりやすいため，作業後の点検を行う．このとき，患者がキャスターにつまずいて転倒しないよう，キャスターを内側に向ける.

⑤車椅子，ポータブルトイレは患者の目に入らない場所に置く.

⑥床面の水ぬれ，段差，障害物，照明の暗さなどは，転倒転落につながるため整備する.

● 臥床患者のリネン交換時に，転落事故，患者の皮膚・関節の損傷を起こすリスクがある.

①リネン交換時，ベッドの片側に移動して側臥位になってもらう場合は，患者の身体を支えて，転落事故を防止する.

②患者の皮膚，関節の損傷を防ぐため，体の支持面を広くして丁寧に移動させる.

plus α

指さし呼称

対象物を指さし，「ベッドサイドレールよし！」のように声を出して安全確認を行う．指さし呼称によって事故が減少することが確認されている.

2 食事の援助技術に伴うリスクと安全

- 食事介助（嚥下障害のある患者を除く）（演習：Ⅰ／実習：Ⅰ）
- 食事指導（演習：Ⅱ／実習：Ⅱ）
- **経管栄養法による流動食の注入（演習：Ⅰ／実習：Ⅱ）**
- **経鼻胃チューブの挿入（演習：Ⅰ／実習：Ⅲ）**

∴ リスクと安全

● 食事介助で最も注意すべきリスクは，誤嚥，窒息である.

● 経鼻胃チューブが胃内に留置されず，口腔や食道にとどまっていたり，気管内に挿入されていたりすると，誤嚥や肺へ薬液が注入されるリスクがある．胃チューブ挿入後は，正しく胃の中に留置できているかを，複数の方法で確認する.

➡誤嚥防止対策については，5章6節p.172参照.

➡経鼻胃チューブの挿入と管理については，5章11節p.185参照.

➡誤接続防止策については，5章9節2項p.177,5章11節p.185参照.

➡チューブ挿入後の確認方法については，5章11節2項p.187参照.

- 栄養ラインを静脈ラインへ誤接続するリスクがある.
  ① 栄養ラインを挿入部から接続部まで，手でたどって確認する.
  ② 接続部分に三方活栓を使わない.
  ③ 栄養ライン専用のカテーテルテーパー規格品を用いる.
  ④ 栄養物を薬液用のシリンジに準備しない（栄養物専用のシリンジを使う）
    など.

- 胃チューブの抜け，胃チューブによる刺激，胃内圧の上昇，注入速度が速すぎることなどが原因で，流動物をチューブから注入している時に嘔吐を生じることがある. 嘔吐は誤嚥の原因となるため，注意が必要である.
  ① 胃チューブがきちんと固定されているか，挿入する長さが正しいかを確認する.
  ② 経管栄養を始める前に，胃内圧の上昇を防ぐためファウラー位をとり，体位が崩れないように膝を軽く曲げる.
  ③ 注入中には悪心，冷汗や胃部の膨満感，膨隆の有無を観察し，これらの症状があれば注入を中止して嘔吐を防ぐ.
  ④ 注入速度が速すぎることが嘔吐の原因である場合は，経管栄養ポンプを使用し，注入速度を一定に保つ　など.

- 流動物注入中・注入後に誤嚥のリスクがある.
  ① 嘔吐を防ぐための対応を行う.
  ② 注入後は，流動物の逆流を防ぐため1時間から2時間，ファウラー位を維持する.
- 急速注入による高血糖，血圧低下のリスクがある.
  ① 患者の既往歴，全身状態をアセスメントして，適切な注入速度を判断する. 経鼻胃チューブ栄養開始時の注入速度は，50 mL/時が一般的である.
  ② フードポンプを使用し，注入速度を一定に保つ.
- 経鼻胃チューブでは鼻翼と頬部，胃瘻では胃瘻部周囲に皮膚障害のリスクがある.
  ① 鼻孔から出るチューブは下に向け，鼻翼を圧迫しないように固定する.
  ② チューブを衣服に固定し，固定部に牽引力がかからないようにする.
  ③ テープ固定部，瘻孔部の皮膚を毎日観察する.
  ④ 固定用テープを毎日交換する.

3 排泄援助技術に伴うリスクと安全

- 排泄援助（床上，ポータブルトイレ，おむつ等）（演習：Ⅰ／実習：Ⅲ）
- 膀胱留置カテーテルの管理（演習：Ⅰ／実習：Ⅲ）
- 導尿または膀胱留置カテーテルの挿入（演習：Ⅱ／実習：Ⅲ）
- 浣腸（演習：Ⅰ／実習：Ⅲ）
- 摘便（演習：Ⅰ／実習：Ⅲ）
- ストーマ管理（演習：Ⅱ／実習：Ⅲ）

リスクと安全

- ポータブルトイレでの排泄時は，転倒転落事故が起こるリスクが高い.
  - ①体幹バランスの悪い患者では，特に危険性が高いため，患者に合ったポータブルトイレを選ぶ．選択のポイントは，①安定性（肘掛けや背もたれが付いており，姿勢を保持できるもの），②適切な高さ（膝が直角に曲がって足底がしっかり床に着くもの，座ったときに殿部の幅が合うもの），③立ち上がりの時に足をトイレ側に引くスペースがあるもの（足をトイレ側に引いたほうが自然な立ち上がり動作をとりやすいため）である.
  - ②ベッドからポータブルトイレへの移乗時や，ポータブルトイレからベッドへの移乗時に転倒事故が発生しやすい．ベッドへの移乗バーを設置し，ポータブルトイレの位置やベッドの高さを患者の移動能力に合わせて設定する.
  - ③ナースコールを手元に置く.
- 膀胱留置カテーテルを挿入している患者では，カテーテルの固定が不十分なことによる事故抜去（自己抜去を含む），カテーテルとコネクター間の接続外れ，ルートの閉塞，尿路感染などのリスクがある．外的負荷によってカテーテルが抜けてしまった場合，患者に対する影響リスクは高く，尿道損傷のため二次的治療を長期に必要とする場合もある.
  - ①事故抜去，カテーテルとコネクター間の接続外れを防ぐために，カテーテルの固定を十分に行う.
  - ②日本泌尿器科学会の「尿路管理を含む泌尿器科領域における感染制御ガイドライン」（改訂第2版）に基づき，尿路感染防止のための管理を行う.
- 尿道口周囲を定期的に消毒または洗浄しても，細菌尿の発生頻度は減少しない.
- 尿道カテーテルの挿入は，無菌的な手技で，滅菌器具を用いて行う.
- 閉鎖式尿道カテーテルでは，可能な限りカテーテル，排尿チューブ，尿バッグの一連の回路の閉鎖性を維持し，採尿は排尿ポートから行う.
- 尿を回収，または捨てる場合には手袋を使用し，前後に手指衛生を行う．廃液口が汚染しないように，床や尿の回収容器には接触しないようにする.

plus α
カテーテルの固定方法

土台用のテープ（多少弾力性のあるテープ）を1枚皮膚に貼り，その上にカテーテルを包むようにテープを貼る．接着面が広くなり，剥がれにくくなる.

- 尿の逆流防止のため，尿バッグは患者の膀胱より低い位置に置き，尿道カテーテルのねじれや閉塞がないかを常に確認する．
- 尿バッグは床に直接置かない．
- 尿道カテーテルの交換は，閉塞が起こった時，または起こる兆しがある場合とする．通常，2カ月以上，同一カテーテルを留置し続けることはしない．
- 尿量の確保や尿性状の観察，外尿道口と尿道カテーテルの間からの尿漏れなど尿道カテーテルの閉塞がないか，アセスメントを日々きちんと行う．

4 活動・休息援助技術に伴うリスクと安全

- 車椅子での移送（演習：Ⅰ／実習：Ⅰ）
- **歩行・移動介助（演習：Ⅰ／実習：Ⅰ）**
- **移乗介助（演習：Ⅰ／実習：Ⅱ）**
- 体位変換・保持（演習：Ⅰ／実習：Ⅰ）
- 自動・他動運動の援助（演習：Ⅰ／実習：Ⅱ）
- ストレッチャー移送（演習：Ⅰ／実習：Ⅱ）

∴ リスクと安全

- 車椅子での移送時は，患者の転落や患者の上肢を車輪に巻き込むなどの事故が発生するリスクがある．
  ①車椅子から手を離す必要がある場合は，事故防止のために必ずストッパーをかける．
  ②アームレストの外側に手や肘が出ていると，腕や手指が車輪に巻き込まれる危険があるため，アームレストの内側に腕を置く．
  ③座りが浅かったり，上体が傾いたりしていると，車椅子から転落する危険があるため，患者を車椅子に深く，正しい姿勢で座らせる．患者の姿勢を保つために使用する体圧分散やサポートのためのクッション，付属品の選択，調整は，患者の体幹機能や座位保持機能を評価した上で実施する．理学療法士などの力を借りるとよい．
  ④フットレストから足が落ちてしまうと，床とフットレストの間に足が挟まる可能性があるため，フットレストに足が乗っていることを確認する．
  ⑤坂を下りるときは後ろ向きに進む　など．
- 歩行・移動介助時の転倒は，実習中に生じることの多い事故である．
  ①歩行が不安定な患者の歩行・移動介助の際は，患者がバランスを崩したときにすぐに助けられる位置について歩く．患側や不安定な側のやや後方に立つと，患者が転倒しそうになった時に支えやすい．
  ②不安定になった際にすぐ対処できるように，患者の背部や腰部に手を添えて歩く．患者の寝衣の腰ひもや，歩行介助用腰ベルトをつかむのもよい．

③転倒防止のために，サイズの合ったかかとのある靴を履く．寝衣は裾丈の丁度よい物とする．

④患者の歩行能力に合った歩行補助具（杖，歩行器）を，理学療法士などの助力で選択する．歩行補助具の正しい使い方を知った上で介助する．

● 移乗介助時は，転落事故が生じやすい．

ベッド⇔車椅子

①ベッドの高さを調整し，患者の足底部が床に着くようにする．

②車椅子とベッドの角度が30°になるように設置し，ブレーキをかけておく．片麻痺のある患者では，健側を有効活用するために，健側に45°の角度で車椅子を設置する．

③患者の足をベッド側に引き寄せ，自然な立ち上がり動作ができるようにする．

④ある程度自力で動ける患者では，患者の立ち上がり時の膝折れを防ぐために，患者の膝の外側に膝を支えるように看護師の足を置く．全面的に介助の必要な患者では，患者の膝の間に車椅子から遠いほうの足を入れ，もう片足は車椅子方向に向けて，腰を低くして立つ．

⑤患者の両腕を看護師の肩に回し，しっかりと組んでもらう．看護師は患者の脇の下から両腕を入れて背後に回し，腰部を支えるように両手を組む．

⑥患者に前傾姿勢をとってもらい，看護師は脇を締め，引き寄せるようにして一緒に立ち上がる．

⑦看護師は車椅子側のかかとを軸にして，患者の背部が車椅子側に向くように回転する．

⑧患者の腸骨部下方を軽く押し，前傾姿勢をとってもらい，患者を車椅子に座らせる．

⑨患者の後方に回る．腕を組んでもらい，看護師は患者の脇の下から両腕を入れ，肘に近い部分を握る．患者の両腕を手前に引き，深く腰掛けてもらう．

ベッド⇔ストレッチャー

①ベッドのストッパーを確認し，ベッドを看護師の腰の高さに調節する．

②移動補助具を患者の下に敷き，患者の腕を身体の中央にまとめる．

③ベッドと平行になるようにベッドサイドにストレッチャーを設置し，ブレーキをかける．

④移動補助具を使って患者を移乗させた後，ストレッチャーのサイドレールを上げる．

● 体位変換・保持時はベッドからの転落，摩擦や圧迫による皮膚障害が生じやすい．また，看護師自身も腰痛などの傷害を受けやすい．

①ベッドのストッパーを確認し，ベッドを看護師の腰の高さに調節する．

②患者の両腕を身体の中心にまとめ，膝を立ててもらい，移動させる力を

節約する.

③身体から離れたところで作業をすると看護師に余計な負担が加わるため，患者に十分近づき作業を行う.

④バスタオルやスライディングシートを用いる水平移動は，看護師の負担を軽くし，患者の皮膚損傷を防ぐことができる.

⑤作業後は寝衣のよじれやシーツのしわを取り除き，褥瘡を予防する．体位変換用のバスタオルは敷いたままにしない.

⑥体位を保持する場合は，良肢位の保持に留意するとともに，褥瘡を発生させないように体圧を分散させる.

⑦体位変換が終わるまでは患者の体から手を離さない　など.

●患者のストレッチャー移送時は，転落事故のリスクがある.

①ストレッチャー移送は二人で行い，看護師の一人はストレッチャーから離れない.

②患者に手を触れておく.

③ストレッチャーのサイドレールを上げておく.

④ストレッチャーから患者の手足がはみ出していると外傷の危険があるため，注意する.

●自動運動，他動運動の援助では，加える力の強さによって関節などを損傷するリスクがある.

①各関節の運動方向と標準的な関節可動域を理解した上で，愛護的に行う.

②麻痺のある患者では健側の上肢から始め，次に麻痺側の上肢を行う.

③痛みが起こらない範囲で，可動域いっぱいまでゆっくり動かす．ただし，肩関節は脱臼を起こしやすいため，可動域の2分の1までが安全である.

④拘縮が起こりやすい肩関節，股関節，膝関節，足関節を優先して行う.

⑤痛みや筋緊張が強い場合は，実施前に関節周囲を温める　など.

plus α

関節可動域訓練

関節の拘縮や静脈血栓，浮腫を予防し，正常な関節可動域を維持するために行う運動療法．看護師が介助に入る「他動運動」と，患者自身が行う「自動運動」がある.

5 清潔・衣生活援助技術に伴うリスクと安全

- 足浴・手浴（演習：Ⅰ／実習：Ⅰ）
- 整容（演習：Ⅰ／実習：Ⅰ）
- 点滴・ドレーン等を留置していない患者の寝衣交換（演習：Ⅰ／実習：Ⅰ）
- **入浴・シャワー浴の介助（演習：Ⅰ／実習：Ⅱ）**
- 陰部の保清（演習：Ⅰ／実習：Ⅱ）
- 清拭（演習：Ⅰ／実習：Ⅱ）
- 洗髪（演習：Ⅰ／実習：Ⅱ）
- 口腔ケア（演習：Ⅰ／実習：Ⅱ）
- **点滴・ドレーン等を留置している患者の寝衣交換（演習：Ⅰ／実習：Ⅱ）**
- 新生児の沐浴・清拭（演習：Ⅰ／実習：Ⅲ）

▸ リスクと安全

- 日本人の入浴様式の特徴は高温および全身浴であり，これが負荷となって身体にさまざまな影響を及ぼす．高体温は血管拡張と心拍出量増加，頻脈を誘発し，水浸（水に浸ること）は静水圧＊が表在血管を圧迫して心臓に戻る血液量を多くする．特に高齢者では，入浴中に心疾患，脳血管障害，湯あたりを起こし，溺死のリスクがある．

  用語解説＊
  静水圧
  温泉や風呂など，静止している水中で働く圧力．

  ① 入浴前にバイタルサインの観察を行う．
  ② 特に冬季は脱衣所や浴室の温度が低下しやすいため，事前に脱衣所と浴室を暖めておく．
  ③ ナースコール，シャワーなどの給湯設備に不備がないことを確認する．
  ④ 湯の温度は39〜41℃とする．
  ⑤ 心負荷を避けたい患者では，湯の水位は心臓の位置より低くする．
  ⑥ 患者が一人で入浴する場合は，時々声をかけて様子を確認する．

- 入浴・シャワー浴介助では，床面がぬれていて滑りやすく，患者が裸で保持しにくいなどの理由で転倒事故が起こりやすい．
  ① 衣類の着脱時は患者に椅子に座ってもらう．
  ② 浴室内の移動は手すりを使う．
  ③ 麻痺などがあり，転倒の危険性が高い患者には，腰ベルトを着用する．
  ④ 洗い場ではシャワー椅子を用いる．
  ⑤ 床・浴槽には滑り止めマットを敷く．
  ⑥ 浴槽内で姿勢が不安定，立ち上がりが困難な患者では，浴槽内に浴槽台を用いる．
  ⑦ バスボード（浴槽の端に一度腰掛けてから浴槽に入るための補助具，図8.4-2）を使用する　など．

●点滴・ドレーン等を留置している患者の寝衣交換時は、ルート・チューブ類の事故抜去、接続外れ、閉塞、点滴漏れなどのリスクがある。寝衣交換は、同時に体位変換も必要とする複合的な援助技術である。これらの作業を行いながらルート類をうまく扱うためには、熟練が必要である。必ず指導者と一緒に行う。

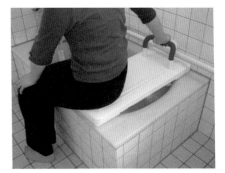

図8.4-2　バスボード

➡輸液ラインのトラブル防止策については、5章11節2項p.187参照.

6 呼吸・循環を整える技術に伴うリスクと安全

- 体温調節の援助（演習：Ⅰ／実習：Ⅰ）
- 酸素吸入療法の実施（演習：Ⅰ／実習：Ⅱ）
- ネブライザーを用いた気道内加湿（演習：Ⅰ／実習：Ⅱ）
- 口腔内・鼻腔内吸引（演習：Ⅱ／実習：Ⅲ）
- 気管内吸引（演習：Ⅱ／実習：Ⅲ）
- 体位ドレナージ（演習：Ⅰ／実習：Ⅲ）

:･ リスクと安全

●比較的低温の物（湯たんぽ、電気毛布、ホットパックなど）が体表に長時間接触していると、接触熱傷を生じる場合がある。特に44℃以上、60℃以下の熱源に長時間接触して生じた熱傷を、低温熱傷と呼ぶ。これらの熱傷を防ぐためには、湯たんぽなどを皮膚に直接触れないように用いることが大切である。

●酸素吸入療法を行っている患者では、火気を近づけると火災ややけどの恐れがある。
　①酸素は燃焼を助けるガスであり、火気は厳禁であることを伝える。特に在宅酸素療法（HOT）を行っている患者では、酸素濃縮器の使用中は、装置の周囲2m以内に火気（たばこ、ストーブ、コンロ、ろうそく、線香、マッチ、ライターなど）を置かない。調理には火気を使用しない電磁調理器の使用を勧める。
　②慢性閉塞性肺疾患（COPD）患者では、禁煙の継続が難しい場合がみられることから、外来や訪問看護での禁煙指導を十分に行う。
　③液化酸素装置（親容器）から携帯型装置（子容器）に液体酸素を移充填する時は、装置の5m以内に火気を置かない。

●酸素ボンベが途中で空になってしまったり、ボンベの開栓を忘れたりするリスクがある。

①酸素ボンベを使用する際は，酸素ガス残量（L）を酸素流量（L/分）で割って，使用可能な時間を求める．使用可能時間が30分未満になったら使用を中止し，ボンベを交換する．

②開栓忘れ対策として，酸素投与下で移動する際は，経皮的酸素飽和度モニターで監視し，ボンベ使用時のチェックリストを導入してダブルチェックなどを行う．

● II型呼吸不全（肺胞低換気）患者が不用意に高濃度酸素を吸入した場合には，CO_2ナルコーシスを来す恐れがある．

①患者の病態を理解して酸素を正確に投与する．

②処方された流量を順守することの重要性を，患者に説明する．

● 気管吸引を行うことで生命に危険を及ぼす有害事象が生じたり，病態の悪化を来したりすることがある．

①日本呼吸療法医学会「気管吸引ガイドライン」（2013年）では，表8.4-1の場合に，十分な注意の下，あるいは医師の監督の下に，慎重に気管吸引を行うことが推奨されている．

②滅菌済みのカテーテルの使用が推奨される．開放式気管吸引に用いたカテーテルは，1連続吸引ごとに廃棄が勧められる．カテーテルは外径が人工気道の内径の2分の1以下の物の使用が望ましい．カテーテル先端が気道粘膜を損傷しないよう，鈍的に処理された形状の物を用いる．

③滅菌コップに滅菌水を入れて，その滅菌水で1回吸引ごとにカテーテル内を洗浄する．アルコール綿でカテーテルの表面を拭く．

④水道水の入ったコップは，吸引終了後に，吸引カテーテルから吸引ビンまでの接続チューブを洗浄する目的のみで使用する．

⑤低酸素症は最も起こりやすく，注意を要する有害事象である．パルスオキシメータで経皮的動脈血酸素飽和度（SpO_2）をモニターしながら気管吸引することが望ましい．1回の気管吸引で，挿入開始から終了までの時間は15秒以内とする．

⑥開放式気管吸引の際には，ビニールエプロン，マスク，ゴーグル，手袋を終始着用することが望ましい．特に呼吸器感染症の場合は使用が勧められる．

⑦手袋は未滅菌の清潔な使い捨てのものでよい．手袋を使用する前には必ず擦式消毒用アルコール製剤で手指消毒を行う．

⑧吸引カテーテルの挿入は，自発呼吸のある患者では吸気時にタイミングを合わせて行う．カテーテル先端を

plus α

高濃度酸素投与と
CO_2ナルコーシス

II型呼吸不全が慢性的に持続すると，呼吸中枢は高濃度のCO_2にすっかり慣れてしまい，もはや何の刺激も感じなくなる．この状況で呼吸中枢を刺激しているのは，O_2の不足のみである．したがって，突然体内に高濃度のO_2が入ってくると，その刺激が奪われ，自発呼吸が停止してしまう．すなわち，治療のために投与したO_2が原因でどんどんCO_2が蓄積し，CO_2ナルコーシスに陥る．

plus α

開放式気管吸引

人工呼吸回路の接続部のコネクターを人工気道から取り外し，気道を開放した状態で吸引カテーテルを気管チューブ内に挿入して行う吸引法．

表8.4-1　気管吸引で注意を要する状態

- 低酸素血症
- 出血傾向，気管内出血
- 低心機能・心不全
- 頭蓋内圧亢進状態
- 気道の過敏性が亢進している状態，吸引刺激で気管支攣縮が起こりやすい状態
- 吸引刺激により容易に不整脈が出やすい状態
- 吸引刺激により病態悪化の可能性がある場合
- 気管からの分泌物が原因となり重篤な感染症を媒介する恐れがある場合*

*排菌中の結核菌感染症，気道から採取された分泌物からMRSAや多剤耐性菌などが検出されている場合，重症真菌性肺炎など．

日本呼吸療法医学会. 気管吸引ガイドライン. 2013, p.10.

気管分岐部に当たらない位置まで挿入する．あらかじめカテーテルを挿入する長さを決めておくことが望ましい．挿入中は吸引圧を止めておく．在宅で医療従事者以外の者が気管吸引を行う場合は，カテーテル先端が人工気道の外に出ないようにする．

⑨無理な吸引操作は，気管，気管支壁を損傷する危険性がある．吸引操作時に指先を使ってカテーテルを回したり，カテーテルを上下にピストン運動させたりすることは避ける．

⑩吸引圧は最大で20kPa（150mmHg）であり，これを超えないように設定する．

⑪気管吸引を行ったにもかかわらず，さらに吸引が必要であるとアセスメントされた場合は，1回の吸引操作の後，呼吸循環のサインが許容範囲内にあることを確認してから次の吸引操作を行う．

⑫気管吸引の効果判定のためのアセスメントを行う（表8.4-2）．

表8.4-2　気管吸引の効果判定のアセスメント項目

理学所見	視診	呼吸数，呼吸様式，胸郭の動き，皮膚の色，表情
	触診	振動や胸郭の拡張性
	聴診	副雑音の有無
血行動態		心拍数，脈拍数，血圧，心電図
ガス交換所見		SpO_2，動脈血ガス分析の値
気道内分泌物		色，量，粘性，におい，出血の有無
主観的不快感		疼痛や呼吸困難の訴えなど
咳嗽力		咳嗽の程度，性状，頻度

7 創傷管理技術に伴うリスクと安全

- 褥瘡予防ケア（演習：Ⅱ／実習：Ⅱ）
- 創傷処置（創洗浄，創保護，包帯法）（演習：Ⅱ／実習：Ⅱ）
- ドレーン類の挿入部の処置（演習：Ⅱ／実習：Ⅲ）

リスクと安全

● 褥瘡は痛みや感染のリスクがあり，原疾患の治療にも支障を来すため，適切な予防ケアを行うことが重要である．

①褥瘡は栄養状態，浮腫を含めた全身状態，外力（圧迫，ずれ，摩擦），基本的動作能力（座る，立つ，歩くなど），関節拘縮，病的骨突出，皮膚湿潤などが絡み合って生じる．統一したアセスメントスケールを用いて，褥瘡発生リスクの評価を実施する．

②体圧分散用具の使用は，褥瘡発生率を低下させるために有効である．体圧分散用具それぞれの特徴を理解し，患者の状態に合った用具を選択する．

③体位変換は，基本的には2時間以内の間隔で行うことや，体圧分散マットレスを使用した場合には4時間以内の間隔で行うことが推奨されているが，患者の体格や体位，全身状態，皮膚の状態，マットレスの機能などによって異なる．患者一人ひとりについてリスクアセスメントを行い，患者に合った間隔を決める必要がある[1]．

8 与薬の技術に伴うリスクと安全

- 経口薬（バッカル錠*，内服薬，舌下錠）の投与（演習：Ⅱ／実習：Ⅱ）
- 経皮・外用薬の投与（演習：Ⅰ／実習：Ⅱ）
- 坐薬の投与（演習：Ⅱ／実習：Ⅱ）
- 皮下注射（演習：Ⅱ／実習：Ⅲ）
- 筋肉内注射（演習：Ⅱ／実習：Ⅲ）
- 静脈路確保・点滴静脈内注射（演習：Ⅱ／実習：Ⅲ）
- 点滴静脈内注射の管理（演習：Ⅱ／実習：Ⅱ）
- 薬剤等の管理（毒薬，劇薬，麻薬，血液製剤，抗悪性腫瘍薬を含む）（演習：Ⅱ／実習：Ⅲ）
- 輸血の管理（演習：Ⅱ／実習：Ⅲ）

用語解説 *
バッカル錠

全身作用を期待し，歯と歯茎の間に挟み，唾液により徐々に薬物を溶解させて，口腔粘膜から吸収させる錠剤.

∴ リスクと安全

- 与薬時は誤薬のリスクがある.
- 経口薬は患者が確実に服用できないかもしれないリスクがある.
  ① 患者に服薬の目的，用法，用量，作用，副作用などを説明し，服薬アドヒアランス*を高める.
  ② 誤嚥や逆流を防ぐために，患者のADLに合わせて，座位またはファウラー位をとる.
  ③ 患者が薬包を開けられるか，薬剤を落とさずに口に運べるかなど，腕や手の運動機能の評価を行い，必要な介助を行う.
  ④ 口腔内に薬剤が残らないように，薬剤をコップ2分の1杯程度の水または白湯で飲み込んでもらう．オブラート，嚥下補助ゼリーの使用も有効である．小児，高齢者，嚥下障害のある患者では，口の中を見て，完全に飲み込めたかを確認する.
- 経口薬の副作用発現のリスクがある．血糖降下薬服用後の低血糖，αブロッカー*服用後の頻脈，不整脈，βブロッカー*服用後の血圧低下，徐脈の発現に注意する.
- 坐薬は直腸下部の粘膜から吸収され，直接，下直腸静脈，下大静脈から心臓に，つまり肝臓での代謝を経ずに薬剤が体循環に入ることから，薬物の血中濃度が速やかに上昇する．したがって，発熱時に抗炎症薬の坐薬を投与する際には，特に高齢者や小児では過度な体温低下や血圧低下が起こる危険性がある．投与後のバイタルサインの観察を行う.
- 静脈路確保，点滴静脈内注射を受けている患者では，自己抜去（事故抜去），接続外れ，血管外漏出などが生じやすい.

➡ 誤薬防止については，5章2節p.143参照.

用語解説 *
服薬アドヒアランス

患者が，医師の治療方針に従って，処方された薬剤を正しく服用し，治療を積極的に受けること.

用語解説 *
αブロッカー

交感神経のアドレナリン受容体のうち，α受容体のみに遮断作用を示す薬剤のこと.

用語解説 *
βブロッカー

心臓の機能（血圧，心拍数など）に関わる交感神経のアドレナリン受容体である．β1受容体に遮断作用を示す薬剤のこと.

自己抜去

①本人・家族に静脈路確保・点滴静脈内注射の必要性，自己抜去（事故抜去）の可能性，予防策として鎮静や身体拘束を行う可能性を説明する．処置の目的を明確にし，処置後は継続の必要性と早期抜去について判断する．

②点滴ルートの刺入部を見えないようにする，確実に固定するといった工夫がある．寝衣の中にルートを通し，首元から出して，なるべく視界に入らないようにする方法や，包帯やネット，アームカバーなどを使用し，刺入部に直接触れないようにする方法もある．

➡末梢静脈ラインの物理的トラブルへの対処法については，5章11節2項2p.187参照．

接続外れの予防

①できるだけ接続部を少なくするよう配慮する．

②閉鎖式輸液回路の導入を進める．

③三方活栓を使用する場合は，必ずロック式のものを使用する　など．

血管外漏出

抗がん薬，タンパク分解酵素阻害薬，高張液などの薬剤の血管外漏出は，早期発見と薬剤の種類に応じた適切な対処を行わないと皮膚損傷を来し，重大な問題となる．刺入部周辺の不快感，違和感，圧迫感，腫脹，痛み，発赤，点滴速度が遅いなどの症状がないか観察する．

➡末梢静脈輸液の血管外漏出の予防法については，5章11節2項2p.187参照．

9 救命救急処置技術に伴うリスクと安全

- 緊急時の応援要請（演習：Ⅰ／実習：Ⅰ）
- **一次救命処置（Basic Life Support：BLS）（演習：Ⅰ／実習：Ⅰ）**
- 止血法の実施（演習：Ⅰ／実習：Ⅲ）

リスクと安全

●一次救命処置（BLS）を実施する場所によっては，二次災害を引き起こすリスクがある．

　①BLS開始前に周囲の安全を確認する．

　②傷病者の倒れている場所がぬれている場合は，AEDの電気ショックによって実施者が感電することがあるため，乾燥した場所に移動する．

　③電気ショックを行う場合は，実施者と周囲の人が感電する可能性があるため，傷病者に触れていないことを確認してショックボタンを押す．

　④可燃性のガスが漏れている場所では，電気ショックを与えたときにスパーク（火花が出る）して引火する可能性があるため，AEDの使用を避ける．

　⑤バッグバルブマスクなどの酸素を投与する器具が周りにあると，電気ショック時に引火する可能性があるため，離しておく．

●傷病者に反応がなく，普段通りの呼吸ではない，もしくは呼吸の状態の判断に自信がもてない場合は，救命処置が手遅れになるリスクがある．

plusα

死戦期呼吸

しゃくりあげるような不規則な呼吸．心停止直後の傷病者でしばしば認められる．

①呼吸なしまたは判断に迷う場合は，直ちに胸骨圧迫を開始する．心停止を疑ったら，救助者は気道確保や人工呼吸より先に胸骨圧迫からCPRを開始する[2]．なお，呼吸の確認には10秒以上かけないようにする．

②反応なしまたは判断に迷う場合は，大声で助けを呼び，119番通報とAEDの手配をする．

10 症状・生体機能管理技術に伴うリスクと安全

- バイタルサインの測定（演習：Ⅰ／実習：Ⅰ）
- 身体計測（演習：Ⅰ／実習：Ⅰ）
- フィジカルアセスメント（演習：Ⅰ／実習：Ⅱ）
- 検体（尿，血液等）の取り扱い（演習：Ⅰ／実習：Ⅱ）
- 簡易血糖測定（演習：Ⅱ／実習：Ⅱ）
- **静脈血採血（演習：Ⅱ／実習：Ⅲ）**
- 検査の介助（演習：Ⅰ／実習：Ⅱ）

∴ リスクと安全

- 乳幼児の身体計測の際に，計測器などからの転落が起こることがある．計測中は児から目を離さないようにする．
- 簡易血糖測定，静脈血採血時は，針刺し事故のリスクがある．
- 静脈血採血では，皮下血腫，血管迷走神経反応，神経損傷，アルコールアレルギーのリスクがある．

∴ 皮下血腫

抜針後の圧迫止血は数分間行う．抗凝固薬を使用している患者では，20分程度の圧迫止血を行う．

∴ 血管迷走神経反射（VVR）

①血管迷走神経反射（VVR）は，採血に対する緊張や不安によって生じると考えられていることから，コミュニケーションを十分にとり，緊張を和らげる．

②突然意識を失って倒れてしまう不測の事態を想定して，背もたれと肘掛けのある椅子の使用が望ましい．

③以前，採血時に気分が悪くなった経験のある患者，採血への不安が強い患者では，あらかじめ仰臥位で採血を行う．

④気分不快，顔面蒼白，冷汗，悪心，動悸などの症状が現れた場合は，すぐに採血を中止し，仰臥位をとり，下肢を挙上する．

∴ 神経損傷

①主要な神経の走行を把握しておく．

②穿刺前に，しびれ感や痛みがあった場合はすぐに伝えてもらうように説

plus α
心肺蘇生（CPR）と AEDの使用

BLSには胸骨圧迫と人工呼吸による心肺蘇生（CPR）と，AEDの使用が含まれる．誰もがすぐに行える処置であり，心停止傷病者の社会復帰においては大きな役割を果たす．

plus α
簡易血糖測定

穿刺器具を用いて指頭などから血液を採取し，測定器の測定部位に血液を吸収させ測定する．操作が簡便であるため，糖尿病患者の血糖自己測定にも用いる．

8

看護学生の実習と安全

明しておく.

:・ アルコールアレルギー

アレルギーのある患者では，クロルヘキシジン，ポビドンヨードなどを用いる.

11 感染予防の技術に伴うリスクと安全

- スタンダードプリコーション（標準予防策）に基づく手洗い（演習：Ⅰ／実習：Ⅰ）
- 必要な防護用具（手袋，ゴーグル，ガウン等）の選択・着脱（演習：Ⅰ／実習：Ⅰ）
- 使用した器具の感染防止の取り扱い（演習：Ⅰ／実習：Ⅱ）
- 感染性廃棄物*の取り扱い（演習：Ⅰ／実習：Ⅱ）
- 無菌操作*（演習：Ⅰ／実習：Ⅱ）
- **針刺し事故の防止・事故後の対応（演習：Ⅰ／実習：Ⅱ）**

➡感染予防の技術については，7章3節p.219参照.
➡針刺し事故の防止と事故後の対応については，5章4節p.158参照.

12 安全管理の技術に伴うリスクと安全

- インシデント・アクシデント発生時の速やかな報告（演習：Ⅰ／実習：Ⅰ）
- **患者の誤認防止策の実施（演習：Ⅰ／実習：Ⅰ）**
- 安全な療養環境の整備（転倒・転落・外傷予防）（演習：Ⅰ／実習：Ⅱ）
- 放射線の被曝防止策の実施（演習：Ⅰ／実習：Ⅰ）
- **人体へのリスクの大きい薬剤の曝露予防策の実施（演習：Ⅱ／実習：Ⅲ）**
- 医療機器（輸液ポンプ，シリンジポンプ，心電図モニター，酸素ボンベ，人工呼吸器等）の操作・管理（演習：Ⅲ／実習：Ⅲ）

:・ リスクと安全
➡患者誤認の防止策については，5章3節p.157を参照.
➡放射線の被曝防止策については，7章4節p.226を参照.
➡人体へのリスクの大きい薬剤への曝露予防策については，7章5節p.229を参照.
➡医療機器（輸液ポンプ，シリンジポンプ，酸素ボンベ，人工呼吸器等）の操作・管理については，5章9節p.177参照.

用語解説 *
感染性廃棄物

病院，診療所，研究所などから排出され，感染性病原体が含まれ，または付着している，あるいはそれらの恐れのある使用済み注射針，ガーゼなどの政令で定められた産業廃棄物.

用語解説 *
無菌操作

滅菌あるいは消毒された物品を，細菌に汚染されないように取り扱うこと.

13 安楽確保の技術に伴うリスクと安全

- 安楽な体位の調整（演習：Ⅰ／実習：Ⅱ）
- 安楽の促進・苦痛の緩和のためのケア（演習：Ⅰ／実習：Ⅱ）
- 精神的安寧を保つためのケア（演習：Ⅰ／実習：Ⅱ）

⁑リスクと安全

- 体位の保持が不十分であると，患者が苦痛であるばかりでなく，褥瘡や関節拘縮，ベッドからの転落が生じることがある.
  ①体位保持クッションや枕などを用いて，安定した体位を保つ.
  ②良肢位を理解した上で肢位を保つ.

■ 引用・参考文献

1）日本褥瘡学会編. 褥瘡ガイドブック. 第3版, 照林社, 2023, 272p.

2）日本蘇生協議会. JRC蘇生ガイドライン2020. https://www.jrc-cpr.org/jrc-guideline-2020/, （参照2023-11-06）.

5 実習における安全についての指導者の役割：予防と事故発生時の対応

1 実習中の事故予防

1 実習指導者の役割

厚生労働省は，「新人看護職員の臨床実践能力の向上に関する検討会」報告書（2004年）において，臨床看護能力を構造化し，看護技術を支える要素として，三つの要素と10の細項目を示している（表8.5-1）. これらは，安全・安楽に看護技術を実践するために欠かせない要素といえる.

指導者は，一人ひとりの学生の学習進度を確認すると同時に，受け持ち患者

表8.5-1　看護技術を支える要素

1. 医療安全の確保	①安全確保対策の適用の判断と実施 ②事故防止に向けた，チーム医療に必要なコミュニケーション ③適切な感染管理に基づいた感染防止
2. 患者および家族への説明と助言	①看護ケアに関する患者への十分な説明と，患者の選択を支援するための働きかけ ②家族への配慮や助言
3. 的確な看護判断と適切な看護技術の提供	①科学的根拠（知識）と観察に基づいた看護技術の必要性の判断 ②看護技術の正確な方法の熟知と実施によるリスクの予測 ③患者の特性や状況に応じた看護技術の選択と応用 ④患者にとって安楽な方法での看護技術の実施 ⑤看護計画の立案と実施した看護ケアの正確な記録と評価

厚生労働省. 「新人看護職員の臨床実践能力の向上に関する検討会」報告書. 2004.

の状況を把握し，学生にどこまで看護ケアを実践させるかを判断しなければならない．実践に当たっては，学生の準備性（知識，経験，実習計画など）を確認し，実践に当たっての留意事項を具体的に指示する．学生の準備が不足している場合は見学にとどめたり，指導者と共に実施したりするなど，実習計画の変更を検討しなければならない．学生には不足している点を具体的に指摘し，学習すべき事柄を示唆する．場合によっては，学内に戻ってシミュレーションを用いたトレーニングを課すことも必要である．

　学生に看護ケアを実践させる場合は，表8.5-1の観点から，サポートしたほうがよい部分を補足する．患者の前での指摘は，学生の緊張を増強して不安全行動を誘発したり，学生のプライドを傷つけて学習意欲をそいだりすることがあるため，避けるのが望ましい．

　また，さりげなく学生の言葉足らずの部分を補足する，危険を回避するために手を添える，とるべき行動を明確に指示するなどのサポートを行う．学生が緊張や焦りで実力を発揮できないことや，患者の予想外の言動に対処できないことは十分ありうる．指導者はいつでも学生と交代できる位置にいて，患者の安全を守る必要がある．ここでの指導者の役割は，学生の実習ではあっても看護職が行うのと同等の安全性を確保するという考え方に基づき，患者の安全確保に努めることである．

❷ 他の指導者との連携

　もう一点，忘れてならないことは，実習指導に当たる他の指導者との連携をしっかりとることである．教育機関，実習施設によって実習指導体制のあり方は多様だが，看護教員，実習指導者，学生のケア場面を実際に指導する看護職とのコミュニケーションは欠かせない．看護教員は，当該実習のねらい，学生の準備性などを実習指導者と共有し，学習進度からみて無理のない実習計画や指導ができるように調整する必要がある．

　実習指導者は，学生のエラーの特徴を理解して，優先順位の判断，適時の判断などを補い，エラーを防ぐ役割を担っている．また，ケア提供後の振り返りを学生と一緒に行い，うまくできた点，改善すべき点を明らかにして次につないでいくことも大切な役割である．

2 事故発生時の対応

　前述のような配慮を行って実習に当たっても，残念ながら事故が発生したとき，指導者はどのような役割をとるべきか．

　どの程度のレベルの事故か，指導者がどの段階で事故発生を把握したか，指導者の立場によっても対応は異なるが，最優先すべきは，患者への被害を最小限にとどめるために最善を尽くすことである．その後，事故の状況を学生から十分に聞き取り，実習施設への報告と謝罪を速やかに行う．学生と共に患者・家族への謝罪を行う．学生が落ち着いたところで，事故報告書の記載をしても

らう．教育機関への報告も必要である．教育機関では，事故が発生したときの
ことを想定して報告マニュアルを作成し，学生・指導者・施設で共有しておく
ことが望まれる．

　また，事故を学生個人の問題で収めてしまわないで，医療安全の教材として
有効に活用することを考える．同じ実習グループの学生間で事故事例について
話し合い，仲間の起こした事故は自分自身が起こすかもしれない事故だという
意識を養い，再発防止策の検討などに活用すると効果的である．このとき，言
うまでもないが，事故を起こした学生を責めることは絶対にあってはならない．

🔖 重要用語

実習における事故	損害賠償責任	自己モニタリング力
法的責任	使用者責任	報告・連絡・相談
注意義務	指導監督義務違反	シミュレーション学習
結果予見義務	事前準備	リフレクション
結果回避義務	KYT	ファシリテーター
不法行為責任	KYT基礎4ラウンド法	指さし呼称
債務不履行責任	タッチ・アンド・コール	事故予防
業務上過失致死傷罪	本音の話し合い方4原則	

◆ 学習参考文献

❶ 米国医療の質委員会／医学研究所．人は誰でも間違える：より安全な医療システムを目指して．L. コーンほか編．医学ジャーナリスト協会訳．日本評論社，2000．

医療過誤による年間の死亡者はエイズや交通事故による死亡者よりも多いことを明らかにし，世界中に衝撃を与えた．ミスを犯した医療者を責めるのではなく，ミスを犯さないシステムづくりの重要性を説いている．

❷ 医療事故情報収集等事業．http://www.med-safe.jp/index.html，（参照2023-11-06）．

医療事故の再発防止を目的に，中立的第三者機関が医療機関から公的に医療事故およびヒヤリ・ハット事例を収集・分析し，公表している．

❸ 和田仁孝ほか．ADR／メディエーションの理論と臨床技法．北大路書房，2020．

メディエーション（対話促進型調停）の基本概念と理論・臨床技法を解説し，それらが日本のADR（裁判外紛争解決手続）でどのように活用できるのかを理論的・実践的に示している．

❹ エリック・ホルナゲル．Safety‐1＆Safety‐2：安全マネジメントの過去と未来．北村正晴ほか監訳．海文堂出版，2015．

コンピューターや通信が複雑に関係し合う社会技術システムの中では，危険やリスクにつながる要因を取り除くという従来の方策（Safety-Ⅰ）だけでは事故やトラブルを避けきれない．そこで，「うまくいくこと」の理由を調べ，うまくいく可能性を増大させるSafety-Ⅱの必要性を解説している．

❺ 上田裕一ほか編著．患者安全への提言：群大病院医療事故調査から学ぶ．日本評論社，2019．

群馬大学病院医療事故調査委員会の6名の第三者委員による患者安全への具体的提言．患者安全のために，医療従事者・医療機関・マスコミ・患者はどうあるべきか，座談会や論考を通じて，風通しのよい患者安全システム構築を強く訴えかけている．

❻ 石川寛俊，勝村久司監修．事例から学ぶ「医療事故調査制度」活用BOOK．篠原出版新社，2021．

医療事故調査制度の実際の事例を多数紹介し，本制度活用のポイントと今後の課題を詳細に解説している．患者安全活動のリーダーシップをとってきた医師・弁護士・新聞記者・事故被害者遺族ら総勢16名による医療事故防止のために必要な情報と提言集である．

❼ 河野龍太郎．医療におけるヒューマンエラー：なぜ間違える どう防ぐ．第2版．医学書院，2014．

なぜ医療事故は減らないのか．それは，事故の見方・考え方が間違っているからに他ならない．事故の構造，ヒューマンエラー発生のメカニズム，人間に頼らない対策の立て方を，心理学とヒューマンファクター工学をベースに解説している．

❽ 河野龍太郎．医療安全へのヒューマンファクターズアプローチ：人間中心の医療システムの構築に向けて．日本規格協会，2010．

医療業界が，いかにエラーを引き起こしやすい構造にあるのかを，ヒューマンファクター工学の観点から解説している．

❾ 河野龍太郎．医療現場のヒューマンエラー対策ブック：人間の行動モデルをベースとしたヒューマンエラー対策シート．日本能率協会マネジメントセンター，2018．

人間の行動モデルの詳しい説明とそのモデルに基づいたエラー対策の考え方を解説している．具体的な対策が，1件ごとに1枚のシートでまとめて解説されている．

❿ ジェームズ・リーズン．組織事故：起こるべくして起こる事故からの脱出．塩見弘監訳．高野研一ほか訳．日科技連出版社，1999．

「組織」に注目し，組織の中で起こる事故，組織だから起こる事故，そして組織に影響を与えるような事故といった観点から，事故の原因と対策について幅広く論じている．医療事故に特化して論じたものではないが，医療現場における医療安全についても大変参考になる．「スイスチーズモデル」は本書で紹介されている．

⓫ 小松原明哲．安全人間工学の理論と技術：ヒューマンエラーの防止と現場力の向上．丸善出版，2016．

安全におけるヒューマンファクターズ領域の入門書．人間を基準にしたシステム設計の技術について解説されており，実務書としての内容を備えている．

⓬ 向殿政男ほか．安全四学：安全・安心・ウェルビーイングな社会の実現に向けて．日本規格協会，2016．

安全学を①基礎安全学，②社会安全学，③経営安全学，④構築安全学の四つに構造化して解説している．安全の定義・基本や，社会を安全にしているさまざまなしくみ，経営における安全の位置づけ，安全技術を紹介する．

⓭ 永井裕之．断罪された「医療事故隠し」：都立広尾病院「医療過誤」事件．あけび書房，2007．

1999年に起きた消毒薬誤注入事故の被害者である永井氏の手記．事故後の病院側の対応によって，不信感が募り，裁判に

至った経緯が詳細に書かれている．現在，医療事故防止のために尽力されている永井氏の医療安全への願いがこもった1冊である．

⑭ 隈本邦彦．医療・看護事故の真実と教訓．ライフサポート社，2008．

実際に起こった医療・看護事故について，報道だけではわからない事故のストーリーと，そこから学ぶべき教訓がまとめられている．

⑮ ソレル・キング．ジョージィの物語：小さな女の子の死が医療にもたらした大きな変化．奥田昌子ほか訳．英治出版，2015．

医療事故で命を奪われた1歳半のジョージィの母親が，深い喪失感を抱えながらも，医療の安全のために立ち上がり，医療者と協力し，世界を変えていく実話である．筆者は，「世界を変える50人の女性」に選ばれている．

⑯ 豊田郁子．うそをつかない医療：患者と医療者をつなぐ仕事．増補新版，亜紀書房，2016．

医療事故の被害者家族が，現在，病院内で医療対話推進者として働き，医療事故後の患者家族の支援だけではなく，医療者の支援も行っている．それはなぜなのか．筆者が，患者と医療をつなぐ仕事—架け橋として活動するに至った経緯や，医療者に伝えたいメッセージが詰まった1冊である．

⑰ 川村治子．医療安全ワークブック．第4版．医学書院，2018．

経験，知識，リスク感性の乏しい新卒者が重大事故を起こさないために，実務上の危険にフォーカスを絞って解説している．Q&Aで，読者が自分のこととして理解しやすい構成となっている．卒業前に手に取ることを薦める．

⑱ 医療安全全国共同行動技術支援部会編．患者安全・医療安全実践ハンドブック．医療安全全国共同行動，2022．

医療事故を防ぐという観点から，病院内で行うべき医療安全の実践を，幅広く具体的に示している．

⑲ 職業感染制御研究会編．医療従事者のための感染予防：針刺し切創・皮膚粘膜曝露予防．感染制御．2019，10（65別冊2），p.1-261．

医療従事者が針刺し切創・皮膚粘膜曝露について知識を深め予防できるようになるための手引き書である．切創・皮膚粘膜曝露予防に有効な手技，物品などが紹介されている．

⑳ 杉山良子編．〈DVD〉身近なリスクに気づいていますか？KYTで院内の事故を防ぐ．メディカ出版，2014．

医療の現場に潜むリスクに気付に気付き，事故やエラーが発生する前にその問題点を予測して事態を回避し，未然に防ぐことは重要な能力である．さまざまな事例を使ってKYT（危険予知トレーニング）の演習ができる．

㉑ 杉山良子編．ナースのための危険予知トレーニングテキスト．メディカ出版，2010．

医療安全の教育・研修現場で行う危険予知トレーニングのテキスト．ナースがよく遭遇する臨床場面のイラストシートに加え，基礎4ラウンド法に則った記入用紙も収載．看護学生からベテランナースまで，あらゆる教育・研修の場ですぐ役立つ．

㉒ 相馬孝博．ねころんで読めるWHO患者安全カリキュラムガイド．メディカ出版，2013．

「WHO患者安全カリキュラムガイド（多職種版）」のダイジェスト版．医療従事者が学ぶべき11項目のトピックを，身近な例を挙げてわかりやすく解説している．ねころんで読んでも患者安全のポイントを身に付けることができる．

㉓ 飯田修平．院内医療事故調査の指針：事故発生時の適切な対応が時系列でわかる．第2版．メディカ出版，2015．

2015年の医療事故調査制度の施行を受けて，厚生労働省の関連報告書，省令・通知を反映した事故対応の方法から，誰が何をどう分析すればよいか時系列に沿って解説している．

㉔ 坂本すが編．ストレス要因別「防げたはず」のエラーが起こる瞬間：「なんでこうなるの？」30のマンガ事例で学ぶ医療安全教室．日本医療マネジメント学会監修．メディカ出版，2015．

ストレス要因ごとにヒヤリ・ハットやエラーが起こった事例を取り上げ，原因を分析し，どうすれば防げるかを解説している．ヒューマンエラーを防ぐためのシステムや，教育の工夫を説いている．親しみやすい事例マンガで医療安全教育の教材に適している．

㉕ 東京海上日動メディカルサービス株式会社メディカルリスクマネジメント室．医療安全実践ガイド第2版：チームで活かす地検と対策．日本看護協会出版会，2021．

病院で働くすべてのスタッフに向けて，医療安全の基礎知識を伝えるとともに，役割分担の進む10の業務を取り上げ，そこに潜むリスクと対策を具体的に紹介している．安全にかかわる教育担当者にもお薦めできる．

㉖ 大野晴己. そのミス9割がヒューマンエラー :「犯人さがし」をやめると「組織」が育つ;人的資源管理の技術. カナリアコミュニケーションズ, 2021.
さまざまなヒューマンエラーからミスを防ぐために，人間の行動パターンやミスの原因の対処法をわかりやすく解説している.

※以下に掲載のない出題基準項目は，他巻にて対応しています．

必修問題

目標Ⅰ．健康および看護における社会的・倫理的側面について基本的な知識を問う．

大項目	中項目（出題範囲）	小項目（キーワード）	本書該当ページ
5．看護に関わる基本的法律	A．保健師助産師看護師法	保健師・助産師・看護師の定義	p.26-29
		保健師・助産師・看護師の業務	p.26-29，29-34
		保健師・助産師・看護師の義務（守秘義務，業務従事者届出の義務，臨床研修等を受ける努力義務）	p.24-34

目標Ⅱ．看護の対象および看護活動の場と看護の機能について基本的な知識を問う．

大項目	中項目（出題範囲）	小項目（キーワード）	本書該当ページ
9．主な看護活動の場と看護の機能	A．看護活動の場と機能・役割	チーム医療	p.18-19，124-137

目標Ⅳ．看護技術に関する基本的な知識を問う．

大項目	中項目（出題範囲）	小項目（キーワード）	本書該当ページ
15．患者の安全・安楽を守る看護技術	A．療養環境	病室環境	p.256-257
		居住スペース	p.201-203
	B．医療安全対策	転倒・転落の防止	p.161-171，207，256-257
		誤薬の防止	p.143-155，267-268
		患者誤認の防止	p.157-158，270
		誤嚥・窒息の防止	p.172-173，257-258
		コミュニケーションエラーの防止	p.19，133，141-142，204-205
	C．感染防止対策	標準予防策＜スタンダードプリコーション＞	p.219-221，270
		感染経路別予防策	p.216-219，222-223
		手指衛生	p.220-221
		必要な防護用具（手袋，マスク，ガウン，ゴーグル）の選択・着脱	p.221，270
		無菌操作	p.270
		滅菌と消毒	p.220-221，233-234，270
		針刺し・切創の防止	p.158-160，200，218-219，251-252，270
		感染性廃棄物の取り扱い	p.224-226，270

健康支援と社会保障制度

目標Ⅳ．人々の健康を支える職種に関する法や施策およびサービス提供体制について基本的な理解を問う．

大項目	中項目（出題範囲）	小項目（キーワード）	本書該当ページ
11．人々の健康を支える職種やサービス提供体制に関する法や施策	D．その他の役割	診療記録と情報公開	p.16
		安全管理＜セーフティマネジメント＞	p.14-23，24-36，38-49，58-79
		医薬品と医療機器の取り扱い	p.143-155，177-183，226-229，229-234

基礎看護学

目標Ⅰ. 看護の概念及び展開について基本的な理解を問う.

大項目	中項目 (出題範囲)	小項目 (キーワード)	本書該当ページ
2．看護の展開	C．看護における連携と協働	看護職間の連携と協働	p.124-129
		多職種間の連携と協働	p.124-137
		チームでの活動	p.124-137

目標Ⅱ. 基礎的な看護技術と適用のための判断プロセスについて基本的な理解を問う.

大項目	中項目 (出題範囲)	小項目 (キーワード)	本書該当ページ
3．看護における基本技術	F．感染防止対策	感染の成立と予防	p.216-219, 219-226
		標準予防策＜スタンダードプリコーション＞と感染経路別予防策	p.219-221, 222-226, 270
		手洗い，消毒，滅菌法，無菌操作	p.220-221, 233-234, 270
		感染性廃棄物の取り扱い	p.224-226, 270
		感染拡大の防止の対応	p.219-226
	G．安全管理＜セーフティマネジメント＞	医療安全の概念	p.14-23
		誤薬の予防と対策	p.143-155, 267-268
		転倒・転落の予防と対策	p.161-171, 207, 256-257
		チューブ・ライントラブルの予防と対策	p.185-190, 257-258
		針刺しの予防と対策	p.158-160, 200, 218-219, 251-252, 270

看護の統合と実践

目標Ⅰ. 看護におけるマネジメントの基本について理解を問う.

大項目	中項目 (出題範囲)	小項目 (キーワード)	本書該当ページ
1．看護におけるマネジメント	B．医療・看護における質の保証と評価，改善の仕組み	医療・看護の質保証と評価	p.38-79
	C．看護業務のマネジメント	複数の看護業務が同時に発生した場合の判断や対処方法	p.140-141
	D．看護業務に関する情報に係る技術と取扱い	医療・看護業務に関する情報の活用と保管	p.16-17, 97-108, 117-121, 253-256
		診療記録等の電子化と医療情報システム	p.16-17, 97-108, 191
	E．医療安全を維持する仕組みと対策	安全管理体制整備，医療安全文化の醸成	p.14-36, 38-79, 124-137
		医療事故・インシデントレポートの分析と活用	p.81-121
	F．看護師の働き方のマネジメント	看護師等の労働安全衛生	p.114-116, 216-239
		看護の交代勤務	p.234-235

医療安全

表紙デザイン：株式会社金木犀舎

本文デザイン：クニメディア株式会社

図版・イラスト：有限会社デザインスタジオEX
清水みどり／中村恵子

組版：株式会社データボックス

ナーシング・グラフィカの内容に関する「更新情報・正誤表」「看護師国家試験出題基準対照表」は下記のウェブページでご覧いただくことができます.

更新情報・正誤表
https://store.medica.co.jp/n-graphicus.html
教科書のタイトルをクリックするとご覧いただけます.

看護師国家試験出題基準対照表
https://ml.medica.co.jp/rapport/#tests

ナーシング・グラフィカ 看護の統合と実践②

医療安全

2009年1月10日発行　第1版第1刷
2013年1月20日発行　第2版第1刷
2016年1月15日発行　第3版第1刷
2021年1月15日発行　第4版第1刷
2023年1月15日発行　第5版第1刷ⓒ
2024年1月20日発行　第5版第2刷

編　者　松下由美子　杉山良子　小林美雪
発行者　長谷川　翔
発行所　株式会社メディカ出版
　　　　〒532-8588
　　　　大阪市淀川区宮原3-4-30
　　　　ニッセイ新大阪ビル16F
　　　　電話　06-6398-5045（編集）
　　　　　　　0120-276-115（お客様センター）
　　　　https://store.medica.co.jp/n-graphicus.html
印刷・製本　株式会社広済堂ネクスト

デジタル看護教科書®
DIGITAL
NURSINGRAPHICUS
デジタル ナーシング・グラフィカ【iPad版】

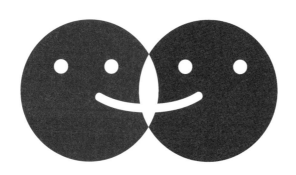

観る
動画がオフラインで
さくさく再生！

読む
いつもの本を
読むように！

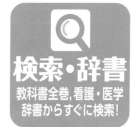

検索・辞書
教科書全巻,看護・医学
辞書からすぐに検索！

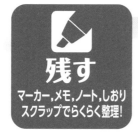

残す
マーカー,メモ,ノート,しおり
スクラップでらくらく整理！

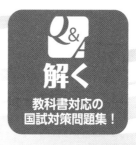

解く
教科書対応の
国試対策問題集！

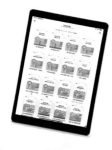

わかりやすいイラスト図解・図表が豊富な「ナーシング・グラフィカ」紙面そのまま！

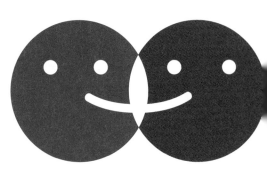